W0257774

TUBERKULOSE-JAHRBUCH 1962

DEUTSCHES ZENTRALKOMITEE
ZUR BEKÄMPFUNG DER TUBERKULOSE

TUBERKULOSE-JAHRBUCH
1962

HERAUSGEGEBEN VON

DR. FRITZ KREUSER

OBERMEDIZINALRAT I. R.
GENERALSEKRETÄR DES DEUTSCHEN ZENTRALKOMITEES
ZUR BEKÄMPFUNG DER TUBERKULOSE

MIT 24 ABBILDUNGEN

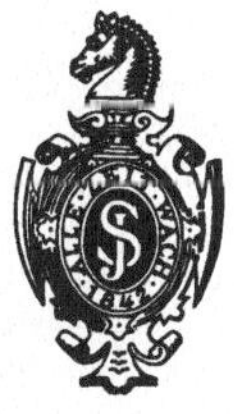

SPRINGER-VERLAG
BERLIN · GÖTTINGEN · HEIDELBERG
1964

Alle Rechte, insbesondere das der Übersetzung in fremde Sprachen, vorbehalten

Ohne ausdrückliche Genehmigung des Verlages ist es auch nicht gestattet, dieses
Buch oder Teile daraus auf photomechanischem Wege (Photokopie, Mikrokopie)
oder auf andere Art zu vervielfältigen

© by Springer-Verlag OHG. Berlin · Göttingen · Heidelberg 1964
Softcover reprint of the hardcover 1st edition   1964
Library of Congress Catalog Card Number 53–28421

ISBN-13: 978-3-642-94907-4   e-ISBN-13: 978-3-642-94906-7
DOI: 10.1007/978-3-642-94906-7

Die Wiedergabe von Gebrauchsnamen, Handelsnamen, Warenbezeichnungen usw.
in diesem Werk berechtigt auch ohne besondere Kennzeichnung nicht zu der
Annahme, daß solche Namen im Sinn der Warenzeichen- und Markenschutz-
Gesetzgebung als frei zu betrachten wären und daher von jedermann benutzt
werden dürften.

Offsetdruckerei Julius Beltz, Weinheim a. d. B.

Titel-Nr. 6853

Vorwort

In den Berichten und Zahlen des Jahrbuchs spiegelt sich jeweils der Stand unseres Ringens um die Überwindung der Tuberkulose wider. In dem vorigen Vorwort wurde dem Wunsche Ausdruck gegeben, daß es so gelingen möge, auf die epidemiologische Problematik und die menschliche Not der Tuberkulose einen großen Kreis von Interessierten und Verantwortlichen aufmerksam zu machen. Je erfolgreicher der Kampf gegen die Tuberkulose geführt wird, destomehr droht ein gefährlicher Bann von Sorglosigkeit diese Bemühungen zu lähmen.

Das Jahrbuch wird seinem Leserkreis zu einem Zeitpunkt übergeben, in dem die Weltgesundheitsorganisation die Öffentlichkeit in allen Ländern der Erde aufruft, der „Unbesiegten Tuberkulose" wachsam und tatkräftig zu begegnen.

Die Beiträge dieses Jahrbuches 1962 — für deren sorgfältige Bearbeitung ich dem Generalsekretär und seinen Mitarbeitern aufrichtig danke — wollen auch für dieses Bestreben wertvolles und zuverlässiges Rüstzeug sein.

Berlin, Januar 1964   Professor Dr. Erich Schröder

Inhaltsverzeichnis

Einleitung

Während die in aller Welt auf Hochtouren laufende wissenschaftliche Forschung immer wieder neue Erkenntnisse auf dem Gebiete der Diagnostik und vor allem der Therapie der Tuberkulose hervorbringt, besteht in den Methoden der zahlenmäßigen Erfassung der Erkrankungs- und Todesfälle eine gewisse Stagnation, deren Ausgangspunkte unter Umständen schon Jahre zurückliegen und deren Entwicklung sich dem Charakter einer chronischen Infektionskrankheit entsprechend nur langsam verändern kann. Innerhalb dieser Veränderungen spielen sich aber Verschiebungen ab, die für die folgende praktische Krankheitsbekämpfung von größter Bedeutung sein können. Zu diesen Veränderungen zählen wir in Deutschland den erheblichen Rückgang von Neuerkrankungen im Kindesalter, die Abflachung des bekannten Jugendlichengipfels, die Erhaltung einer großen Anzahl von Rekonvaleszenten über Jahrzehnte als Erfolg der Fortschritte der Therapie und schließlich die ausgebliebene Senkung der Erkrankungshäufigkeit in den älteren bis ältesten Lebensjahrzehnten. Es gibt also innerhalb der Epidemiologie Wechsel, die bei der Ergreifung praktischer Maßnahmen berücksichtigt werden müssen.

Die notwendige Folgerung ist, daß man auf dem Gebiete der Tuberkulosebekämpfung elastisch sein muß, daß man allen erlebten und erforschten Änderungen bei der Ergreifung und Durchführung von Maßnahmen so Rechnung tragen muß, daß sie dem tatsächlichen Geschehen gerecht werden. Neue diagnostische Methoden müssen erprobt und eingeführt werden; es sei an die Verbesserung der intrakutanen Tuberkulinanwendung erinnert, an die Rolle der Bronchoskopie und Bronchographie, an die immer mehr verbreitete Anwendung des Schirmbild- und des Schichtverfahrens; neue Heilmittel und Heilmethoden, innermedizinisch oder chirurgisch, werden fast jährlich als nützlich eingeführt, so daß die Hoffnung der Erkrankten auf Wiederherstellung sich mit Recht steigern darf.

Wenn nun in einem Lande wie der Bundesrepublik fast für alle möglichen Maßnahmen gesetzliche Regelungen bestehen, so wird man als Arzt bei der Schnelligkeit der Entwicklung sagen müssen, daß auch auf dem Gebiete der Gesetzgebung eine erhebliche Wendigkeit bestehen muß, wenn man nicht durch sie an einem zweckdienlichen Handeln im Interesse der Kranken gehindert sein will. Die Bundesregierung hat dem durch den Erlaß der Rentenneuregelungsgesetze, des Bundesseuchengesetzes (BSeuchenG) und des Sozialhilfegesetzes, (BSHG) zuletzt durch eine Neuregelung der Unfallversicherungsgesetzgebung Rechnung zu tragen versucht. Jahrelange harte Arbeit steckt mitunter in der Fassung dieser Gesetze, sie sind in mancher Hinsicht vorbildlich, auf der anderen Seite aber wieder zu eng, zu sehr auf die Handhabung durch nachgeordnete Stellen zugeschnitten, bei denen man nicht das erforderliche Maß von Kenntnis der biologischen Tatsachen voraussetzen kann, so daß die Versuchung sehr groß ist, auf Grund gesetzlicher Bestimmungen nach einem Schema zu verfahren. Andererseits gehen die Gesetze in manchen Punkten von der Voraussetzung aus, daß die Personenkreise, die zu ihrer Befolgung angehalten werden, die erteilten

Weisungen ohne weiteres annehmen und ausführen. Das gilt z.B. schon für die Durchführung der Meldepflicht nach dem BSeuchG. Das gilt in erhöhtem Maße von manchen wohlgemeinten Vorschriften des Bundessozialhilfegesetzes, das in seinen Tuberkulosebestimmungen weitestgehende Kreise berücksichtigt, um ja ein wirtschaftliches Absinken, eine soziale Minderstellung der Tuberkulosekranken und ihrer Familien zu vermeiden. Man hat bei diesen Bestimmungen mitunter das Gefühl, als wirken sie anreizend für gewisse Personenkreise, um möglichst viel Gewinn aus den Möglichkeiten, die das Gesetz bietet, herauszuschlagen. Da Gesetzesänderungen bekanntlich schwer zu erreichen sind, besteht hier eine Gefahr der Erstarrung, die dem wechselvollen Geschehen im Leben nicht gerecht zu werden vermag. Dazu kommt, daß das einst rege Interesse der breiteren Öffentlichkeit in Gestalt der freien Wohlfahrtspflege mehr oder weniger abgewürgt wird. Die geringen Reste einer Betätigung der breiten Öffentlichkeit im Kampfe gegen die Tuberkulose führen nur noch in einigen Landesvereinen ein positives Dasein, in manchen Landesteilen vermag der Kampf gegen die Tuberkulose, die man nicht mehr fürchtet, keinerlei Interesse zu wecken, weil man glaubt, es sei alles durch die Gesetzgebung bestens geregelt. Diese nicht zu bestreitende Tatsache ist zu bedauern, wird aber beim heutigen Hang zum „Perfektionismus" kaum zu ändern sein. Es bleibt somit den in der Tuberkulosebekämpfung tätigen Ärzten nur übrig, freimütig dort mit der Kritik anzusetzen, wo sie glauben, daß das Interesse sowohl des einzelnen Patienten als auch das der Öffentlichkeit nicht gewahrt werden kann.

Dieser Mahnruf „Heraus aus der Erstarrung" muß nicht nur behördlich tätigen Personen in der Tuberkulosebekämpfung, sondern auch jedem einzelnen Arzt, vor allem denjenigen, deren Patientenkreis sich vorwiegend aus Tuberkulosekranken zusammensetzt, immer wieder zugerufen werden. Der Weg der Tuberkulosebekämpfung ist kein rein ärztlicher, sondern mindestens ebenso sehr ein sozialhygienischer, so daß enge Zusammenarbeit zwischen behandelnden Ärzten und Fürsorgerinnen und Fürsorgeärzten immer wieder in die Erinnerung zurückgerufen werden muß. Alle auf diesem Gebiet tätigen Personen haben sich genau so wie um das persönliche Ergehen des einzelnen Kranken um dessen Lebensbedingungen zu kümmern: Der Fürsorgearzt sollte die Arbeitsstätten der Kranken kennen, die Fürsorgerin die Wohnungsverhältnisse, der behandelnde Arzt die Lebensgewohnheiten und die Sozial- und Arbeitsamtsbehörden die wirtschaftlichen und leistungsmäßigen Verhältnisse der Kranken, damit bei ihnen das lebendige Bild der Wirklichkeit bei der Anwendung der gesetzlichen Vorschriften als Maßstab gelten kann und nicht die Maßnahmen durch Routine erstarren.

Das Deutsche Zentralkomitee bemüht sich, durch eine ständige Auffrischung des Personenkreises seiner Arbeitsausschüsse, durch die wechselnde Bildung von Unterausschüssen dem lebendigen Geschehen gerecht zu werden. Es glaubt, auf diesem Wege in den letzten Jahren einige Schritte vorwärts getan zu haben und möchte die Herausgabe dieses neuen Jahrbuches zum Anlaß nehmen, seinen Mitarbeitern, vor allem in den Arbeitsausschüssen und in seiner Geschäftstelle herzlich für die interessierte und uneigennützige Mitarbeit zu danken. Die im Frühjahr 1962 angenommene neue Satzung bietet ihm dafür eine nützliche Handhabe.

Für den Inhalt des Jahrbuches ist wie bisher der Generalsekretär verantwortlich.

I. Überblick über das Geschäftsjahr vom 1. 1. – 31. 12 1962

Geschäftsbericht des Deutschen Zentralkomitees zur Bekämpfung der Tuberkulose

Im Jahre 1962 fanden Sitzungen von Arbeitsausschüssen und zahlreiche Sitzungen von Unterausschüssen statt. Die dabei erarbeiteten Richtlinien, Merkblätter usw. sind vom Präsidium genehmigt und größtenteils veröffentlicht worden. Bei Druckschriften von allgemeinem Interesse erfolgten Hinweise in der Fachpresse. Die Richtlinien usw. wurden bisher in einem solchen Umfang angefordert, daß mehrfach Neuauflagen vorgenommen werden mußten.

Am 26. März hat in Mainz ein von der medizinischen Fakultät einberufenes *Symposion* stattgefunden, auf dem maßgebende Sachverständige aus Wissenschaft, Fürsorge und Klinik sich mit der Frage befaßt haben, inwieweit die Anwendung von Röntgenstrahlen bei der Lungendiagnostik zu Schädigungen führen könne. Man kam übereinstimmend zu der Auffassung, daß von einer Schädigung durch Röntgenstrahlen, die bei neuzeitlichen RRU-Einrichtungen Verwendung finden, keine Rede sein könne.

Der Auffassung dieses Symposions hat sich die Deutsche Röntgengesellschaft angeschlossen.

Im gleichen Sinne äußerte sich ein Bericht der Strahlenschutzärzte (Dtsch. Med. Wschr. *40*, 1962).

Die Untersuchungen von NASSAL über den Anteil des Mykobakterium avium bei der Wiederansteckung von tuberkulosefreien Rinderbeständen ergaben die Notwendigkeit von Nachprüfungen an anderen Untersuchungsstellen.

Die vom Bundesministerium für Ernährung, Landwirtschaft und Forsten gestellten Fragen werden im kommenden Jahre an 4 Instituten geklärt, die vom Bundesministerium entsprechende Forschungsaufträge erhalten haben.

Das DZK hat bei 35 Tuberkulosefürsorgestellen eine Erhebung über die Durchführung von Umgebungsuntersuchungen i.J. 1962 vorgenommen, über deren Ergebnis im vorliegenden Jahrbuch berichtet wird.

Das Ergebnis einer Umfrage bei 35 pathologischen Instituten über den Anteil unbekannter, an Tuberkulose verstorbener Personen ist schon im Tuberkulose-Jahrbuch 1961 erwähnt worden; abschließend ist in der Dtsch. Med. Wschr. 88 (1963) 1522 eine Veröffentlichung von KREUSER und KEUTZER erschienen.

Der auf Wunsch des Arbeitsausschusses für BCG-Schutzimpfung gemachte Vorschlag des DZK, die BCG-Schutzimpfung in den § 14 des BSeuchenG aufzunehmen, ist bisher von den Ländern Hamburg, Niedersachsen, Nordrhein-Westfalen, Hessen, Rheinland-Pfalz und dem Saarland angenommen worden.

Die dem DZK zur Verfügung stehenden Mittel aus der Dettweiler-Stiftung sind Weihnachten 1962 an 8 Witwen ehemaliger Tuberkuloseärzte, die sich in wirtschaftlich bedrängter Lage befinden, verteilt worden. Das Echo dieser Aktion hat das

DZK veranlaßt, bei der Deutschen Tuberkulose-Gesellschaft die Neugründung einer ähnlichen Stiftung anzuregen.

Im September nahmen die Herren SCHRÖDER, SCHMITZ, KALKOFF und KREU-SER an Sitzungen der Union Internationale contre la Tuberculose in Paris teil. Dort wurde die Einladung der Bundesrepublik, den XVIII. Internationalen Tuberkulose-Kongreß im Jahre 1965 in Deutschland stattfinden zu lassen, mit allen Stimmen — bei 5 Enthaltungen — angenommen. Gleichartige Anträge in den Vorjahren waren zu Gunsten von Indien, der Türkei und Italien abgelehnt worden.

Zu gleicher Zeit hat eine Sitzung des Com. de l'Epidémiologie stattgefunden, deren Mitglied Dr. KEUTZER ist.

Der Generalsekretär hat an der Frühjahrstagung der Rheinisch-Westfälischen Vereinigung in Düsseldorf am 14. April, der Tagung der Südwestdeutschen Tuberkulosegesellschaft in Heidelberg am 1. und 2. Juni und an der Tagung der Schweizerischen Vereinigung in Fribourg/Schweiz am 4. und 5. Mai teilgenommen.

Beim Deutschen Ärztetag in Norderney am 18.—23.6. 1963 war das Deutsche Zentralkomitee durch Direktor Dr. JENSEN, Bremen, vertreten.

Die Neufassung der Satzung des Deutschen Zentralkomitees ist von der Mitgliederversammlung in der Sitzung am 12. Oktober 1962 in Düsseldorf angenommen und inzwischen in das Vereinsregister eingetragen worden.

Der Antrag der Deutschen Tuberkulose-Gesellschaft um Aufnahme als Ordentliches Mitglied wurde angenommen.

II. Berichte der Arbeitsausschüsse

Aus dem *Arbeitsausschuß für Tuberkulosefürsorge* berichtet der Vorsitzende, Reg. Med.-Rat Dr. K. BREU, daß 1962 von kleineren Kommissionen folgende 3 Merkblätter ausgearbeitet worden sind:

1. *„Merkblatt für Tuberkulosekranke"*

Die Fortschritte in der Klinik und Bekämpfung der Tuberkulose machten eine völlige Neufassung des alten *Braeuning'schen* Merkblattes „Was jedermann über die Tuberkulose wissen muß" erforderlich. Gleichzeitig werden die Kranken auf die wichtigsten gesetzlichen Möglichkeiten nach dem Bundessozialhilfegesetz (BSHG) vom 30. Juni 1961 (BGBl. I, 1961, S. 815), aber auch auf ihre Pflichten der Allgemeinheit gegenüber hingewiesen.

2. *„ Vorschläge für die Durchführung der Tuberkulose-Bekämpfung im Sinne des sechsten Abschnittes des Bundesseuchengesetzes"*

Diese „Vorschläge" des DZK sollen den einzelnen Bundesländern als Grundlage bei der Abfassung von Ausführungsbestimmungen zum sechsten Abschnitt des Bundesseuchengesetzes dienen. U. a. erschien uns auf Grund von Erfahrungen bei den verschiedenen Schul-Tuberkulose-Endemien in den letzten Jahren ein Abschnitt über die Unterweisungspflicht des in den §§ 45 + 48 des Bundesseuchengesetzes genannten Personenkreises erforderlich. (s. S. 226)

3. *„Leitsätze für die Beurteilung der Schulfähigkeit tuberkulosekranker bzw. erkrankt gewesener Lehrer und Schüler und anderer Angehöriger der Erziehungs- und Kinderpflegeberufe"*

Diese Leitsätze, die sich an die Gesundheitsämter richten, beruhen auf den Fortschritten in der klinisch- röntgenologisch- bakteriologischen Tuberkulose-Diagnostik, sowie ebenfalls auf Beobachtungen bei den verschiedenen Schul-Tuberkulose Endemien. (s. S. 224)

Über „Die weitere Notwendigkeit der Tuberkulosefürsorgestelle, ihre zeitgemäße Organisation, personelle Besetzung und technische Ausstattung" sprach BREU auf der Tagung der Deutschen Tuberkulose-Gesellschaft im Oktober 1962 in Düsseldorf [Beitr. Klin. Tbk. 127 (1963), 112].

Für eine noch wirksamere Tuberkulosefürsorge werden auf Grund aktueller Fragen und Probleme folgende Schlußfolgerungen gezogen:

1. Als zuverlässiges Kriterium für die Beurteilung der Epidemiologie der Tuberkulose hat der Tuberkulin-Index zu gelten. In jedem Bundesland sollten in einigen Fürsorgebezirken einheitlich gelenkte Tuberkulin-Testierungen vorgenommen werden, um zu vergleichbaren Werten zu kommen. Empfehlungen für das praktische

Vorgehen werden z. Zt. von einer Tuberkulin-Kommission des Arbeitsausschusses für BCG-Schutzimpfung (Vorsitzender: Prof. Dr. SPIESS, Göttingen) erarbeitet.

2. Trotz der Fortschritte in der Tuberkulosebehandlung konnte nach dem Tuberkulose-Jahrbuch 1960 im Durchschnitt nur die Hälfte (!) der als offentuberkulös in die Anstalten eingewiesenen Kranken bakterienfrei entlassen werden. Die Tuberkulosefürsorgestellen haben durch *Verbesserung* planvoller Maßnahmen in der Erfassungsfürsorge überhaupt und ihrer diagnostischen Arbeit im einzelnen die *Früherfassung* der Tuberkulose anzustreben und damit zu besseren Heilerfolgen beizutragen!

3. *Ohne* eine Röntgenreihenuntersuchung der gesamten Bevölkerung kann es nur eine Teilerfassung geben, auch wenn die Tuberkulosefürsorge im Rahmen ihrer Aufgaben und in engster Zusammenarbeit mit der gesamten Ärzteschaft noch so gut arbeitet. Im Kreis Ludwigsburg wurde im dritten Durchgang der RRU in den Jahren 1960/61 noch bei 60 (endgültige Zahl!) Kranken eine bis dahin unbekannte offene Lungentuberkulose festgestellt, wodurch sich der Bestand der Kranken mit einer ansteckenden Lungentuberkulose zum Zeitpunkt des Abschlusses der RRU um 25 % erhöht hat.

4. Im Hinblick auf die Verlängerung der Infektionsdauer bei den noch Ansteckendtuberkulösen unter der tuberkulostatischen Behandlung und dem Rückgang der Tuberkulose-Durchseuchung ist eine *Intensivierung der vorbeugenden Tuberkulosebekämpfung* anzustreben.

5. Es ist eine *Intensivierung der bakteriologischen Diagnostik* notwendig. Da unter der Auswirkung der Chemotherapie das Wachstum der Tuberkulosebakterien so geschädigt sein kann, daß ihr bakterioskopischer Nachweis erschwert ist, sollten das Kulturverfahren und der Tierversuch häufiger und systematischer zur Anwendung kommen.

6. Nach wie vor ist die Einrichtung von *Unterbringungsmöglichkeiten für zwangsabzusondernde Offentuberkulöse* in den verschiedenen Bundesländern zu fordern!

7. Eine ernste Sorge für die Tuberkulosefürsorge sind diejenigen Chronisch-Tuberkulösen, insbesondere Ansteckendtuberkulösen, bei denen gleichzeitig *Alkoholmißbrauch* vorliegt und die dadurch menschlich und disziplinarisch schwierig werden; ihre Zahl scheint anzusteigen. Eine Kombination von Lungenheilstätte und Entziehungsanstalt ist zu erstreben.

8. Nach LARSON und LINELL (Acta Tuberc. Scand. 39 (1960), 271) konnten in Malmö etwa 50 % der tatsächlich an Tuberkulose verstorbenen Personen erst durch eine Sektion ermittelt werden. Diese Feststellung, daß ein wesentlicher Prozentsatz von aktiven Tuberkulosen intra vitam nicht erfaßt wird, konnte neuerdings vom DZK auf Grund einer Auswertung der Ergebnisse der Befunde von nahezu 39 000 Sektionen in 18 Pathologischen Instituten in der Bundesrepublik für die Jahre 1958—1960 bestätigt werden. KREUSER und KEUTZER (Dtsch. med. Wschr. 1963 S. 1522) kommen dabei zu folgender Feststellung: „Nach diesen Unterlagen muß rund ein Viertel der an Tuberkulose aller Formen Verstorbenen vor dem Tode bzw. vor der Sektion den amtlichen Stellen nicht bekannt gewesen sein, so daß die Sterblichkeit an Tuberkulose um etwa ein Drittel höher läge, als nach den amtlichen Statistiken zu erwarten ist. Bei den unbekannten Fällen handelt es sich anscheinend vielfach um extrapulmonale Tuberkulose der Personen von über 50 Jahren. Die Sterblichkeit an pulmonaler Tuberkulose läge um knapp 13 % höher.'' Zweifelsohne sollte bei unbestimmten Beschwerden insbesondere auch in den mittleren und höhe-

ren Altersstufen mehr als dies nach immer wieder gemachten Beobachtungen der Fall ist, auch an Tuberkulose gedacht werden.

Bei Durchführung der RRU ist darauf zu achten, daß die *alten Personen möglichst vollzählig* daran teilnehmen!

In diesem Zusammenhang verdient ein Gesichtspunkt größte Beachtung: Insbesondere beim letzten Durchgang der RRU im Kreis Ludwigsburg fiel auf, daß zwar ein beachtlicher Prozentsatz von alten Personen (70 Jahre und darüber) mit kontrollbedürftigem Lungenbefund beanstandet wurde, daß aber infolge des hohen Alters oft keine Nachuntersuchung vorgenommen werden konnte, bzw. möglich war. Der Schirmbildbefund wurde nicht abgeklärt. In einer Reihe von derart gelagerten Fällen wurde die Auswurfuntersuchung veranlaßt und in 5 Fällen war das Sputum positiv ausgefallen! Man sollte Schirmbildkarten mit einem nennenswerten Befund bei alten Personen nicht ablegen, sondern sich bemühen, eine röntgenologische Überprüfung des Lungenbefundes vorzunehmen und — falls dies wirklich nicht möglich sein sollte, — veranlassen, daß der Auswurf zur Untersuchung abgegeben wird, auch sollte man derartig alte Menschen mit kontrollbedürftigem Lungenbefund in laufende Überwachung der Tuberkulosefürsorge nehmen, auch wenn sich diese nur auf eine gelegentliche Sputumkontrolle beschränken kann.

9. Wie bereits im Tuberkulosehilfegesetz findet sich auch im Bundessozialhilfegesetz der Begriff „tuberkulosebedroht", aber bedauerlicherweise kann *dem Genesenen* in besonders gelagerten Fällen schlechthin *keine wirtschaftliche Hilfe im Sinne der Tuberkulosehilfe zur Verhütung einer Reaktivierung* gewährt werden; dies aber muß ärztlicherseits in begründeten Fällen im Rahmen der Rezidivprophylaxe gefordert werden! Ein „Genesener" kann nach § 55 BSHG nur Hilfe zum Lebensunterhalt im Sinne der Tuberkulosehilfe erhalten, wenn in der Regel nicht mehr als 2 Jahre nach Beendigung der Heilbehandlung oder der Maßnahmen zur Eingliederung in das Arbeitsleben vergangen sind, oder auch nach § 57 BSHG, wenn Wohngemeinschaft mit einem Ansteckendtuberkulösen besteht. In begründeten Fällen kann zwar Sozialhilfe (d. h. öffentliche Fürsorge) gem. § 6 Abs. 2 BSHG gewährt werden, jedoch ist hier der Richtsatz wesentlich niedriger, so daß der „bedroht"Gewesene in eine wirtschaftliche Notlage geraten kann.

10. Berufene Tuberkulosefürsorgestellen sollen sich die Forschung, Fortbildung und Lehre wie aber auch die Dokumentation angelegen sein lassen.

Da die einzelnen Gesichtspunkte der Tuberkulosebekämpfung im zunehmenden Maße mehrere Arbeitsausschüsse berühren, wird engste Zusammenarbeit des Arbeitsausschusses für Tuberkulosefürsorge mit den anderen Fachausschüssen angestrebt.

Dem *Arbeitsausschuß für stationäre und ambulante Behandlung und Studententuberkulose* (Vorsitzender Chefarzt Dr. LORBACHER), wurden durch das Präsidium des Deutschen Zentralkomitees gleichzeitig auch die Aufgaben des seitherigen Ausschusses für die Studententuberkulose übertragen. Der Ausschuß hielt deshalb seine Sitzung am 30.5. 1962 in St. Blasien, der Stätte der besonderen Studentenbetreuung, ab. (Als erster Punkt stand auf der Tagesordnung die Tuberkulose bei Studenten.) Der Studentenarzt der Technischen Hochschule Aachen, Dr. WILLMS, berichtet, daß die Erfassung der Studenten durch Gesundheitsfragebogen, Röntgenschirmbilduntersuchungen und klinische Untersuchungen erfolgt ist. Die Überwachung geschieht über die Tuberkulosekartei in Zusammenarbeit mit den örtlichen und auswärtigen Gesundheitsämtern, sowie den Lungenfachärzten. Eine brauchbare Statistik über die derzeitige Häufigkeit der Tuberkulose bei Studenten gibt es noch nicht.

Nach einer Berechnung beim DZK müßte auf Grund der Statistik der Gesamtbevölkerung, besonders der 20 bis 30 Jahre alten Personen beiderlei Geschlechts, in der Bundesrepublik mit einem jährlichen Anfall von 380 tuberkuloseerkrankten Studenten gerechnet werden. Dabei ist die Zahl von rund 230 000 Studenten im Sommersemester 1961 zu Grunde gelegt. Zur Zeit ist damit zu rechnen, daß 60—70 % der Erstimmatrikulierten noch tuberkulinnegativ sind. Diese Studenten werden aber oft erstmalig einer besonderen Belastung außerhalb des Elternhauses (kalorisch unterwertige Ernährung, schlechte Wohnverhältnisse, Verkürzung des Nachtschlafes, Examina und deren Vorbereitung und Gefahr der Erst- bzw. Wiedererkrankung) ausgesetzt.

Der Ausschuß kam nach eingehender Beratung zu folgendem Ergebnis:

Es ist dringend erforderlich, daß jeder Student bei Beginn seines Studiums an einer Röntgenreihenuntersuchung teilnimmt, oder daß er nachweist, daß er kurzfristig anderweitig röntgenologisch untersucht worden ist. Diese Röntgenkontrollen sollten wenigstens in zweijährigem, für die besonders gefährdeten Medizinstudenten in jährlichem Turnus wiederholt werden (wenn die Kontrolle nicht nachweislich anderweitig durchgeführt wurde). Alle diese Untersuchungen müssen mit einem Stempel im Studienbuch vermerkt werden, so daß bei jeder Neuimmatrikulation oder Examensmeldung festgestellt werden kann, ob der Student den Röntgenkontrollpflichten nachgekommen ist. Dabei muß noch besonders darauf hingewiesen werden, daß auch bei ausländischen Studierenden die Kontrolle streng gehandhabt werden muß, da sie mitunter aus Ländern mit hohen Tuberkuloseerkrankungsziffern stammen und gelegentlich schon bei der Einwanderung erkrankt sind. Die Rektorenkonferenz wird deshalb gebeten, diejenigen Hochschulen, an denen noch keine Röntgenpflichtuntersuchungen durchgeführt werden, zur Aufgabe ihrer grundsätzlichen Bedenken in dieser Frage zu bewegen. Sonst muß damit gerechnet werden, daß manche kranken Studenten sich diese Lücke zu Nutze machen, um den Röntgenkontrollen während ihres Studiums zu entgehen. Mit weiter anwachsender Studentenzahl werden sich alle Hochschulen damit auseinandersetzen müssen, wie diese Aufgaben technisch zu bewältigen sind. Mancherorts noch bestehende Angst vor angeblicher Strahlengefährdung durch die Röntgenreihenuntersuchung ist nicht begründet. Es kann dabei auf die Entschließung der Deutschen Röntgengesellschaft verwiesen werden, in der es heißt, daß die ärztlich durchgeführte und indizierte Röntgenuntersuchung der Thoraxorgane bei Erwachsenen keine Gefahr darstellt.

Über die Therapie der Studententuberkulose berichten BRECKE und MELZER. Nach ihrer Erfahrung hat es sich bewährt, die Studenten an einem geeigneten Ort zusammenzufassen und während der Tuberkulosebehandlung ihre geistige Betreuung im Sinne des „Studium generale" durchzuführen. Dabei ist es wünschenswert, nach Möglichkeit auch Sprach- und Fachstudium zu fördern. Es ist wichtig, daß der Patient bereits während des Heilverfahrens weiß, daß er nach Kurbeendigung einen Studienplatz findet. Eine entsprechende Beratung am Behandlungsort über die spätere Fortsetzung des Studiums ist deshalb zu empfehlen.

Auf Grund des Berichtes von HOEFER, Lenglern, über seine Erfahrungen mit Rehabilitationsmaßnahmen kam der Ausschuß zu folgender Empfehlung:

Es ist dafür zu sorgen, daß den Studenten nach Beendigung der Behandlung die Möglichkeit gegeben wird, ihr Studium fortzusetzen. Dabei ist es notwendig, daß ihnen besondere Fürsorge zuteil wird. Insbesondere wird es sich als notwendig erweisen, daß das „Honnefer Modell" über die üblichen Zeiten hinaus die tuberkulosekrank gewesenen Studenten finanziell unterstützt, da es oft erforderlich sein wird, daß das Studium eine mehr oder minder große Verlängerung erfährt, um eine Überbelastung zu vermeiden. Es ist auch notwendig, die Rekonvaleszenten bei der Verteilung von Arbeitsplätzen zu bevorzugen. Die Zusammenfassung der Rekonvaleszenten in einem unter ärztlicher Kontrolle stehenden Heim hat sich in Göttingen bewährt und kann empfohlen werden.

Zum Thema „die Tuberkulose der Schwangeren" referierten SEEGERS, BRILON und LORENZ, Mainz. Der Ausschuß kam zu folgendem Bewertungsergebnis:

Die aktive Tuberkulose ist während der Schwangerschaft genauso zu behandeln wie außerhalb der Schwangerschaft. Bei inaktiven Tuberkulosen ist ein prophylaktisches Entbindungsheilverfahren wünschenswert, vor allem, wenn es sich um ausgedehntere Prozesse gehandelt hat, oder wenn die Inaktivität noch nicht länger als drei Jahre besteht. Ist eine Tuberkulose erst kurzfristig inaktiv, so ist ein prophylaktisches Heilverfahren vor der Entbindung und in unmittelbarem Anschluß an die Entbindung als notwendig zu erachten. Bei inaktiver Tuberkulose ist in jedem Fall zu erwägen, ob in den letzten Schwangerschaftmonaten und während der Involutionszeit eine mehrmonatige Chemoprophylaxe mit INH oder einem Kombinationspräparat durchgeführt werden soll. Bei Röntgenuntersuchungen während der Schwangerschaft besteht, wenn sie unter strenger ärztlicher Indikation mit fachkundiger Technik und leistungsfähigen Geräten durchgeführt werden, für die Mutter keinerlei Gefahr.

Für die Frucht besteht das Maximum an Strahlengefahr dann, wenn während der ersten Schwangerschaftswochen eine Strahleneinwirkung im Bereich des Unterbauches möglich ist. Hieraus folgt die Forderung, bei gebärfähigen Frauen Röntgenuntersuchungen im Bereich des Unterbauches stets nur unmittelbar nach der Menstruation durchzuführen. Bei bekannter Schwangerschaft sind Durchleuchtungen im Bereich des graviden Uterus abzulehnen. Bei Aufnahmen im Bereich des graviden Uterus sind unter strengster ärztlicher Indikation die Zahl der Aufnahmen und die Aufnahmedaten so zu wählen, daß möglichst wenig Strahlung in der Frucht absorbiert werden kann. Insbesondere ist in jedem Fall zu untersuchen, ob man Teile der Frucht aus dem Strahlenkegel herauslassen kann.

Bei uterusfernen Aufnahmen, z. B. Thoraxuntersuchungen, sind folgende Forderungen zu erheben:
1. Einblendung des Strahlenkegels nach caudal
2. Circuläre Abdeckung des Unterkörpers der Patientin
3. Sind die aufnahmetechnischen Daten durch harte Strahlung, hohe Spannung, starke Filterung, großen Fokus-Hautabstand, höchstverstärkende Folien, hochsensible Filme, exakte Dunkelkammerarbeit und nach Möglichkeit Einsetzen von Bildverstärkern und Kontrastverstärkern so zu wählen, daß so wenig wie möglich in der Frucht absorbiert wird.

Jede Röntgenuntersuchung bei möglicher oder bekannter Schwangerschaft soll ärztlich indiziert sein, eine vorherige Aussprache mit der Patientin ist zu empfehlen.

Zum Abschluß kam schließlich zur Sprache, daß mit der weitverbreiteten Bagatellisierung der Tuberkulose in der heutigen Zeit auch das Interesse der Jungärzte an der Ausbildung in der Diagnostik und Behandlung der Tuberkulose immer mehr nachläßt. Es wurde die Anregung gegeben, daß für die Anerkennung des Facharztes für innere Erkrankungen der Nachweis einer ärztlichen Tätigkeit in einer Spezialabteilung für die Behandlung von Lungenkranken zu fordern ist.

Der *Arbeitsausschuß für Chemotherapie* (Prof. Dr. LYDTIN) konnte nach vorbereitenden Sitzungen des Ausschusses im Jahre 1961 in einer weiteren langwierigen schriftlichen Aussprache unter den Ausschußmitgliedern die 4. Verlautbarung über die Anwendung der tuberkulostatischen Mittel für die Behandlung der Lungentuberkulose Erwachsener fertigstellen, die vom Präsidium genehmigt und veröffentlicht worden ist. Sonst beschränkte sich die Tätigkeit des Ausschusses auf die Beantwortung von Einzelfragen. Eine Aufgabe für den Ausschuß wird es sein müssen, daß er sich um die Organisation methodisch einwandfreier Gemeinschaftarbeiten zur Chemotherapie der Tuberkulose bemüht.

Der zum *Arbeitsausschuß* umgewandelte bisherige Unterausschuß *für Laboratoriumsmethoden* hat am 13.4. 1962 eine Sitzung in Düsseldorf und eine Unterausschußsitzung in Borstel unter der Leitung von Prof. Dr. Dr. FREERKSEN abgehalten.

Die neuzeitliche Chemotherapie bringt es mit sich, daß gerade auf dem Gebiet der Laboratoriumsmedizin immer neue und ergänzende Untersuchungen durchgeführt werden müssen, um in der Praxis auftretende Schwierigkeiten auf streng wissenschaftlicher Grundlage einer Klärung zuzuführen.

Dementsprechend wurde über folgende Themen verhandelt:

1. Überprüfung der Grenzwerte bei der Resistenzbestimmung gegen INH und Streptomycin.
2. Technik der Resistenzbestimmungen gegen Cycloserin, Kanamycin, Viomycin und Iridocin.
3. Stand der Erfahrungen über das Vorkommen der sogenannten „atypischen" Mycobakterien im Bundesgebiet (einschließlich des Vorkommens aviärer Tuberkulose bei Mensch und Tier).
4. Gegenwärtige Möglichkeit zur routinemäßigen Typendifferenzierung von Tuberkulosebakterien mit kulturellen und biochemischen Methoden.
5. Ausarbeitung von Empfehlungen für die kulturellen und biochemischen Methoden zur Differenzierung von Mycobact. tuberculosis und Mycobact. bovis:
   a) Bromkresolpurpur-Test n. WAGENER und MITSCHERLICH
   b) BSH-Test n. BÖNICKE
   c) Niveau-Agar-Test n. LEBEK
   d) Niacin-Test n. KONNO
   e) Nitratreduktase-Test n. VIRTANEN
   f) Nicotinamidase-Test n. BÖNICKE und LISBOA
6. Neufassung der Empfehlungen für die Resistenzbestimmung gegen Isoniazid und Streptomycin.
7. Festlegung eines Arbeitsprogrammes zum Studium der Abhängigkeit der Resistenzwerte bei D-Cycloserin, Kanamycin, Viomycin und Iridocin von den verschiedenen Milieubedingungen."

Aus diesen 7 zur Diskussion stehenden Punkten läßt sich der Umfang der dem Ausschuß erwachsenden Aufgaben erkennen. Da die Aufgaben verständlicherweise einem steten Wechsel unterliegen, hat es sich bewährt, aus dem ehemaligen Unterausschuß einen Hauptausschuß zu machen und die Zusammenfassung der Forschungsergebnisse bei dem Tuberkulose-Forschungsinstitut in Borstel so weit wie möglich zu zentralisieren.

Aus dem *Arbeitsausschuß für Kindertuberkulose* (Vorsitzender Prof. Dr. Reiner W. MÜLLER) wird berichtet, daß im Jahre 1962 keine Sitzung stattgefunden hat. Vorbereitet wurde eine Sitzung für den 24. Januar 1963 mit den Themen der (1) Jugendlichentuberkulose, der (2) Frage „Charakter und Tuberkulose", der (3) isolierten Hiluslymphknotentuberkulose bei älteren Kindern und ihrer Behandlung, der (4) Frage „BCG-Impfung einerseits und Tuberkulinkataster andererseits", ferner (5) statistischer Probleme der Kindertuberkulose in Deutschland und in anderen Ländern, schließlich (6) Frage der Nomenklatur.

Es wird dazu schon jetzt betont, daß es nicht richtig ist, Jugendliche in Erwachsenen-Heilstätten zu behandeln, sondern daß für sie eigene Abteilungen in Kinderheilstätten am besten geeignet sind.

Ein allgemeiner Tuberkulinkataster läßt sich heute in Deutschland noch nicht erstellen; auch ist es noch zu früh, allgemein auf die BCG-Impfung zu verzichten, da die Gefahr der Tuberkuloseinfektion noch zu weit verbreitet ist.

Die Nomenklatur der Kindertuberkulose bedarf einer gewissen Vereinheitlichung, auch für die Fürsorge und für den niedergelassenen Lungenfacharzt; bei dieser Vereinheitlichung sollten die Erfahrungen anderer Länder mitverwertet werden.

Der *Gesamtausschuß für extrapulmonale Tuberkulose* (e. T.) (Vorsitzender Chefarzt Dr. KASTERT) wurde insofern umgestaltet, als die bisherigen Unterausschüsse für Hauttuberkulose und Genitaltuberkulose der Frau in eigene Ausschüsse umgewandelt wurden. Damit erfolgte die letzte Sitzung des Gesamtausschusses für e. T. in seiner ursprünglichen Form am 15. 11. 1962 in Bad Dürkheim. Hier wurde vom Vorsitzenden die Ausklammerung der bisherigen beiden Unterausschüsse bedauert und aus den unten angeführten Gründen eine weitere enge Zusammenarbeit mit den Ausscheidenden für erforderlich gehalten. Die Bedeutung der operativen Therapie im Bereich der e. T. wird aus den Zahlen zweier Spezialabteilungen für e. T. aus den Jahren 1949 bis 1962 ersichtlich: von 6 988 aufgenommenen Erkrankten wurden 5 692 operiert. Anteilmäßig stehen bei den Zugängen die Skelettuberkulosen weit im Vordergrund. Die Verteilung der einzelnen Organtuberkulosen setzt sich prozentual wie folgt zusammen:

Skelett-Tbk.	54,1 %
Halslymphknoten-Tbk.	23,7 %
Urogenital-Tbk.	12,3 %
Genital-Tbk. der Frau	6,1 %
Genital-Tbk. des Mannes	1,3 %
Sonstige Formen	2,5 %

In seinem Referat „Zur gesetzlichen Meldepflicht extrapulmonaler Tuberkulose und ihrer realen statistischen Erfassung" berichtet BREU, Ludwigsburg, über Unsicherheitsfaktoren dieser Statistik (gemäß der „Neufassung zur Führung der Tuberkulosestatistik in den Gesundheitsämtern"). So werden eine Reihe von e. T. intra vitam nicht diagnostiziert, wie die gelegentlichen Zufallsergebnisse von Tonsillenuntersuchungen und Leberpunktionen zeigen. Des weiteren wird die Meldepflicht bei der e. T. noch weniger beachtet als bei der Lungentuberkulose. In der Überwachung der e. T. sind gewisse Mängel aufzuweisen. Die Zusammenarbeit zwischen behandelnden Ärzten und Tuberkulosefürsorgestellen ist nicht immer zufriedenstellend. Die Beurteilung der Aktivität einer e. T. bereitet häufig Schwierigkeiten. Der Referent befürwortet, Fälle von e. T. noch 1 bis 2 Jahre nach zuletzt nachgewiesenen Aktivitätszeichen weiterhin als aktiv zu führen. In Kombinationsfällen von Lungentuberkulose und gleichzeitiger e. T. richtet sich im Bereich des Referenten die statistische Erfassung nach dem überwiegenden Prozeß.

Diese Übung trifft jedoch nicht auf die gesamte Bundesrepublik zu. Um eine bessere Führung der Tuberkulosestatistik überhaupt zu erreichen, wird die Einstellung einer geschulten Kraft (Statistikerin) in eine Tuberkulosefürsorgestelle befürwortet.

Die Auffassung der Anwesenden, daß doch alle e. T. zahlenmäßig erfaßt werden, weil die Anträge auf Heilverfahren über die Gesundheitsämter laufen, ist dadurch zu widerlegen, daß ein gewisser Anteil von e. T. unter der Maske anderweitiger Tuberkulosen abläuft und daß weiterhin eine Reihe von Tuberkulosen nicht gemeldet wird, weil diese entweder nicht erkannt oder aber keine Heilverfahren beantragt werden.

In der Diskussion wird die lange Zeitspanne beanstandet, die zwischen der Entlassung aus stationärer Behandlung und der Erstellung des fachärztlichen Gutachtens liegt (Boshammer, Wuppertal). Diese Zeitspannen sind jedoch örtlich verschieden.

Für die Nachfürsorge wird eine Zeit von 5 Jahren empfohlen. Sie ist von Fachärzten durchzuführen und von der Fürsorge zu überwachen. Die Verhältnisse im Saarland liegen für die Urotuberkulose besonders günstig, da die Behandlung in einer zentralen Klinik erfolgt. Über Empfehlungen zur operativen Therapie im Bereich des HNO-Fachgebietes referierte SCHUBERT (Bonn). Von anderen Faktoren abgesehen (Lokalisation, Ausdehnung, Immunlage, Virulenz, Resistenz) wird ein operatives Vorgehen erst bei Versagen jeglicher konservativer Therapie empfohlen. Bei den vielfältigen Lokalisationsmöglichkeiten im HNO-Bereich steht die isolierte Tuberkulose der Tonsillen im Vordergrund der operativen Bemühungen. Bei beiden Formen, der tuberkulösen Hyperplasie der Tonsillen sowie der hämatogenen tuberkulösen Tonsillitis, wird Operation empfohlen. Schleimhauttuberkulose des Mund-, Rachen- und Kehlkopfbereiches sprechen auf Chemotherapie gut an. Hinsichtlich der Halslymphknotentuberkulose kommt 1. während der Streuphase eine 4 bis 12 Wochen dauernde praeoperative Chemotherapie zur Anwendung; 2. bei Primärinfekten (Kinder) zunächst medikamentöse Therapie, dann *rechtzeitiger* operativer Eingriff. Praktiker und Kinderärzte sollten wegen der auch heute noch möglichen Komplikationen häufiger an Fachärzte überweisen! 3. Bei generalisierter Lymphknotentuberkulose steht die medikamentöse bzw. konservative Therapie im Vordergrund. Um Wundinfektionen zu verhüten, werden praeoperativ Abszeßpunktionen durchgeführt und Fisteln radikal exzidiert. Zusätzliche Cortisonbehandlung brachte postoperativ keine schnellere Wundheilung. Durch bakteriostatische Vorbehandlung werden Heilverfahren kürzer, Rezidive seltener, resistente Erreger abgetötet oder geschwächt und u. U. operative Eingriffe vermieden. Da der Referent in seinem Material keine späteren Organmanifestationen bei primärer Halslymphknotentuberkulose feststellen konnte, sieht er diese im Gegensatz zur Lungentuberkulose als relativ gutartig an. Die Ohrentuberkulosen nehmen nach Herrn AROLD (Gießen) immer mehr ab. Die seltenen Fälle sprechen auf medikamentöse Behandlung gut an. Die Diagnose ist nach wie vor schwierig; Boecksche Erkrankungsformen nehmen in der letzten Zeit zu. Für die Halslymphknotentuberkulose ist die Operation die Methode der Wahl. Radikale Eingriffe werden im Gegensatz zu SCHUBERT abgelehnt, da auch die Rezidive relativ gutartig sind. Auf eine Tonsillektomie wird verzichtet. BRÜGGER legt Wert auf die Unterscheidung zwischen primären und sekundären Formen der Lymphknotentuberkulose. Bei Kalkherden ist operative Entfernung zu empfehlen, da es sonst zu Rezidiven kommt. Auch er verzichtet auf die Tonsillektomie. Demgegenüber führt KASTERT die Tonsillektomie durch, da durch chronisch entzündete Tonsillen deren regionales Lymphabflußgebiet zum locus minoris resistentiae wird und infolgedessen eine erhöhte Rezidivbereitschaft entsteht (Huebschmann). Bei 30 Halslymphknotentuberkulosen mit gleichzeitiger Tonsillentuberkulose (histologischer Nachweis) war in 79% der Fälle eine Lungentuberkulose vorhanden. Bei der altersmäßigen Aufteilung der Patienten (z. Zt. der Tagung) waren 9 1 bis 20 Jahre alt, 11 zwischen 20 und 40 und 5 mehr als 41 Jahre alt. Die Frequenz der Fehldiagnosen betrug 13,1%. Die Frage nach Spätmanifestationen im Gefolge primärer Halslymphknotentuberkulose wird nicht einheitlich beantwortet (SCHUBERT). Der gewagt erscheinenden Ansicht, die Lymphknotentuberkulose als eine „benigne Tuberkulose" (SCHUBERT) anzusehen, tritt der Vorsitzende mit folgender Resolution entgegen: Der Arbeitsausschuß kann die Lymphknotentuberkulose nicht als eine relativ benigne Form der Tuberkulose bezeichnen. Sie ist eine Tuberkulose und bedarf einer Nachkontrolle durch die Gesundheitsämter wie jede andere Tuberkuloseform.

Herr BÜSCHER gibt in seinem Referat „Empfehlungen zur operativen Therapie der Nierentuberkulose heute" der Chemotherapie und klimatischem Heilverfahren zunächst den Vorrang. Der Schwerpunkt der operativen Behandlung liegt auf dem Gebiet der organerhaltenden Operation (partielle Nephrektomie, Beseitigung von Stenosen durch plastische Eingriffe). Primäre Operationsindikationen sind tuberkulöse Verschlußniere, Kittniere, ausgedehnte ulcero-cavernöse Prozesse sowie die nierenbedrohenden Stauungszustände. In allen anderen Fällen kann erst im Ablauf von Chemotherapie und Heilverfahren die Notwendigkeit eines operativen Vorgehens beurteilt werden. Die Nachbeobachtung der operierten Fälle sollte nach Möglichkeit in der Hand des Operateurs bleiben, da die Beurteilung postoperativer Zustände nur ihm möglich ist. BOSHAMER konnte die Wirkung der Chemotherapie mit Hilfe der Elektrophorese verfolgen. Zur operativen Behandlung von e. T. bei Kindern und Jugendlichen mit gleichzeitigen Lungenprozessen referierte anstelle von MARTENS (Mammolshöhe) BRÜGGER. Bei den sekundär hämatogenen Lymphknotentuberkulosen ist ein operatives Vorgehen angezeigt bei Einschmelzungen, Druckerscheinungen und bei besonderer Größe. Skelettuberkulosen und aktive Lungentuberkulosen schließen einander im allgemeinen aus. Bei Säuglingen und Kleinkindern läßt das gleichzeitige Vorkommen von Lungen- und Skelettuberkulose auch hämatogene Herde in anderen Organen annehmen. Da die Urotuberkulose relativ spät, d. h. wenn die Primärtuberkulose bereits abgeheilt ist, zur Entwicklung kommt, ergibt sich die Operationsindikation ähnlich wie beim Erwachsenen. Bei gleichzeitigem Befall mehrerer Organe wird nach langzeitiger Chemotherapie jeweils der übergeordnete Herd operativ angegangen. Das 1957 herausgegebene Merkblatt zur Frühdiagnose der Skelettuberkulose wurde durchgesprochen, verbessert und ergänzt. Für die nächste Sitzung wurde auf Vorschlag des Vorsitzenden das Thema „Extrapulmonale Tuberkulosen und Primärtuberkulose" akzeptiert. —

Im Berichtsjahr nahm der Vorsitzende vom 14. bis 16. September 1962 in Szeged (Ungarn) an einem internationalen Kongreß für e. T. teil. Der gemeinsam mit J. BORSAY (Budapest) herausgegebene Kongreßbericht wird im „Tuberkulosearzt" und in der „Medizinischen Klinik" veröffentlicht. Von insgesamt 104 Referenten wurde am 1. Tag über diagnostische Probleme, am 2. Tag über Herdtherapie und am letzten Tag über Tuberkulosefürsorge diskutiert bzw. berichtet. Die einzelnen Organtuberkulosen wurden ohne Rücksicht auf Fachgebiete dem obigen Schema eingeordnet. Ziemlich einheitlich wurde von den Vertretern der osteuropäischen Länder ein aktives Vorgehen hinsichtlich der Diagnose bzw. Frühdiagnose empfohlen. Die Einstellung zur operativen Herdtherapie war weitgehend positiv. Differenzierte Angaben zur Statistik der Organtuberkulosen lassen als Schlußfolgerung die Annahme zu, daß in einer Reihe von osteuropäischen Staaten die e. T. noch gehäufter vorkommen. Inwieweit dies allerdings auf die durchwegs exaktere zentrale statistische Erfassung aller Tuberkuloseformen zurückzuführen ist, bleibt dahingestellt. Die Mehrzahl der Kongreßteilnehmer vertrat die Auffassung, daß eine Gesamtschau der e. T. bessere Ergebnisse zeitigt als die von vornherein eingeschränkte Sicht vom einzelnen Organ her.

Am 16.11. 1962 tagte der vorherige Unterausschuß erstmals als *„Arbeitsausschuß für Genitaltuberkulose der Frau; Tuberkulose und Schwangerschaft"* in Frankfurt a. M. (Vorsitzender Prof. Dr. H. KIRCHHOFF). Zunächst wurde die wichtigste Frage der Häufigkeit des Zusammentreffens der Genitaltuberkulose der Frau mit einer Nierentuberkulose diskutiert. Beide sollen analog den Verhältnissen beim Mann in kausaler Beziehung stehen, wobei sich sogar gewisse Gesetzmäßigkeiten bezüglich der Lokalisation und des zeitlichen Ablaufes erkennen lassen (MAY, Kreuth). Entsprechend den vorliegenden Beobachtungen folgt z. B. der Genitaltuberkulose immer eine leichte Nierentuberkulose, allerdings fast immer schwer nachweisbar. Von gynäkologischer Seite (KIRCHHOFF, KRÄUBIG) wird der Einwand erhoben, daß bei genauen Anamneseerhebungen und exakter urologischer Kontrolle bei Frauen mit einer gesicherten Genitaltuberkulose im eigenen Krankengut nur in 7,4 % der Fälle das gleichzeitige Vorkommen einer Nierentuberkulose festzustellen war. Auf jeden Fall muß man aber bei jeder Frau mit einer Genitaltuberkulose unbedingt nach einer Urotuberkulose fahnden und bei den späteren Kontrolluntersuchungen sein Augenmerk auf eine spezifische Nierenerkrankung richten. — Die nachweisbare Retardierung der Durchseuchung der Gesamtbevölkerung wirkt sich selbstverständlich auch auf die zeitliche Entstehung der Genitaltuberkulose aus, so daß heute zwischen „Frühfällen" und „Spätfällen" unterschieden wird. Allerdings läßt sich bei der Tuberkulose der Geschlechtsorgane der Frau kein „Fahrplan" aufstellen (KRÄUBIG). Die Latenzzeit unterliegt keinerlei faßbaren Gesetzmäßigkeiten, bedingt durch die oft bestehende Symptomlosigkeit der Erkrankung. Wesentlich ist die Feststellung, daß auch — im Gegensatz zu früheren Ansichten — das funktionstüchtige Genitale tuberkulös erkrankt sein kann und Genitaltuberkulose und Schwangerschaft sich keineswegs ausschließen. Der Schwangerschaft muß sogar eine wesentliche pathogenetische Bedeutung bei der Entstehung der Genitaltuberkulose beigemessen werden. Die Vorstellungen über die Latenzzeit spielen erfahrungsgemäß gerade bei der Begutachtung eine wichtige Rolle (vgl. KRÄUBIG, Med. Klin. 56 (1961). Die Gesamtzahl der Fälle mit einer Genitaltuberkulose muß in der Bundesrepublik auf etwa 1000—1200 jährlich geschätzt werden. Leider wirkt sich die noch immer mangelhaft durchgeführte Meldepflicht auf die zahlenmäßige Erfassung nachteilig aus. Für die Frauen selber ergeben sich wesentliche Nachteile dadurch, daß nach dem Heilverfahren noch für ein Jahr Invalidität besteht (HIRSCH — HOFFMANN). Die Frauen müssen in den folgenden Jahren regelmäßig nachuntersucht werden. Die besondere Wichtigkeit der Meldepflicht muß gegenüber den Gesundheitsabteilungen der Länderregierungen noch einmal betont herausgestellt werden. — Nach der Diagnosestellung sollte so schnell wie möglich das Heilverfahren in Form einer konservativen Behandlung beginnen (HIRSCH — HOFFMANN). Neben den Tuberkulostatika dürfen die bewährten allgemeinen Maßnahmen nicht vernachlässigt werden. Nach wie vor kommt der Lokalbehandlung eine Bedeutung zu (intrauterin, Douglaspunktion). Führt das konservative Heilverfahren nach einigen Monaten nicht zum Ziel, so muß laparotomiert werden. Dann sollte bei den meist jungen Frauen möglichst konservativ operiert werden; eine Radikaloperation stellt immer den letzten Ausweg dar. Findet sich bei der Laparotomie die Genitaltuberkulose als Überraschungsbefund (makroskopisch), so schlägt HIRSCH — HOFFMANN lediglich Probeexzision zur Sicherung der Diagnose hervor; von jeglichen weiteren zusätzlichen Maßnahmen rät er ab. Nach seiner Erfahrung reagieren anoperierte Fälle auf ein Heilverfahren oft schlecht. Diese Vorstellungen und Erfahrungen können nicht allgemein bestätigt werden (KIRCHHOFF). —

KRÄUBIG berichtet über Nachuntersuchungsergebnisse von 87 primär in der Univ.-Frauenklinik Göttingen behandelten Fällen, wobei sich im Rahmen der „elektiven" Therapie nach 2 Jahren eine relative Heilung von 85,2%, nach 5 Jahren eine Quote von 75,5% ergeben hat. (vgl. KRÄUBIG MMW 104 (1962) 2271). Der Hundertsatz der Operationen liegt bei 25%, eingeschlossen die Fälle, bei denen die Diagnose Genitaltuberkulose als Überraschungsbefund intra oder post laparatomiam gestellt wurde. —

Gegenüber früher ergibt sich heute nur noch selten die Notwendigkeit einer Schwangerschaftsunterbrechung bei Tuberkulose. Die Frauen sollen in entsprechend eingerichteten Entbindungsabteilungen tuberkulostatisch behandelt und später unter Berücksichtigung der Form der Tuberkulose entbunden werden. Leider stehen nur wenige derartige Abteilungen zur Verfügung. Patientinnen mit einer Tuberkulose sollten wegen der Möglichkeit der Aktivierung nicht stillen.

Aus dem *Arbeitsausschuß für Röntgen-Schirmbilduntersuchungen und Röntgentechnik* berichtet der Vorsitzende (Prof. FROMMHOLD); für das Jahr 1962.

Im Mittelpunkt der Arbeit des Ausschusses für Röntgen-Schirmbilduntersuchungen und Röntgentechnik stand im Jahre 1962 vornehmlich die Diskussion über Nutzen und Schaden der Schirmbildreihenuntersuchungen. Sie wurde erneut ausgelöst (s. Tuberkulosejahrbuch 1961, Seite 24) durch eine alarmierende Veröffentlichung aus der Sicht des Mikrobiologen (s. KAPLAN R.W. „Nutzen und Schaden der Röntgenreihenuntersuchungen" Ärztl. Mitt. 1961, 42: 2448) und führte schließlich zu einem viel beachteten, von LOSSEN am 26. März 1962 in Mainz veranstalteten und geleiteten Colloquium.

(Teilnehmer: Dr. BREU / Ludwigsburg, Prof. DIETHELM / Mainz, Dr. ELLER / Wiesbaden, Prof. FROMMHOLD / Berlin, Prof. HEIN / Tönsheide, Prof. HOLTHUSEN/ Hamburg, Prof. KAPLAN / Frankfurt, Prof. KOLLER / Mainz, Dr. KREUSER / Augsburg, Prof. LÖFFLER / Hannover, Prof. LORENZ / Mainz, Prof. LOSSEN / Mainz, Prof. RAJEWSKY / Frankfurt, Prof. SCHRÖDER / Berlin, Dr. STARKE / Tönsheide, Dr. ZUTZ / Bad Nauheim).

Der Gesamtvorstand der Deutschen Röntgengesellschaft, Gesellschaft für Medizinische Strahlenkunde und Strahlenforschung e. V., hat sich auf Antrag des Sonderausschusses „Schirmbilduntersuchungen" (Vorsitzender Prof. Dr. FROMMHOLD / Berlin) am 6. Mai 1962 in Köln mit dem Ergebnis dieses Colloquiums beschäftigt und dazu einstimmig folgende Entschließung gefaßt:

„Die wissenschaftlichen Ergebnisse der Radiobiologie und der Strahlengenetik sind in ihrem Ausmaß nicht soweit gesichert, daß es sozialhygienisch zu verantworten wäre, fachgerecht unter vollwertigem Strahlenschutz und in strenger ärztlicher Indikationsstellung auch im Hinblick auf die Häufigkeit ausgeführte Röntgenaufnahmen der Thoraxorgane Erwachsener — besonders auch bei Röntgenreihenuntersuchungen — im Rahmen der heute gebotenen Tuberkulosebekämpfung der Bevölkerung vorzuenthalten, so lange andere gleichwertige oder bessere Feststellungsverfahren in der praemorbiden Phase der Erkrankung fehlen."

Die Deutsche Röntgengesellschaft hat das D.Z.K. in einem Schreiben vom 8. Juni 1962 ausdrücklich von diesem Beschluß unterrichtet und im Hinblick auf immer wieder auftauchende, die Öffentlichkeit unnötig beunruhigende Ausführungen von ärztlichen Laien über eine mögliche gesundheitliche Gefährdung durch Röntgenstrahlenuntersuchungen um eine Veröffentlichung des Wortlautes der Entschließung gebeten.

Da zudem die Vereinigung der Deutschen Strahlenschutzärzte eine gleichsinnige Stellungnahme veröffentlichte (Dtsch. med. Wschr. 1962, 40: 2031), hielt es der Arbeitsausschuß aus naheliegenden Gründen für nicht empfehlenswert, mit einer eigenen Verlautbarung an die Öffentlichkeit zu treten. Er ist vielmehr der Meinung, daß die Meinungsbildung unabhängiger Fachgruppen wertvoller und durchschlagskräftiger ist.

In Zukunft wird sich der Arbeitsausschuß besonders mit neuen apparativen und technischen Untersuchungsverfahren beschäftigen müssen, die einen erhöhten diagnostischen Informationswert der Röntgenuntersuchungen bei gleichzeitig verstärktem Strahlenschutz versprechen. Insbesondere wird rechtzeitig zu prüfen sein, ob, inwieweit und wann elektronische Bildverstärkersysteme und das Fernsehen im Rahmen der Tuberkulosebekämpfung einzusetzen sind.

Anfang 1962 ist der Vorsitzende des *Arbeitsausschusses für Milch und Tiertuberkulose*, Prof. MEYN, leider viel zu früh verstorben, als sein Nachfolger wurde Prof. TRAUTWEIN gewählt. In der kurzen Zeit von nur 10 Jahren ist es der folgerichtigen Zusammenarbeit von Landwirtschaft und Veterinärmedizin gelungen, die zu über 60 % mit Tuberkulose verseuchten Rinderbestände in der Bundesrepublik tuberkulosefrei zu machen, so daß dadurch eine auf durchschnittlich 10 % eingeschätzte Exposition für den Menschen praktisch beseitigt worden ist. Das für die Lenkung der Bekämpfungsaktion verantwortliche Bundesministerium für Ernährung, Landwirtschaft und Forsten kann mit Recht auf diesen Erfolg stolz sein, das öffentliche Gesundheitswesen in der Bundesrepublik, repräsentiert durch das Bundesministerium für Gesundheitswesen, kann für diese Unterstützung der Bekämpfung der Tuberkulose beim Menschen nur dankbar sein. Bei vorsichtiger Berechnung der wirtschaftlichen Belastung durch Übertragungen von Tiertuberkulose auf den Menschen konnte man Ende 1962 einen jährlichen Ausgabebetrag von 45 Millionen Deutsche Mark einsetzen. Diese Ausgabe wird sich in den kommenden Jahren zwangsläufig senken, in wenigen Jahren sogar erspart werden.

Die Tatsache, daß zur Zeit noch eine Reihe von Landwirten und Angehörigen verwandter Berufe an Tuberkuloseformen erkranken, die durch eine vor der Tilgungsaktion vom Rind übertragene Tuberkulose mit dem Typus bovinus zurückzuführen sind, macht es erklärlich, daß die Auswirkung der Tilgung der Rindertuberkulose nur allmählich vor sich gehen kann. Dazu kommt, daß von veterinärärztlicher Seite der Wiederverseuchung der Rinderbestände durch das Mykobakterium avium eine gewisse Rolle zugeschrieben wird, und daß dieser Krankheitserreger auch beim Menschen ernste Tuberkuloseerkrankungen hervorzurufen vermag. Die Forschung wird sich dementsprechend in der Richtung der Bedeutung dieser Übertragungsform zu bewegen haben, während sich die fürsorgeärztliche und diagnostisch-therapeutische Tätigkeit künftig in verstärktem Maße auf die Durchführung von Typendifferenzierungen bei tuberkulösen Erkrankungen zu richten hat. Das gilt insbesondere auch bei den Erkrankungen an extrapulmonaler Tuberkulose. Jeder in der Tuberkulosefürsorge oder in der Therapie tätige Arzt kann dadurch mithelfen, ein Problem zu lösen, das in die Endphasen der Bekämpfung der Tuberkuloseseuche gehört.

In einer Sitzung des *Arbeitsausschusses für BCG-Schutzimpfung* am 7.6. 1962 wurde vom Vorsitzenden Prof. Dr. SPIESS festgestellt, daß nach den Ergebnissen der BCG-Studie des British Medical Research Council heutzutage nicht mehr über die Wirkung der BCG-Impfung zu diskutieren sei, sondern daß der Ausschuß immer wieder die Notwendigkeit der BCG-Schutzimpfung in Abhängigkeit von der Tuberkulosedurchseuchung zu überprüfen habe und bejahendenfalls die Maßnahmen zur Förderung der Schutzimpfung erörtert werden müssen. Herr KEUTZER berichtet über die Tuberkulosedurchseuchung im Kindes- und Jugendlichenalter in den Ländern der Bundesrepublik. Dabei wurde auf die besonders bei geschlossenen Lungentuberkulosen differierenden Angaben der Länder zwischen 163 und 597/100 000 Kinder und Jugendliche hingewiesen. Die erheblichen Differenzen sind nicht Ausdruck einer von Land zu Land so verschiedenen Erkrankungshäufigkeit, sondern durch ungleichmäßige Bewertung der Statistik der Erkrankungen verursacht. Ähnlich liegen die Verhältnisse bei den Angaben über die Tuberkulinreaktionen: z. B. wurden in Nordrhein-Westfalen 1959 – 1961 unter den Kindern des 1. Schuljahrganges 9,2 % (mit Fresenius-Pflaster und Hamburger-forte-Salbe), in Baden-Württemberg (nur Pflasterproben) 6,4 % Tuberkulinreagenten festgestellt. In der Diskussion über die unterschiedlichen Zahlenangaben in Tuberkulosemorbidität und -Durchseuchung in der Bundesrepublik wurde festgestellt, daß es für notwendig erachtet wird, ein noch zu bildendes Gremium*) mit der Klärung der Frage zu betrauen, welche Testmethode empfohlen werden soll, um ein einheitliches Maß für die Tuberkulosedurchseuchung in der Bundesrepublik zu bekommen, denn die Zahlenangaben sind weder innerhalb der einzelnen Länder, noch mit internationalen Durchseuchungsziffern zu vergleichen. Soweit die Testmethoden für die angegebenen Zahlen bekannt sind, differieren sie bei den einzelnen Untersuchern teilweise erheblich.

Herr LUTTERBERG teilte in seinem Referat über die „Notwendigkeit der BCG-Schutzimpfung in Abhängigkeit von der Tuberkulosedurchseuchung und die Dauer der Tuberkulinkonversion nach der BCG-Impfung" folgendes mit: ENELL fand 8 – 9

---

*) Hinweis d. Red.: Die Sitzung der Tuberkulin-Kommission hat unterdessen am 11.7. 1963 stattgefunden.

Jahre nach der BCG-Impfung 91,6% Tuberkulinreagenten, BAUMANN hatte bei Nachprüfung der Impflinge nach 7 Jahren mit Intrakutantest bis 100 TE nur bei 3,1% einen Empfindlichkeitsverlust. LUTTERBERG's eigene Tuberkulinkataster bei BCG-Impflingen, die mit einer Moroprobe und falls negativ mit einem Mantoux-Test mit 50 TE durchgeführt wurden, zeigten nach 2 bis 3 Jahren post vaccinationem mit der Moroprobe in 81,7% und mit zusätzlicher Intrakutanprobe in 96,1% positive Reaktionen, nach 6—7 Jahren post vaccinationem eine positive Perkutanprobe in 73,8% und bei zusätzlicher Intrakutanprobe mit 50 TE in 96,2%. Die Zuverlässigkeit der BCG-Impfung ist also über lange Zeit gegeben. Dagegen nimmt die Konversionsrate mit zunehmendem Alter ab. Diese Abnahme der Tuberkulinempfindlichkeit wird von LUTTERBERG durch geringere Häufigkeit von Superinfektionen bei den BCG-Impflingen erklärt.

Herr BUNNEMANN äußerte sich zum Thema „Maßnahmen zur Förderung der BCG-Schutzimpfung". Er stellte die Verhältnisse in Niedersachsen dar, wo wie in verschiedenen anderen Ländern die BCG-Impfzentralen über das ganze Land verteilt sind. Mit Erlaß des Bundesseuchengesetzes hat sich die Situation in mehrfacher Hinsicht gewandelt. Der § 14 des genannten Gesetzes hat folgenden Wortlaut: Die Gesundheitsämter haben öffentliche Termine zur Durchführung unentgeltlicher Schutzimpfungen gegen die von der zuständigen obersten Landesbehörde zu bezeichnenden übertragbaren Krankheiten abzuhalten. In Niedersachsen wird beabsichtigt, die Tuberkulose in den Katalog des § 14 aufzunehmen. Damit ist die Verpflichtung der Gesundheitsämter zur unentgeltlichen Tuberkuloseschutzimpfung gegeben. Die Kosten haben die Träger der Gesundheitsämter aufzubringen, wobei es den Ländern freigestellt ist, kommunale Gesundheitsämter durch Zuschüsse zu unterstützen. Voraussetzung für diese Regelung ist allerdings der Erlaß von Ländergesetzen entsprechend § 62 des Bundesseuchengesetzes. Im Verfolg der Entschließung des Niedersächsischen Bundesgesundheitsrates ist beabsichtigt, das bisherige System der Impfung durch die Impfzentralen beizubehalten, das es zuläßt, Ärzte der Praxis in die Organisation einzubeziehen. Als erfahrene Leiter von Impfzentralen äußerten sich zum o. gen. Rahmenthema die Herren COURTIN, DANNENBAUM und GENZ, von Seiten der frei praktizierenden Ärzte Herr ECKARDT. Es wird vorgeschlagen, eine verstärkte Aufklärung der Ärzteschaft, insbesondere von Geburtshelfern in Entbindungsanstalten, die genügende Unterrichtung der Studenten über die BCG-Impfung im Impfkurs, die Fortbildung der Ärzte, Hebammen und Fürsorgerinnen, wie die Aufklärung der Bevölkerung zu unterstützen, um für die BCG-Impfung zu werben. Weitere Einrichtungen und ausreichende Finanzierung von Impfzentralen werden für notwendig gehalten.

Am Ende der ausgiebigen Diskussion über die Arbeitsthemen wurde folgende Empfehlung des Arbeitsausschusses an das Präsidium gegeben:

Der Arbeitsausschuß für BCG-Schutzimpfung im Deutschen Zentralkomitee zur Bekämpfung der Tuberkulose hat nach erneuter eingehender Erörterung festgestellt, daß die am 16. Juni 1961 gefaßte Entschließung, nach der die BCG-Schutzimpfung der Neugeborenen, Schulanfänger, Schulabgänger, Adoleszenten und Wehrpflichtigen nachdrücklich zu empfehlen ist, noch volle Gültigkeit besitzt. Er bittet daher das Präsidium, das DZK möge den Regierungen der Länder empfehlen, die Tuberkulose in den Katalog der übertragbaren Krankheiten gemäß § 14 des Bundesseuchengesetzes vom 18. 7. 1961 aufzunehmen.

Auf Beschluß des Arbeitsausschusses für die BCG-Schutzimpfung wurde ein *Unterausschuß für Tuberkulinfragen* zu einer ersten Zusammenkunft am 16. 11. 62 gebeten, um Empfehlungen für di. Durchführung von Tuberkulin-Reihentests zu erarbeiten. Dabei bestand Klarheit darüber, daß zur Erstellung eines Tuberkulinkatasters die Perkutanprobe nicht ausreicht. Andererseits steht der Intrakutanprobe die Genehmigungspflicht des Tests durch die Sorgeberechtigten gegenüber. Nach eingehender Diskussion über Tuberkulinart und Tuberkulindosis wurde folgende Entschließung einstimmig gutgeheißen:

Die Tuberkulinkommission des Arbeitsausschusses für die BCG-Schutzimpfung stellte fest, daß es dringend erforderlich ist, zu einer Vereinheitlichung des Tuberkulintests in der Bundesrepublik zu kommen. Es wird der Tuberkulinkataster für Schulanfänger, Schulabgänger und Wehrpflichtige empfohlen.

Folgendes Vorgehen wird dabei angeraten: Bei nur *einem* möglichen Test entweder die Perkutan-Pflasterprobe oder die Intrakutanprobe mit 5 E gereinigtem Tuberkulin. Vor Durchführung des Intrakutantests ist die Zustimmung der Sorgeberechtigten einzuholen.

Für die Erstellung eines verwertbaren Tuberkulinkatasters mit *zwei* Tests wird z. Zt. folgendes Vorgehen empfohlen: die Perkutanpflasterprobe; wenn diese negativ ist, die Intrakutanprobe mit 50 E gereinigtem Tuberkulin. Darüberhinaus sollte sich ein Gremium mit der möglichen Verbesserung und der Organisation von Repräsentativerhebungen zwecks Feststellung der Tuberkulosedurchseuchung in der Bundesrepublik befassen. Das Deutsche Zentralkomitee zur Bekämpfung der Tuberkulose wird gebeten, geeignete Schritte zu unternehmen, um die Finanzierung der von diesem Gremium für notwendig erachteten Untersuchungen sicherzustellen.

Das Gremium setzt sich aus den Herren FREERKSEN, HOEFER, LUTTERBERG und SPIESS zusammen; es wurden die bis zur nächsten Zusammenkunft durchzuführenden Untersuchungen hinsichtlich Prüfmethode, Tuberkulinart und Dosis besprochen.

In der Sitzung des *Arbeitsausschusses für Arbeitsfürsorge und Rehabilitation bei Tuberkulose* am 28. 2. 1962 (Vorsitzender Min. Rat i. R. Dr. PAETZOLD) wurde vor allem über die Ausbildung weiblicher Tuberkulosegenesener zu med. techn. Assistentinnen im Tuberkuloseforschungsinstitut Borstel verhandelt. Die Ausbildung wird seit Jahren mit recht gutem Erfolg durchgeführt. Die Schule bietet neben hervorragenden Ausbildungsmöglichkeiten eine laufende ärztliche Überwachung und besitzt in einem angeschlossenen Internat ausgezeichnete Wohnmöglichkeiten. Die beruflichen Aussichten nach erfolgreich abgeschlossener Ausbildung sind angesichts des derzeitigen Mangels an med. techn. Assistentinnen sehr gut. Die Ausbildung erfolgt im Rahmen der zur Erlangung der staatlichen Anerkennung ergangenen gesetzlichen Vorschriften. Bei den Teilnehmerinnen muß daher die mittlere Reife vorausgesetzt werden. Deshalb wird der Vorschlag der Schulleitung gutgeheißen, künftig auch Lehrgänge für Biologie- oder Chemielaborantinnen, an die diese Voraussetzungen nicht gestellt werden, durchzuführen. Die Teilnehmerinnen an diesen Lehrgängen kämen vor allem für eine spätere Tätigkeit in Forschungsinstituten oder für gewisse Arbeiten in med. techn. Laboratorien in Frage. Außerdem beabsichtigt die Schule, besonders interessierten und geeigneten Schülerinnen nach abgeschlossener Ausbildung zur med. techn. Assistentin noch eine zusätzliche Ausbildung für spezielle Tätigkeiten z. B. am Elektronenmikroskop oder in der Strahlenforschung zu ermöglichen. Hier waren allerdings die Meinungen der Mitglieder des AA insofern geteilt, als Zweifel bestanden, wieweit sich im Einzelfall später für die zusätzliche Ausbildung Kostenträger finden werden. Einhelligkeit bestand in der Auffassung, daß die Rehabilitationsmaßnahmen des Tuberkuloseforschungsinstitutes Borstel förderungswürdig sind, zumal die seltene Gelegenheit besteht, Frauen im Rahmen von Rehabilitationsmaßnahmen für einen gehobenen Beruf auszubilden. Es sollen aber grundsätzlich nur Schülerinnen aufgenommen werden, deren Lungenprozeß hinreichend konsolidiert ist. Die Gefahr, daß vor allem die qualifizierter ausgebildeten Schülerinnen später in die Industrie abwandern, wo sie gesundheitlich überfordert werden könnten, darf nicht gering eingeschätzt werden. Man muß daher den Schülerinnen schon während der Ausbildung eindringlich nahelegen, sich während der späteren Berufsausübung laufend ärztlich überwachen zu lassen, sofern das nicht, wie z. B. bei einer Tätigkeit im öffentlichen Gesundheitsdienst oder an Lungenheilstätten bzw. Krankenhäusern, ohnehin regelmäßig geschieht.

Außerdem wurden Fragen der gesundheitlichen Sicherung von Berufsberatern oder Vermittlern der Bundesanstalt für Arbeitsvermittlung und Arbeitslosenversicherung, die gelegentlich in Lungenheilstätten vorübergehend dienstlich tätig werden, sowie spezielle Fragen der praktischen Durchführung von Rehabilitationsmaßnahmen in Lungenheilstätten besprochen.

Schließlich beschäftigte sich der AA mit der Ausarbeitung eines neuen Merkblattes über die Wiedereingliederung Tuberkulöser in das Erwerbsleben. Dieses neue Merkblatt soll das Merkblatt für Tuberkulosekranke des AA für Tuberkulosefürsorge ergänzen und sich im Gegensatz zu den bisher herausgegebenen Merkblättern des AA für Arbeitsfürsorge und Rehabilitation bei Tuberkulose unmittelbar an die Tuberkulösen wenden. Es soll ihnen den Weg in die Rehabilitation erleichtern.

Nach langjähriger Tätigkeit legte Min. Rat a. D. PAETZOLD den Vorsitz nieder. Ltd. Med. Direktor Dr. Dr. SCHUWIRTH, Nürnberg, wurde einstimmig zum neuen Vorsitzenden gewählt. Der Generalsekretär dankte dem scheidenden Vorsitzenden für seine zehnjährige aufopferungsvolle Tätigkeit und hob dabei besonders die Verdienste von Herrn Min. Rat a. D. PAETZOLD um die Erstellung des Merkblattes für die Wiedereingliederung Tuberkulöser in das Erwerbsleben hervor, das sich in der Praxis der Gesundheits- und Arbeitsämter bestens bewährt habe.

Im *Arbeitsausschuß für Desinfektion bei Tuberkulose* wurde der bisherige Vorsitzende, Prof. Dr. HEICKEN, einstimmig wiedergewählt.

1. Desinfizierende Chemischreinigung von Wolldecken und Patientenkleidung in Tuberkuloseanstalten.

Zum Problem der ökonomischen Reinigung und Desinfektion von Wolldecken und der nicht waschbaren Patientenkleidung in Tuberkuloseanstalten führte der Vorsitzende aus, daß inzwischen von Hess ein neues, das sog. Estex-Verfahren zur desinfizierenden Chemischreinigung ausgearbeitet wurde. Mit der bakteriologischen Seite dieses Verfahrens haben sich insbesondere Prof. REPLOH und Prof. OTTE beschäftigt. Herr REPLOH führte dazu aus, daß der Infektionsgefahr, die vom Auswurf, der Bett- und Leibwäsche des Tuberkulosekranken ausgeht, mit chemischen und physikalischen Desinfektionsverfahren wirksam begegnet werden könne. Die Desinfektion von gegen Wasser und höhere Temperaturen empfindlichen Materialien sei aber immer noch ein ungelöstes Problem. Dies gelte insbesondere für die Wolldecken und die nicht waschbare Anstaltskleidung. Die Versuche, diese Textilien durch solche aus weniger empfindlichen Faserarten zu ersetzen, haben bisher zu keiner befriedigenden Lösung geführt. Nach Ansicht des Referenten ließe sich ein Fortschritt auf diesem Gebiet erzielen, wenn es gelänge, die Chemischreinigung zu einer desinfizierenden umzugestalten. Unter Chemisch- oder Trockenreinigung versteht man die Reinigung von Textilien mit organischen Lösungsmitteln in geeigneten Maschinen. Als Lösungsmittel werden neuerdings chlorierte Kohlenwasserstoffe, bevorzugt Perchloräthylen, verwendet. Mangelhafte Reinigungseffekte können sich ergeben, wenn es sich um Verschmutzungen handelt, die von Eiweiß, Zucker, Salzen oder Harnstoffen herrühren, da diese Stoffe in den organischen Lösungsmitteln, (Benzin, Benzol, Tetracholoräthylen) die bei der Chemisch-Reinigung als Waschflotten dienen, unlöslich sind. Zur Verbesserung der Reinigungsergebnisse werden den Waschflotten Emulgatoren — in der Fachsprache als „Reinigungsverstärker" bezeichnet — zugesetzt. Die Reinigungsverstärker besitzen die Eigenschaft, eine gewisse Menge Wasser in den organischen Waschflotten, die praktisch kein Lösungsvermögen für Wasser besitzen, stabil im Lösen zu halten. Das mit Hilfe der Reinigungsverstärker in den Flotten solubilisierte Wasser, ermöglicht es, in gewissem Umfang auch wasserlösliche Verschmutzungen von den Textilien zu entfernen. Das so gelöste Wasser macht es möglich, in gewissem Umfang auch wasserlöslichen Schmutz von den Textilien zu entfernen. Die modernen Reinigungsmaschinen arbeiten vollautomatisch. Der große Vorzug der Chemischreinigung besteht darin, daß die Textilien trocken und gebrauchsfähig der Maschine entnommen werden können. Die normale Chemischreinigung bewirkte jedoch keine Desinfektion des Waschgutes. Deshalb wurde versucht, die Chemischreinigung durch den Zusatz von Desinfektionsmitteln zu den Waschflotten zu einer desinfizierenden zu gestalten. Bei der vergleichenden Erprobung desinfizierend wirkender Zusätze wurden die günstigsten bakteriologischen Ergebnisse mit dem Präparat „Estex DE" erzielt, das Formaldehyd als bakterizid wirksamen Bestandteil enthält. Im Laboratoriumsversuch und in der Reinigungsmaschine durchgeführte Experimente ergaben, daß mit Staphylokokken, Coli- und Pyocyaneus-Bakterien infizierte Gewebe in Flotten mit Zusatz von „Estex DE" zuverlässig abgetötet werden. Es gelang ferner, mit feuchtem tuberkulösem Auswurf infizierte Wolldecken zu desinfizieren. Im Verlauf seiner Ausführungen wies Herr REPLOH darauf hin, daß den Krankenanstalten keine oder nur unzweckmäßige Verfahren zur Reinigung und Desinfektion von Wolldecken zur Verfügung stünden. Häufig würden sogar Verfahren angewendet, welche die Decken so stark schädigen, daß sie unbrauchbar werden. Es sei daher eine lohnende Aufgabe, die Verfahren zur Chemischreinigung weiter zu entwickeln. Falls übertriebene Anforderungen gestellt werden, bestünde einerseits Gefahr, daß nichts geschieht; werden zu niedrige angesetzt, so sei andererseits zu befürchten, daß falsche Vorstellungen bezüglich des Desinfektionseffektes entstehen. Man solle das Problem auch nicht allein vom Standpunkt der Tuberkuloseheilstätten sehen, weil im Hinblick auf den Hospitalismus die Reinigung und Desinfektion, namentlich der Wolldecken, für das allgemeine Krankenhaus noch bedeutungsvoller als für die Heilstätten sei. Man solle ferner berücksichtigen, daß die desinfizierende Chemischreinigung auch von praktischer Bedeutung für die gewerblichen Betriebe sei, da häufig Kleidungsstücke der Chemischreinigung zugeführt werden, die von Keimträgern stammen.

In der Diskussion berichtet der Vorsitzende über die Ergebnisse von Erprobungen des Estex-Verfahrens mit Wolldeckenabschnitten, die in dünner Schicht mit tuberkulösem Auswurf infiziert worden waren. In den Versuchsreihen mit feuchtem Testmaterial konnten die günstigen von REPLOH und OTTE erhobenen Befunde bestätigt werden. In den Versuchen mit angetrocknetem Auswurf wurde dagegen eine unzureichende Desinfektionswirkung festgestellt. Im Hinblick auf die Personal- und Arbeitsersparnis, welche die Verwendung der Chemisch-Reinigungsmaschine in Krankenanstalten mit sich bringt, kam der Ausschuß zur Auffassung, daß man auch weiterhin bemüht sein solle, die chemische Reinigung zu einem vollwertigen Desinfektionsprozeß zu gestalten.

2. Anträge um Aufnahme neuer Desinfektionsmittel und Verfahren in die Desinfektionsanweisung bei Tuberkulose.

Gegenstand der Beratung waren ferner Anträge um Aufnahme neuer Desinfektionsmittel und -Verfahren in die Desinfektionsanweisung bei Tuberkulose. Aufgrund der eingereichten Gutachten wurde der Aufnahme folgender Mittel und Verfahren zugestimmt:

Zur Wäschedesinfektion:

Bac:	0,5 % — 12 Stunden;	1 % — 4 Stunden
Bacillotox:	1 % — 12 Stunden;	2 % — 4 Stunden
Korsyl-Bacillol:	1,5 % — 12 Stunden;	4 % — 4 Stunden
Korsoform:	2 % — 12 Stunden;	4 % — 4 Stunden
Antilit-Verfahren:	0,3 % — 30 Minuten;	50°
Delegol:	1,5 % — 12 Stunden;	4 % — 4 Stunden
Foromycen:	2 % — 12 Stunden;	4 % — 4 Stunden
Dermasil-Verfahren:	2,5 g/1 Dermasil —	90° — 15 Minuten.

Das Dermasil-Verfahren zur thermischen Wäschedesinfektion soll das in der Anweisung empfohlene Saptenol-Verfahren ersetzen. Das Gesetz über die Beschaffenheit von Wasch- und Reinigungsmitteln sowie dafür bestimmte Detergenzien machte es notwendig, das Vorwaschmittel Saptenol durch ein im Abwasser abbaufähigeres Mittel zu ersetzen. Das Vorwaschmittel Dermasil soll die in § 2 des Gesetzes gestellten Mindestforderungen an Abbaubarkeit oder Zerfall im Wasser erfüllen. Es soll ferner durch die biologischen Vorgänge in Kläranlagen oder in natürlichen Gewässern so abgebaut werden, daß auch die Zerfallprodukte die Gewässer nicht nachteilig verändern.

Zur Händedesinfektion:

Baktosept:	2 x 5 ml — 5 Minuten
Rapidosept:	2 x 5 ml — 5 Minuten

Die Aufnahme des Präparates *Esemtan* zur Händedesinfektion bei Tuberkulose wird abgelehnt, weil dieses Präparat an der coliinfizierten Hand eine geringere Wirksamkeit entfaltet als die übrigen Feindesinfektionsmittel und Mittel, die lediglich zur „Prophylaxe" dienen, in der Desinfektionsmittelliste des DZK unberücksichtigt bleiben müssen.

Zur Sputum- und Stuhldesinfektion:

Baktolan: Sputum: 5 % — 4 Stunden;   Stuhl 5 % — 6 Stunden
Gevisol: Sputum: 5 % — 4 Stunden;   Stuhl 5 % — 6 Stunden

Bezüglich der Methodik zur Erprobung von Mitteln für die *Scheuerdesinfektion* faßte der Ausschuß den Beschluß, daß zu ihrer Wertbestimmung die Abschabemethode nach HAILER und HEICKEN anzuwenden sei und daß die Empfehlungen eines Verfahrens zur Scheuerdesinfektion von 2 Gutachten abhängig zu machen sei, die unter Anwendung dieses Prüfverfahrens erstellt worden sind.

3. Zur Frage der Notwendigkeit der Trennung von reiner und unreiner Seite in Krankenhauswäschereien, die thermisch desinfizieren:

Unter Punkt Verschiedenes wurde über die Notwendigkeit der Trennung in „reine" und „unreine Seite" in Wäschereianlagen, die thermisch desinfizieren, diskutiert. Diese Frage wurde wiederholt von Krankenanstalten gestellt. Sie ist ferner von grundsätzlicher Bedeutung für die Hersteller von Waschmaschinen, die bei Bejahung dieses Prinzips genötigt wären, besondere Waschmaschinen mit 2 Einfüllöffnungen zu konstruieren, damit sie staubdicht in die Trennwand zwischen „reiner" und „unreiner Seite" eingebaut werden können. Aktuell wurde diese Frage durch den Entscheid einer Behörde, die auf den Antrag einer Krankenanstalt, eine Tür in die vorhandene Trennwand einzubauen, verfügte, daß die vollkommene Trennung beizubehalten sei. Als Argument wurde das Gutachten eines Hygiene-Institutes angeführt, wonach die Gewebe der Transportsäcke nach längerem Gebrauch porös werden und dadurch ihre Keimdichtigkeit einbüßen. Die Notwendigkeit der Trennung einer Wäschereianlage in „reine" und „unreine Seite" wurde im Grundsatz vom Desinfektionsausschuß schon immer bejaht. Mit der Einführung der keimdichten Säcke zum Wäschetransport, die sich in der Waschtrommel automatisch öffnen, wurde die Auffassung vertreten, daß die Bedenken gegen die Anwendung des thermischen Wäschedesinfektionsverfahrens in Anlagen, bei denen noch keine Trennung besteht, zu mildern seien. Bei Neuanlagen sollte jedoch eine räumliche Trennung angestrebt werden. Unter dem Eindruck der Feststellung, daß die Transportsäcke nach längerem Gebrauch porös werden, setzte sich die Auffassung durch, daß die Trennung in „reine" und „unreine Seite" nachdrücklich zu verlangen sei. —
Neben der laufenden Beratung der Krankenanstalten in Desinfektions- und allgemeinen hygienischen Fragen befaßte sich der Ausschuß mit experimentellen Untersuchungen über die desinfizierende Chemischreinigung, um über den hygienischen Wert dieses Verfahrens ein eigenes Urteil zu gewinnen.
Der Vorsitzende des *Arbeitsausschusses für Tuberkulose im Rahmen der Unfallversicherung* (Min. Rat Dr. med. habil. LEDERER) stellte in einer Sitzung am 27. 2. 1962 den von einem Unterausschuß erarbeiteten Entwurf der Fassung der „Gesichtspunkte zur Begutachtung der vom Tier auf den Menschen übertragbaren Tuberkulose" zur Beratung. Die Gesichtspunkte sind im März 1962 im Druck erschienen und in Form eines Merkblattes zur Ausgabe gelangt.
Die Verschiebung der epidemiologischen Verhältnisse (Nachweis von Gallinaceus-Infektionen) beim Menschen und Tier führt zur Aufdeckung neuer Infektionsquellen

und -wege. Die Aufgaben bei der Beurteilung tuberkulöser Infektionen im Rahmen der Unfallversicherung machen es nunmehr erforderlich, daß auch der Tbk.-Gutachter bzw. -Fachmann sich auf Grenzgebiete begibt, die bislang dem Veterinärspezialisten und Zoologen offen waren. Daraus ergibt sich jedenfalls die Notwendigkeit einer engeren Zusammenarbeit mit diesen Kreisen.

Gegen die Fassung der im Jahre 1952 herausgegebenen „Gesichtspunkte zur Nomenklatur bei der Begutachtung der Tuberkulose als Berufskrankheit" sind in einer Sitzung des „Arbeitsausschusses für stationäre Behandlung bei Tuberkulose" insoweit Bedenken zum Ausdruck gekommen, als die Begriffe „Reinfektion" und „Superinfektion" in der Praxis nicht so trennbar sind, wie dies in den „Gesichtspunkten" festgelegt ist. Es ergibt sich daher die Frage, ob an dem bisherigen Wortlaut der Gesichtspunkte festgehalten oder wegen des ungewöhnlich seltenen Vorkommnisses (biologische Ausheilung) einer „Reinfektion" die Fassung hier vorwiegend auf den Begriff der Superinfektion umgestellt werden soll. Diese Frage wird auf einer der nächsten Sitzungen des Arbeitsausschusses zur Beratung gestellt werden.

Zur Klärung der Frage der tuberkulösen „Superinfektion" sind *Seri* u. a. (MMW 20 (1961) 1077 der Meinung, daß bei 2/3 der Fälle außer der Superinfektion noch andere Ursachen (soziale Lage, Umwelteinflüsse, gewisse Anlagen, Krankheitsbereitschaft usw.) zum Zustandekommen der Erkrankung beigetragen haben. Versuche an Meerschweinchen ergaben, daß die Bakterien der zweiten Infektion (= Superinfektion) angingen und den Tod der Tiere verursacht haben; die Erreger der Erstinfektion spielten nur eine untergeordnete Rolle.

Aus Erwägungen über die Superinfektionen ergibt sich für den Arbeitsausschuß die Frage, ob nicht entgegen der Auffassung von UNHOLTZ u. a. im Infektionsmilieu die Beschäftigung von inaktiven Tuberkulösen nach Möglichkeit vermieden werden soll. Ihr wird in einer der nächsten Sitzungen nachgegangen werden.

Das Problem *Tuberkulose als Unfall* hat seine besondere praktische Bedeutung im Rahmen der Unfallversicherung nach wie vor für die Erkrankung außerhalb des Personenkreises der Spalte III der früheren Nr. 39 (Infektionskrankheiten) der Liste der 5. Berufskrankheiten-Verordnung stehenden gefährdeten Berufstätigen behalten, weil diese in ihrem Entschädigungsanspruch auch nach der neuen 6. Berufskrankheiten-Verordnung (Nr. 37 der jetzigen Liste) auf die Erfüllung der *Unfall*-Tatbestandsmerkmale angewiesen sind. Der Arbeitsausschuß wird sich also auch in Zukunft damit beschäftigen müssen.

In der Begutachtung der *Silikotuberkulose* erscheint in Änderung der Textfassung der bisherigen Nr. 27 b der 5. Berufskrankheiten-Verordnung in der jetzigen Nr. 35 (der 6. BK-VO): „Quarzstaublungenerkrankung in Verbindung mit aktiver Lungentuberkulose" durch Wegfall des Wortes „fortschreitend" nunmehr der Begriff „aktiv" von maßgeblicher Bedeutung. Es hat sich in der ärztlichen Gutachterpraxis gezeigt, daß durch die bisherige Fassung „mit aktiv-fortschreitender" Lungentuberkulose Schwierigkeiten bei der Bewertung von zwar noch aktiver, aber nicht mehr fortschreitender, in Rückbildung befindlicher oder noch beobachtungsbedürftiger Lungentuberkulose aufgetreten sind. Auf Grund der Neufassung ist eine tatsächliche Entschädigung möglich. Die klinische Beurteilung orientierte sich schon bisher mehr oder weniger an dem Begriff der aktiven Lungentuberkulose, wenn unter „aktiver" Lungentuberkulose immer auch ein gleichzeitig fortschreitendes Leiden verstanden wurde. Die Neufassung paßt sich den unter der Chemotherapie veränderten medizinischen Erkenntnissen bei aktiver Tuberkulose an und soll die gutachtliche Entscheidung sowohl bei Anerkennung wie bei Rückstufung von Silikotuberkulosefällen erleichtern.

Gelegentlich des 10. Kongresses der Süddeutschen Tuberkulose-Gesellschaft (1.—3.6. 1961) in Bayreuth wurde auf Wunsch der Berufsgenossenschaft der Keramischen und Glasindustrie von einer Reihe von Sachverständigen eine Präzision ihrer Meinungen zum Begriff „aktiv" im Sinne dieser Ziffer 35 der Liste der 6. BK-VO. vorgenommen mit nachstehendem Ergebnis:

„Die Kriterien der Aktivität" ergeben sich in allererster Linie
a) aus dem röntgenologischen Befund und
b) aus dem Tuberkulosebakteriennachweis.

Zu a) Die Aktivität gilt als gesichert, wenn anerkannt typische Zeichen vorliegen (Cavernen, frische Streuungen, pneumonische Schübe und in Bewegung befindliche Tuberkulome) oder wenn ein Bildwandel der tuberkuloseverdächtigen Veränderungen in der Filmserie in verhältnismäßig kurzer Zeit nachweisbar ist.

Zu b) Der einwandfreie Nachweis von Tuberkulosebakterien gilt als sicheres Zeichen der Aktivität im Sinne der Ziffer 35.

Daneben können das Beschwerdebild und die übrigen klinischen Symptome — wie Temperaturerhöhung, Gewichtsverlust, Senkungsbeschleunigung, Veränderungen in Blutbild und Elektrophorese usw. — zwar wertvoll aber nicht diagnostisch entscheidende Faktoren sein".

Nachdem für den Gutachter heute dank der neuen Betrachtungsgeräte, die Bilder verstärkt und vergrößert wiedergeben, die Möglichkeit besteht, aufgrund von Diapositiven zu den Gutachten in der Vorinstanz Stellung zu nehmen, erscheint es zweckmäßig, daß die Versicherungsträger Diapositive statt der Original-Lungenfilme den Akten beilegen, wie auch bereits die Bundeswehr Vervielfältigungen in der gleichen Form vornimmt.

Es ist von anderer Seite (LAUGWITZ, Tbk.-Foschungs-Institut Berlin-Buch. Das Deutsche Gesundheitswesen, Jg. 14, H. 21, S. 959) einmal darauf hingewiesen worden, daß anläßlich der Begutachtung des ursächlichen Zusammenhangs einer Tbk. mit der Berufstätigkeit eine erwünschte Gelegenheit bestünde, auch zu Fragen der *Prophylaxe* Hinweise zu geben (z. B. bezgl. Tbk.-Schutzimpfung, Desinfektionsmaßnahmen). Der Erfahrungsschatz auf dem Gebiet des vorbeugenden Tbk.-Schutzes sollte mit gesammelt, verwertet und der Öffentlichkeit nähergebracht werden. Der Arbeitsausschuß wird sich daher nicht allein mit diagnostischen und gutachtlichen Fragen der Tbk. im Rahmen der Unfallversicherung zu befassen haben, sondern in steter Wechselwirkung auch die gewonnenen Erkenntnisse in den Fragen der Behandlung, Vorbeugung, Nachsorge mit berücksichtigen müssen, um sie der praktischen ärztlichen Arbeit nutzbar zu machen. Daraus ergibt sich die Notwendigkeit einer engeren Fühlungnahme mit den anderen einschlägigen Arbeitsausschüssen (z. B. für Desinfektion, für Arbeitsfürsorge und Rehabilitation, für Tbk.-Fürsorge usw.).

Der Arbeitsausschuß erwägt, sich künftig neuerdings mit der Frage der heutigen Stellung des Morbus BOECK (MB) im Rahmen der Unfallversicherung zu befassen, wenn auch eine größere Zahl von neueren Arbeiten über denselben (von JÖRGENSEN u. a., JAMES, THIELE, SEILER, BERG, SILTZBACH, ISRAEL u. a.) bezgl. der Ätiologie, des Zusammenhangs mit Tuberkulose oder Erblichkeit und Berufsschädigung keine wesentlichen neuen Gesichtspunkte gebracht hat.

N. LAUGWITZ, Tbk.arzt 14 (1960) 785 lehnt den Kausalzusammenhang einer MB-Erkrankung mit einer beruflichen Tuberkuloseexposition ab, da bei den exponierten Personen keine erhöhte Morbidität erwiesen sei. Demgegenüber ist E. WERNER (ebenda S. 789) der Meinung, daß die tuberkulöse Genese des MB in gegebenem Falle mit der versicherungsrechtlich nötigen Wahrscheinlichkeit anerkannt werden muß. Ein ursächlicher Zusammenhang von MB bei Tb-Exponierten sei anzunehmen und sollte von den Versicherungsträgern anerkannt werden.

In den letzten Jahren wurden zunehmend Fälle bekannt, bei denen nach häufigem Gebrauch von Haarspraymitteln, die Polyvinylpyrrolidon enthalten, granulomatöse Speicherungen in den Lungen beobachtet wurden, die histologisch nicht von den Granulomen bei der Lungenmanifestation des Boeck'schen Sarkoids zu unterscheiden waren. G.W. H. SCHEPERS konnte mit dem sog. Schiff'schen Reagenz in vielen Fällen von MB, die Granula nachweisen, wobei die Betroffenen nie Haarsprays benützt hatten. Die Thesaurose infolge der makromolekularen Kunstharze ist nach deren Weglassen voll rückbildungsfähig; die hierbei auftretenden Granula ließen sich ebenfalls mit Schiff'schem Reagenz nachweisen. Der Autor diskutiert die Frage, ob beiden Krankheitserscheinungen nicht eine gemeinsame Ätiologie zukomme. Mit statistischer Wahrscheinlichkeit träte von Zeit zu Zeit die Lungen-Sarkoidose sicher bei Frauen in Erscheinung, die zufällig auch Haarspraymittel benützen; zumal der MB in den USA nicht selten ist. [J. Amer. med. Ass. 181 (1962) 637].

Bericht des *Arbeitsausschusses für Tuberkulosestatistik* (Vorsitzender Dr. MIKAT). Seitens einiger Länder und anläßlich einer vom Deutschen Zentralkomitee veranstalteten Zusammenkunft der Tuberkulose-Referenten der Länder wurden Beanstandungen bezüglich der Führung der Tuberkulosestatistik erhoben, die in einer Sitzung des Arbeitsausschusses am 17.4. 1963 in Wiesbaden zur Sprache kamen. U.a. wurde bemängelt, daß den Begriffen Neuerkrankte und Wiedererkrankte keine absolut klare Definition zu Grunde läge. Weiter stellte sich heraus, daß der Forderung, wonach Übergangsfälle von IIc — IV nach Ia — Id als Neuzugänge zu behandeln und zu melden sind, seitens der Länder nur zum Teil Rechnung getragen wird. Das Deutsche Zentralkomitee wurde gebeten, neue Richtlinien zur Führung der Tuberkulosestatistik in den Gesundheitsämtern auszuarbeiten und zunächst in einer kleinen Kommission zu beraten. Dies geschah am 17. Mai 1963 in Augsburg. Anläßlich dieser Besprechung ergaben sich insofern Komplikationen, als sich herausstellte, daß in einem Bundesland sämtliche Übergangsfälle (also auch von Ic nach Ia) als Neuzugänge behandelt und gemeldet werden. Der Arbeitsausschuß wird sich darum bemühen müssen, die Voraussetzungen für eine möglichst einwandfreie, in allen Bundesländern einheitlich geführte Tuberkulosestatistik umgehend zu schaffen, da ohne diese die seit langen Jahren angestrebte Bundesstatistik nicht möglich ist.

III. Stand der Tuberkulosebekämpfung im Bundesgebiet, in West-Berlin und in Mitteldeutschland

A. Epidemiologie der Tuberkulose

1. Bevölkerungsverhältnisse

Am 6. Juni 1961 wurde in der Bundesrepublik eine Volks- und Berufszählung durchgeführt, nach der sich deren Einwohnerzahl auf 53 977 400 Personen beläuft. Nach Alter und Geschlecht ergibt sich die in Tab. 1 wiedergegebene Gliederung.

Tabelle 1. *Wohnbevölkerung nach Altersjahren im Bundesgebiet (ohne Berlin) am 6. 6. 1961* (nach Angaben des Stat. Bundesamtes in Wiesbaden) in Tausend:

Altersgruppen von ... bis Jahren	Männer	%	Frauen	%	Insgesamt *	%	Anteil der Männer an der Ges. Bevölk.
0 — 1	479,2	1,9	457,4	1,6	936,5	1,7	51,2
1 — 5	1 765,7	6,9	1 676,6	5,9	3 442,5	6,4	51,2
5 — 10	1 959,8	7,7	1 866,4	6,6	3 826,2	7,1	51,2
10 — 15	1 892,6	7,4	1 800,3	6,3	3 692,9	6,8	51,2
15 — 20	1 811,5	7,1	1 729,4	6,1	3 540,9	6,6	51,2
20 — 25	2 355,1	9,2	2 239,0	7,9	4 594,1	8,5	51,3
25 — 30	1 941,5	7,6	1 829,8	6,4	3 772,3	7,0	51,5
30 — 35	1 903,3	7,5	1 865,1	6,5	3 768,4	7,0	50,5
35 — 40	1 603,2	6,3	2 084,4	7,3	3 687,6	6,8	43,4
40 — 45	1 183,8	4,6	1 622,0	5,7	2 805,7	5,2	42,2
45 — 50	1 502,3	5,9	2 005,5	7,0	3 507,8	6,5	42,8
50 — 55	1 713,7	6,7	2 170,1	7,6	3 883,8	7,2	44,1
55 — 60	1 686,6	6,6	1 959,0	6,9	3 645,6	6,8	46,3
60 — 65	1 321,6	5,2	1 694,0	5,9	3 015,6	5,6	43,8
65 — 70	898,4	3,5	1 356,9	4,8	2 255,3	4,2	39,9
70 — 75	670,2	2,6	999,5	3,5	1 669,7	3,1	40,2
75 — 80	447,0	1,8	642,2	2,3	1 089,2	2,0	41,1
80 — 85	237,1	0,9	336,0	1,2	573,0	1,1	41,3
85 — 90	81,1	0,3	116,0	0,4	197,1	0,4	41,1
90 — 95	13,0	0,1	21,8	0,1	34,8	0,1	37,3
95 u. mehr	1,3	0,0	2,7	0,0	4,0	0,0	32,5
ohne Angabe	16,3	0,1	19,0	0,1	35,3	0,1	46,2
Insgesamt	25 484,4	100	28 493,1	100	53 977,4	100	47,2

* Unterschiede durch Runden der Zahlen

Verglichen mit den Ergebnissen der Volkszählung i. J. 1950 hat die Zahl der Männer um 3,235 Mill., die der Frauen um 3,152 Mill. zugenommen. Ein beträchtlicher Teil des Zuwachses ist auf Zuwanderungen aus Mitteldeutschland zurückzuführen.

Hinsichtlich des Anteils der verschiedenen Altersgruppen der Männer und Frauen ergibt sich gegenüber 1950 eine weitere Verschiebung. Die Entwicklung seit 1871 zeigt Tab. 2.

Tabelle 2. *Anteil der einzelnen Altersgruppen in Prozent der Gesamtzahl 1871 — 1961*
Deutsches Reich und Bundesrepublik Deutschland

		0—10	—20	—30	—40	—50	—60	—70	—80	80 u. mehr	gesamt
1871	m	24,2	19,8	16,3	13,5	10,6	8,3	5,0	2,0	0,3	100
	w	23,5	19,2	16,7	13,4	10,7	8,5	5,4	2,2	0,4	100
1900	m	24,6	19,8	16,9	13,0	11,4	7,3	4,6	2,0	0,4	100
	w	24,0	19,4	16,9	13,0	10,2	8,1	5,4	2,5	0,5	100
1910	m	23,9	20,6	16,6	14,0	10,5	7,3	4,6	2,1	0,4	100
	w	23,0	20,0	16,2	13,7	10,5	7,9	5,5	2,6	0,6	100
1925	m	16,6	21,3	18,3	13,2	12,3	9,7	5,9	2,3	0,4	100
	w	15,1	19,7	18,4	15,1	12,6	9,5	6,2	2,8	0,6	100
1937	m	15,9	16,0	17,6	17,1	11,8	10,2	7,5	3,3	0,6	100
	w	14,6	14,7	16,6	16,9	13,9	10,9	7,7	3,8	0,9	100
1950	m	16,1	17,8	14,7	11,7	15,6	11,1	7,8	4,4	0,9	100
	w	13,5	15,2	15,3	13,8	15,9	12,5	8,7	4,3	0,8	100
1961	m	16,5	14,5	16,8	13,8	10,5	13,3	8,7	4,4	1,3	100
	w	14,1	12,4	14,3	13,8	12,7	14,5	10,7	5,8	1,7	100

Im Jahre 1871 gehörten 60,3 % der Männer und 59,4 % der Frauen den Altersklassen von unter *30* Jahren an; oberhalb von 50 Jahren lebten 15,6 % der Männer und 16,5 % der Frauen. Neunzig Jahre später sind 47,8 % der Männer und 40,8 % der Frauen unter 30 Jahre und 27,7 % der Männer und 32,7 % der Frauen über 50 Jahre alt. Allein bei den über 70jährigen hat sich der Anteil der Männer von 2,3 % i. J. 1871 auf 5,7 % i. J. 1961, der der Frauen von 2,6 % auf 7,5 % verschoben. Wenn der Anteil der jungen Menschen trotz erheblichen Absinkens der Geburtenziffer noch immer relativ hoch ist, dann deswegen, weil die Sterblichkeit der Kinder und Jugendlichen im Laufe der letzten Jahrzehnte sehr erheblich gefallen ist. Parallel mit dieser Entwicklung der Abnahme der Geburtenzahlen und Zunahme des Anteils an alten Leuten geht eine langsame Steigerung der Sterbeziffer, die ja weitgehend von dem Anteil der alten Menschen bestimmt wird.

Zusammenfassung

(Bevölkerungsverhältnisse)

Die Volkszählung im Jahre 1961 ergab in der Bundesrepublik 53 977 400 Einwohner, darunter 25 484 400 Männer und 28 493 100 Frauen. Die Männer sind mit 47,2 % an der Gesamtbevölkerung beteiligt.

Summary: Rates of population

The census of 1961 disclosed a density of population in the Federal Republic of 53 977 400 inhabitants, thereof 25 484 400 men and 28 493 100 women. The male group amounts to 47.2 % of the total population.

Résumé: Conditions démographiques

Le recensement de la population au cours de l'année 1961 a dénombré dans la République Federale 53 977 400 habitants dont 25 484 400 hommes et 28 493 100 femmes. La proportion des hommes est de 47,2 % de la population totale.

Resumen: Datos sobre la población

El recuento de la población en el año 1961 dió en la República Federal Alemana una cifra de 53 977 400 habitantes, de ellos 25 484 400 varones y 28 493 100 mujeres. Con ello los hombres participan en la población total con un 47,2 %.

2. Morbidität

a) Bestand der an aktiver Tuberkulose Erkrankten

Im Tb. Jb. 1961 S. 36 ist in Tab. 3 der vorläufige Bestand an Tuberkulosekranken am 31. 12. 1961 in den deutschen Bundesländern abgedruckt. Dieser hat noch durch Nachmeldung der Länder Nordrhein-Westfalen, Hessen, Baden-Württemberg und West-Berlin einige Änderungen erfahren. Die endgültigen Zahlen des Bestandes und der Neuzugänge für die Jahre 1955 — 1961 sind im Anhang in den Tabellen II und III veröffentlicht.

Am 31. 12. 1961 waren in den Fürsorgestellen des Bundesgebietes 300 000 Personen mit *aktiver Tuberkulose aller Formen* registriert = 549,6 auf 100 000 Einwohner.

In Tab. 3 ist der Bestand der an aktiver Tuberkulose Erkrankten am 31. 12. 1962 wiedergegeben. Es handelt sich dabei um vorläufige Ergebnisse.

Nach Tab. 3 hat sich der Bestand an Personen mit aktiver Tuberkulose im Jahre 1962 auf 279 430 = 507,4 auf 100 000 verringert. Diese Abnahme entspricht etwa 7 % und bewegt sich damit in ähnlicher Größenordnung wie in den vorausgehenden Jahren.

Die Zahl der Offentuberkulösen ist während des Jahres 1962 um rund 6 000, die an Personen mit geschlossener Lungen-Tuberkulose um 12 500 zurückgegangen. Der Bestand an extrapulmonaler Tuberkulose hat sich lediglich um 2 200 Fälle verringert. Bei diesen Tuberkulose-Formen macht sich im Jahre 1962 die kleinste Änderung bemerkbar.

Das Maximum an *offenen* Tuberkulösen haben Berlin (West) und Hamburg aufzuweisen, die beiden Stadtstaaten, die schon infolge ihrer von den anderen Ländern abweichenden Altersgliederung der Bevölkerung nicht ohne weiteres zu Vergleichen herangezogen werden dürfen. Von den Flächenstaaten melden das Saarland und Rheinland-Pfalz die Höchstzahl an Offentuberkulösen — um rund 60 je 100 000 E.

Tabelle 3. *Bestand der an aktiver Tuberkulose Erkrankten am 31. 12. 1962*
(vorläufige Ergebnisse)
(Nach Angaben des Statistischen Bundesamtes)

Land	Tuberkulose der Atmungsorgane					Tuber-kulose anderer Organe	Tuber-kulose aller Formen ins-gesamt
	ansteckend (offen)			nichtan-steckend (aktiv ge-schlossen)	ins-gesamt		
	mit Bazillen-nachweis	ohne Bazillen nachweis	ins-gesamt				
Grundzahlen							
Schleswig-Holstein. .	2 614	1 105	3 719	9 205	12 924	1 849	14 773
Hamburg	3 162	1 048	4 210	12 911	17 121	2 199	19 320
Niedersachsen.	7 232	1 180	8 412	18 817	27 229	5 219	32 448
Bremen.	.	.	1 117	2 886	4 003	838	4 841
Nordrhein-Westfalen.	18 383	4 038	22 421	50 328	72 749	14 285	87 034
Hessen	4 299	651	4 950	10 724	15 674	3 391	19 065
Rheinland-Pfalz	3 869	1 643	5 512	11 606	17 118	3 497	20 615
Baden-Württemberg .	8 086	1 123	9 209	20 374	29 583	5 481	35 064
Bayern	11 664	1 518	13 182	23 409	36 591	4 578	41 169
Saarland	1 258	506	1 764	2 662	4 426	675	5 101
Bundesgebiet ohne Berlin	60 567*)	12 812*)	74 496	162 922	237 418	42 012	279 430
Berlin (West).	6 455	72	6 527	17 681	24 208	1 823	26 031
Bundesgebiet einschl. Berlin (West).	67 022*)	12 884*)	81 023	180 603	261 626	43 835	305 461
Verhältniszahlen auf 100 000 der Bevölkerung							
Schleswig-Holstein. .	111,2	47,0	158,2	391,5	549,7	78,6	628,3
Hamburg	171,2	56,7	227,9	698,8	926,7	119,0	1045,7
Niedersachsen	107,4	17,5	125,0	279,5	404,5	77,5	482,0
Bremen	.	.	155,5	401,8	557,3	116,7	674,0
Nordrhein-Westfalen.	113,5	24,9	138,4	310,8	449,2	88,2	537,4
Hessen	87,1	13,2	100,3	217,2	317,5	68,7	386,2
Rheinland-Pfalz	111,4	47,3	158,6	334,0	492,7	100,6	593,3
Baden-Württemberg .	101,2	14,1	115,2	255,0	370,2	68,6	438,8
Bayern	119,9	15,6	135,5	240,6	376,0	47,0	423,1
Saarland	114,7	46,1	160,9	242,8	403,6	61,6	465,2
Bundesgebiet ohne Berlin	111,4*)	23,6*)	135,3	295,8	431,1	76,3	507,4
Berlin (West).	296,9	3,3	300,2	813,3	1113,5	83,9	1197,4
Bundesgebiet einschl. Berlin (West).	118,6*)	22,8*)	141,5	315,5	457,0	76,6	533,6

*) Ohne Bremen

mehr als das mit 100,3 besonders begünstigte Hessen; auch Baden-Württemberg liegt mit 115,2 je 100 000 E. weit unter dem Bundesdurchschnitt.

Die Verteilung der Ia- und Ib-Fälle in Tab. 3 läßt erkennen, daß die Statistik in dieser Beziehung nicht als zuverlässig genug angesehen werden kann. Wenn in Berlin (West) der Anteil der Ib-Fälle auf 1% der Ia- und Ib-Fälle reduziert worden ist,

Tabelle 4. *Bestand der an aktiver Tuberkulose Erkrankten in den Ländern der Bundesrepublik Deutschland Ende 1955 und 1962 auf je 100 000 E.*

	Ia — Ib			Ic			Id			Ia — Id		
	1955	1962	Abn.	1955	1962	Abn.	1955	1962	Abn.	1955	1962	Abn.
Schleswig-Holstein	322,8	158,2	164,6	804,3	391,5	412,8	161,5	78,6	82,9	1 288,6	628,3	660,3
Hamburg	409,7	227,9	181,8	1 017,3	698,8	318,5	115,2	119,6	3,8	1 542,2	1 045,7	496,5
Niedersachsen	247,2	125,0	122,2	502,6	279,5	223,1	112,0	77,5	34,5	861,8	428,0	381,8
Bremen	409,9	155,5	254,4	852,1	401,8	450,3	204,5	116,7	87,8	1 466,6	674,0	792,6
Nordrhein-Westfalen	242,5	138,4	104,1	537,5	310,8	226,7	146,9	88,2	58,7	926,9	537,4	389,5
Hessen	181,3	101,9	79,4	359,3	216,0	143,3	122,7	69,0	53,7	663,3	386,2	277,1
Rheinland-Pfalz	273,6	160,3	113,3	486,3	335,5	150,8	180,0	102,5	77,5	939,5	598,3	341,2
Baden-Württemberg	199,9	115,2	84,7	471,6	255,0	216,6	112,1	68,6	43,5	783,6	438,8	344,8
Bayern	227,4	135,4	92,0	350,1	240,5	109,6	76,4	47,8	29,4	653,8	423,0	230,8
Saarland	199,9 [1]	160,9	39,0	410,4 [1]	242,8	167,6	93,9 [1]	61,6	32,3	704,1 [1]	465,2	238,9
BRP Deutschland	242,4	136,9 [2]	105,5	502,6	298,1 [2]	204,5	124,7	76,8 [2]	48,4	869,7	511,3 [2]	358,4
Berlin (West)	486,5	299,7	186,8	952,1	815,7	136,4	110,5	83,6	26,9	1 549,0	1 199,1	349,9

[1] 1956, [2] ohne Niedersachsen

dann sollte dies auch in Schleswig-Holstein, Hamburg, Rheinland-Pfalz und dem Saarland möglich sein.

In der Bundesrepublik entfallen auf 100 000 Einwohner 295,8 Personen mit aktiver *geschlossener* Lungentuberkulose. Dieser Mittelwert wird in den Stadtstaaten Berlin (West) und Hamburg erheblich überschritten, deren hoher Bevölkerungsanteil von älteren und alten Personen maßgeblich zu dieser Situation beiträgt und eine im Verhältnis zu den anderen Ländern ungünstige Situation vortäuscht. Zum anderen sind an diesen Zahlen in Hamburg und Berlin auch die besonders hohen Erkrankungsziffern der Kinder beteiligt.

Beträchtlich unter dem Durchschnitt liegen Hessen, Bayern, das Saarland und Baden-Württemberg.

Die großen Unterschiede mit 216,0 in Hessen und 698,8 in Hamburg bzw. mit 391,5 in Schleswig-Holstein sind sicher nicht epidemiologischen Fakten, sondern verschiedenartiger Erfassung und subjektiver Beurteilung zuzuschreiben.

Der Mittelwert von 76,3 a. 100 000 E für den Bestand an Personen mit *extrapulmonaler* Tuberkulose wird erheblich überschritten in Hamburg, Bremen und Nordrhein-Westfalen, während besonders von Bayern niedrige Werte gemeldet werden.

Der Bestand an Personen, die an Tuberkulose verschiedener Formen erkrankt sind, wird in Deutschland auf gesetzlicher Grundlage seit 1946 registriert. Auf Grund der Kriegs- und Nachkriegsverhältnisse und von Gefälligkeitsdiagnosen in der Nachkriegszeit sind die Angaben über den Bestand aus der Zeit von 1946 bis ca. 1952/53 mehr oder weniger überhöht. Vergleiche zwischen damals und heute würden zu irrigen Vorstellungen führen. In Tab. 4 ist deshalb erst die Entwicklung des Bestandes in den einzelnen Ländern von 1955 bis 1962 wiedergegeben.

In der Bundesrepublik Deutschland hat der Bestand an Ia + Ib-Fällen in dem betrachteten Zeitraum um 105,5 a. 100 000 E abgenommen. Am stärksten ist der Rückgang in den Stadtstaaten Bremen, Berlin (W) und Hamburg, auch in Schleswig-Holstein liegt er über dem Durchschnitt. Der Abfall des Bestandes ist am niedrigsten in den süddeutschen Ländern Saarland, Hessen, Baden-Württemberg und Bayern, in den Ländern also, deren Bestand schon i. J. 1955 unter dem Durchschnitt lag.

Bei den Ic-Fällen haben Bremen und Schleswig-Holstein die größte, Bayern, Berlin (W), Hessen, Rheinland-Pfalz und das Saarland die geringste Abnahme zu verzeichnen.

Der Bestand an Id-Fällen hat in Hamburg gegenüber 1955 um einen kleinen Betrag zugenommen, in den Ländern Niedersachsen, Berlin (W), Bayern, dem Saarland und Baden-Württemberg am wenigsten, in Bremen, Schleswig-Holstein und Rheinland-Pfalz dagegen am stärksten abgenommen.

Insgesamt ist der *Bestand* besonders kräftig gefallen in Bremen, Schleswig-Holstein und Hamburg, die geringste Abnahme weisen Bayern, das Saarland und Hessen auf und damit Länder mit dem niedrigsten Bestand i. J. 1955 bzw. 1956.

In Niedersachsen ist mit ca. 30 000 Tuberkulosekranken zu rechnen, womit sich der Bestand in der DBR auf rd. 277 000 Personen erhöht, dies ist der niedrigste seit Bestehen einer Bestandsstatistik ermittelte Bestand.

Von 1955 bis Ende 1962 ist die Bestandsziffer um 358,4 a. 100 000 E abgesunken, im Mittel jährlich um 51,2 a. 100 000 E. Im einzelnen ergibt sich für die Entwicklung des Bestandes an Ia-—Id-Fällen von 1955 an folgendes Bild der Abnahme:

1955 — 1956 — 55,1	1959 — 1960 — 62,9
1956 — 1957 — 57,3	1960 — 1961 — 43,3
1957 — 1958 — 53,0	1961 — 1962 — 38,3 a. 100 000 E.
1958 — 1959 — 48,5	

Wenn sich der Bestand in dem gleichen Maße wie seit 1955 verringern würde, dann wäre um das Jahr 1972 der Wert Null erreicht. Wahrscheinlich wird sich jedoch das Tempo der Abnahme mehr und mehr verlangsamen und bestimmt werden durch die Gesetzmäßigkeit der Absterbeordnung der Personen der mittleren und höheren Lebensalter, die überwiegend den Bestand an Tuberkulosekranken bilden.

In den nachfolgenden Abschnitten wird der Bestand für 1960 im Bundesgebiet und für 1961 im Bundesgebiet (ohne Niedersachsen) behandelt. Zum Teil stützen sich die Betrachtungen auf die Verhältnisse in Nordrhein-Westfalen, das rund 30 % Einwohner der Bundesrepublik aufweist und dessen Angaben bezüglich der Tuberkulose ohne weitgehende Einschränkung als repräsentativ angesehen werden können.

α) Ansteckungsfähige Lungentuberkulose (Ia + Ib)

Die Verteilung des Bestandes an ansteckungsfähigen Lungentuberkulosen in der Bundesrepublik nach Alter und Geschlecht im Jahre 1961 — und — zum Vergleich — im Jahre 1960 ist aus Abb. 1 zu ersehen. In den Altersstufen bis 15 Jahre spielt die ansteckungsfähige Tuberkulose praktisch keine Rolle. Die Erkrankungsziffer der Kinder für diese Form der Tuberkulose liegt unter 10 auf 100 000 Kinder, sie ist für Knaben und Mädchen annähernd gleich. Geschlechtsspezifische Unterschiede treten erst oberhalb des 15. Lebensjahres auf. Beim männlichen Geschlecht steigt die Erkrankungshäufigkeit rasch und gleichmäßig bis zum Maximum in der Altersstufe 60 — 65 J. an, um von da an rasch abzusinken. Die Tatsache, daß dieser Abfall ziemlich abrupt erfolgt und auf die Altersstufe fällt, in der sich die Masse der Männer aus dem

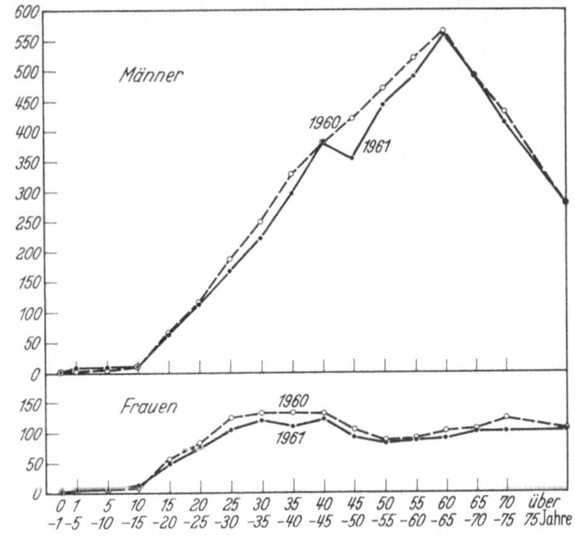

Abb. 1. Bestand an Personen mit ansteckungsfähiger Lungentuberkulose (Ia + Ib) in der Bundesrepublik Deutschland 1960 und 1961 (ohne Niedersachsen) auf je 100 000 M. bzw. Fr.

Berufsleben zurückzieht, führt zu der Vermutung, daß die Altersverteilung oberhalb 65 J. höchst wahrscheinlich anders ist als Abb. 1 erkennen läßt: Die unbekannten Sterbefälle an Tuberkulose oberhalb 50 J. sprechen ebenso für diese Auffassung wie die Feststellung, daß kein Grund für die Diskrepanz zu finden ist, die sich zwischen

Männern und Frauen in der Altersklasse oberhalb 65 J. zeigt. Es ist kaum anzunehmen, daß ausschließlich das Ende einer beruflich bedingten körperlichen Belastung bei den Männern ab 65 J. den Abfall der Kurve bewirkt. Nach Abb. 1 sind im Alter von 60—65 J. über 0,5 % aller Männer an einer ansteckungsfähigen Tuberkulose erkrankt, wahrscheinlich handelt es sich in den höheren Altersstufen der Männer sogar um 0,8—1,0 %.

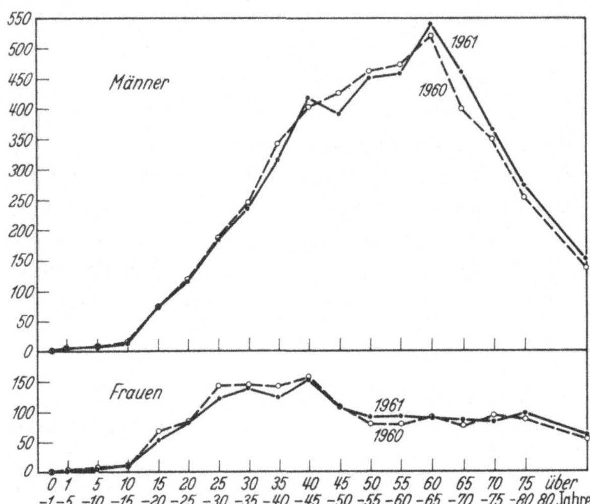

Abb. 2. Bestand an Personen mit ansteckungsfähiger Lungentuberkulose (Ia + Ib) in Nordrhein-Westfalen 1960 und 1961 auf je 100 000.

Bei den Frauen wird der Höchstwert um das 30. Lebensjahr erreicht und hält sich in dieser Höhe annähernd konstant. Dabei ist auch bei den Frauen in den höheren Altersklassen mit nicht ganz seltenen unbekannten Fällen zu rechnen.

Der im Jahre 1961 eingetretene Rückgang des Bestandes betrifft bei beiden Geschlechtern im geringen Umfange die mittleren und höheren Altersklassen.

Aus Abb. 2 ist zu ersehen, daß die Verhältnisse in Nordrhein-Westfalen weitgehend mit jenen im Bundesgebiet (Abb. 1) übereinstimmen, so daß auf eine gesonderte Darstellung verzichtet werden kann.

β) Aktive nichtansteckende Lungentuberkulose (Ic)

In Abb. 3 ist der Bestand an Personen mit nichtansteckender Lungentuberkulose dargestellt. Es tritt immer noch die hohe Erkrankungshäufigkeit der Kinder zwischen 1 und 15 Jahren in Erscheinung, ein Vorgang, der, soweit zahlenmäßige Unterlagen vorliegen, in keinem europäischen oder außereuropäischen Land eine Parallele hat. Bei der geschlossenen Lungentuberkulose findet sich ein rascher Abfall oberhalb der Altersklasse der 65jährigen Männer, der wohl in Beziehung zum Ausscheiden der meisten Männer dieses Alters aus dem Berufsleben steht, aber nicht ohne weiteres als eine Folge der damit aufhörenden körperlichen Belastung angesehen werden sollte, sondern eher als ein Aufhören der Betreuung durch die Tuberkulosefürsorgestelle gedeutet werden muß. Auf diese Frage ist in früheren Tb. Jb. schon eingegangen worden; vielleicht könnte die Beantwortung durch weitere Erhebungen in einigen größeren Fürsorgestellen erfolgen.

Nach Abb. 3 ist der Rückgang des Bestandes an Ic-Fällen von 1960 bis 1961 nur gering, er betrifft — wie in den Vorjahren — überwiegend die jüngeren und mittleren Altersklassen.

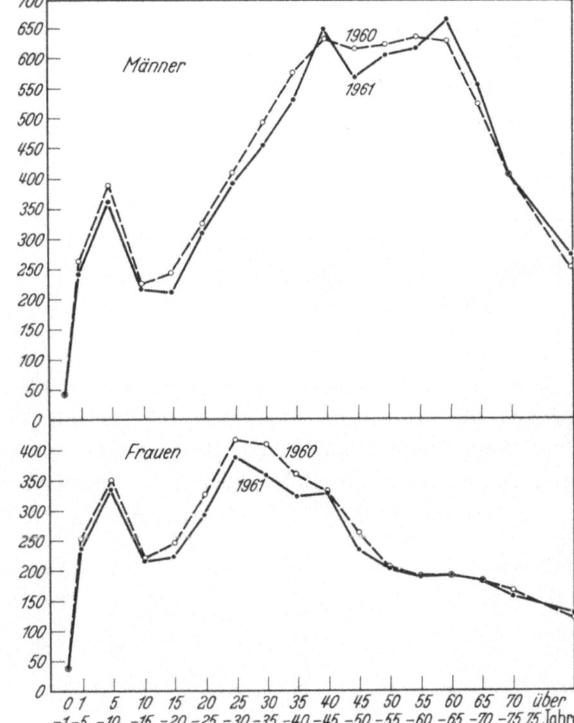

Abb. 3. Bestand an Personen mit nichtansteckender Lungentuberkulose (I c) in der Bundesrepublik Deutschland 1960 und 1961 (ohne Niedersachsen) auf je 100 000 M. bzw. Fr.

γ) Aktive Lungentuberkulose (Ia — Ic)

Wegen aktiver Lungentuberkulose waren am 31. 12. 1961 in der Bundesrepublik (ohne Niedersachsen) 255 756 Männer und Frauen registriert. Ihre Altersgliederung ist aus Abb. 4 zu ersehen. Wesentliche Änderungen gegenüber dem Vorjahr sind nicht zu verzeichnen. Auffällig ist die Verteilung im Altersbereich zwischen 40 und 50 Jahren. In der Darstellung wurde der Eindruck erweckt, als sei in der Altersgruppe von 40—45 J. bei den Männern ein Anstieg, bei den Frauen ein Stillstand zu verzeichnen, während — zumal bei den Männern — von 45—50 J. ein besonders starker Abfall erfolgt zu sein scheint. Dieses Kuriosum ist folgendermaßen

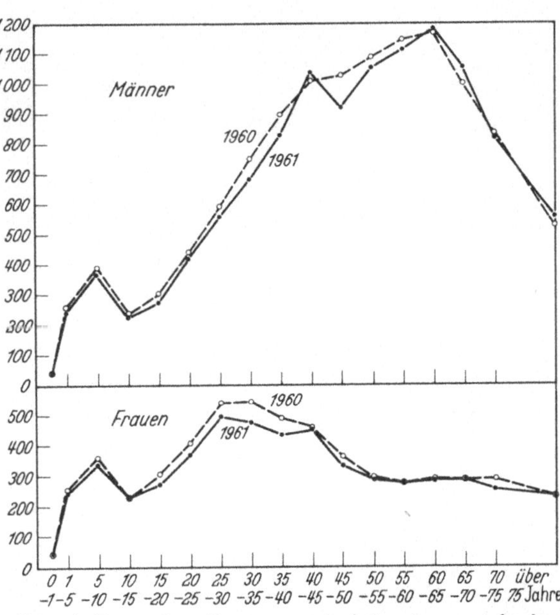

Abb. 4. Bestand an Personen mit aktiver Lungentuberkulose (Ia — Ic) in der Bundesrepublik Deutschland 1960 und 1961 (ohne Niedersachsen) auf je 100 000 M. bzw. Fr.

zu erklären: Die Altersgruppe von 40—45 J. gehört in den Jahren 1960—1962 den Geburtsjahrgängen von 1915—1920 an, die als Folge des 1. Weltgrieges schwach besetzt sind und — als 19—30jährige — in den Jahren 1939—1945 einen besonders hohen Blutzoll entrichtet haben. Dies geht aus dem Anteil hervor, der auf die einzelnen Altersgruppen entfällt (1960).

	30 — 35 J.	35 — 40 J.	40 — 45 J.	45 — 50 J.
Männer	7,2	6,3	4,3	6,4 %
Frauen	6,7	7,5	5,2	7,5 %

Wenn nun Tuberkulöse des Bestandes aus der Altersgruppe 35 — 40 J. in die Altersgruppe 40 — 45 J. vorrücken und der Bestand nicht einwandfrei bereinigt wurde, dann liegt einem relativ hohen Bestand eine relativ kleine Bevölkerungsgruppe zugrunde, wodurch der Relativwert stark ansteigen kann. Beim weiteren Vorrücken in die Gruppe der 45 — 50 J. tritt dann der umgekehrte Effekt ein. Wir haben es also bei dem scheinbaren Gipfel um 40 — 45 J. keineswegs mit einer epidemiologischen Erscheinung zu tun. Als wahrscheinlich ist die Verteilung anzusehen, die in Abb. 5 durch die strichpunktierte Linie angedeutet wurde.

In Bayern, das bereits die Ergebnisse des Jahres 1962 vorlegt (Die Tuberkulose in Bayern 1962, Bayer. Stat. Landesamt), ist der Bestand gegenüber dem Jahre 1960 fast in sämtlichen Altersklassen nicht unerheblich abgesunken. 1960 waren 45,2 Ia-Ic-Fälle je 100 000 E gemeldet, i. J. 1961 handelte es sich um 41,8 und Ende 1962 um 37,9 a. 100 000 E. Die Abnahme des Bestandes setzt sich danach weiter fort.

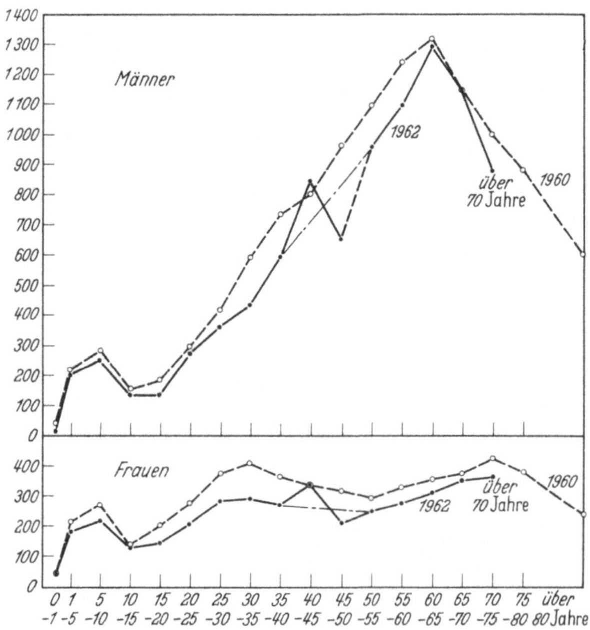

Abb. 5. Bestand an Personen mit aktiver Lungentuberkulose (Ia — Ic) in Bayern 1960 u. 1962 auf je 100 000.

δ) Extrapulmonale Tuberkulose (Id)

Am 31. 12. 1961 wies der Bestand 44 245 Fälle von extrapulmonaler Tuberkulose auf = 81,1 a. 100 000 E. Die Alters- und Geschlechtsgliederung der Erkrankten ist

Abb. 6 zu entnehmen. Gegenüber dem Vorjahr sind nur sehr geringfügige Änderungen eingetreten. Wie bereits erwähnt, entfällt das Maximum des Bestandes an Id-Fällen auf Bremen und Hamburg, das Minimum auf Bayern. In Abb. 7 ist die

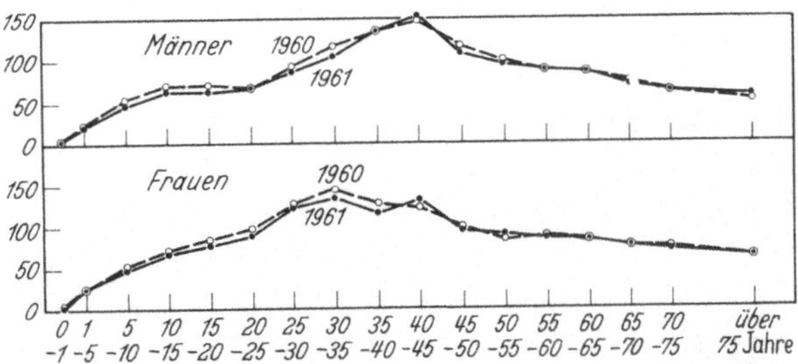

Abb. 6. Bestand an Personen mit extrapulmonaler Tuberkulose (I d) in der Bundesrepublik Deutschland 1960 und 1961 (ohne Niedersachsen) auf je 100 000 M. bzw. Fr.

Abb. 7. Bestand an Personen mit extrapulmonaler Tuberkulose in Hamburg und Bayern i. J. 1961 auf je 100 000.

Alters- und Geschlechtsgliederung für Hamburg und Bayern wiedergegeben. Die Unterschiede zwischen beiden Ländern sind erheblich, und zwar besonders beim weiblichen Geschlecht, wo die Erkrankungshäufigkeit in Hamburg z. T. dreimal so hoch ist wie in Bayern. Bezüglich der Verteilung der verschiedenen Formen von extrapulmonaler Tuberkulose in den beiden Ländern ergeben sich die in Tab. 5 dargestellten Verhältnisse.

Tabelle 5. *Bestand an extrapulmonaler Tuberkulose in Hamburg und Bayern i. J. 1961 auf je 100 000*

	Knochen und Gelenke		Pheriphere Lymph- knoten		Haut		Menin- gitis		Urogenital Tbk.		Sonstige		Id gesamt	
	M	F	M	F	M	F	M	F	M	F	M	F	M	F
Hamburg	20,4	17,4	9,6	20,4	29,7	51,9	1,9	2,7	16,2	19,0	22,6	27,4	100,4	138,8
Bayern	17,0	14,6	8,3	11,4	4,5	8,7	1,7	1,7	13,4	10,1	4,8	5,9	49,6	52,4

Der Bestand liegt in Hamburg bei allen Formen von extrapulmonaler Tuberkulose höher als in Bayern. Besonders groß sind die Unterschiede bei der Hauttuberkulose und den „Sonstigen". Wenn auch zahlreiche extrapulmonale Tuberkulosen nicht bekannt sind, so erscheinen doch die Angaben in Hamburg — besonders bei der Hauttuberkulose — reichlich hoch, in Bayern entsprechend niedrig. Auf die Möglichkeit des Vorliegens einer extrapulmonalen Tuberkulose — und zwar in erster

Linie bei älteren Leuten — sollte sowohl von Allgemeinpraktikern als auch von Fachärzten mehr geachtet werden. Der Prozentsatz der lt. Leichenschein an anderen Todesursachen verstorbenen Personen, die in Wirklichkeit (auf Grund der Ergebnisse der Sektion) einer extrapulmonaler Tuberkulose erlegen sind, ist relativ hoch.

In Bayern ist der Bestand an Id-Fällen von 1961—1962 von 50,9 auf 47,3 je 100 000 E zurückgegangen. Im übrigen Bundesgebiet dürfte die Entwicklung ähnliche Wege gegangen sein.

In Abb. 8 und 9 ist nochmals der Bestand an Ia—Ic und I-d-Fällen, gegliedert nach Alter und Geschlecht wiedergegeben. Die Darstellung zeigt eindrucksvoll das starke Überwiegen der Morbidität der Männer bei der Tuberkulose der Atmungsorgane und — im Gegensatz dazu — die beinahe gleichartige Verteilung der Erkrankungsfälle an extrapulmonaler Tuberkulose. Es zeigt sich weiter, daß der Anteil der ansteckungsfähigen Tuberkulose eine Funktion des Alters ist. In den höchsten Altersklassen sind rund 50 % aller Tuberkulosen ansteckungsfähig.

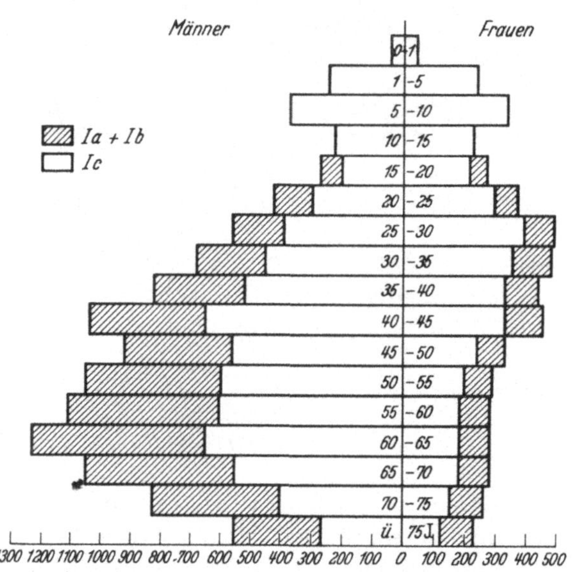

Abb. 8. Bestand an Ia—Ic-Fällen in der Bundesrepublik (ohne Niedersachsen) am 31. 12. 1961 a. je 100 000

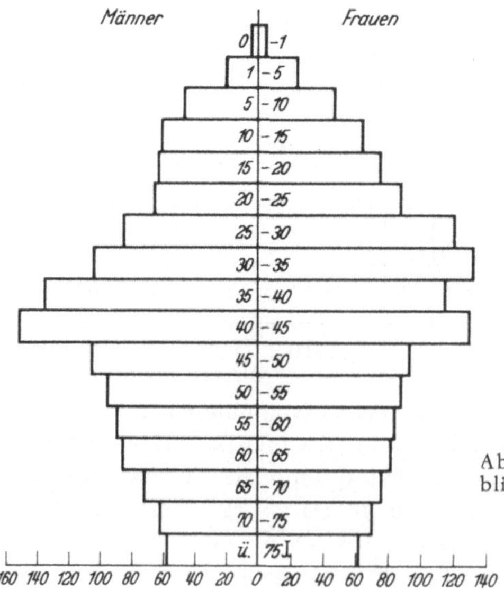

Abb. 9. Bestand an Id-Fällen in der Bundesrepublik (ohne Niedersachsen) am 31. 12. 1961 auf je 100 000.

Zusammenfassung

(Bestand der an aktiver Tuberkulose Erkrankten)

Im Jahre 1962 sind in der Bundesrepublik 279430 Personen wegen aktiver Tuberkulose aller Formen registriert gewesen = 507,4 a. 100 000 E. Hiervon entfallen 74 496 (=135,3) auf die ansteckungsfähige, 162 922 (= 295,8) auf die geschlossene Lungentuberkulose und 42 012 (= 76,3) auf die extrapulmonale Tuberkulose. Gegenüber dem Vorjahr ist eine Abnahme des Bestandes um insgesamt 38,3 a. 100 000 E. zu verzeichnen. Die Abnahme betrifft alle Altersklassen, am geringsten die höheren Lebensalter. Die bisherige Entwicklung scheint sich fortzusetzen.

Summary: Total number of patients suffering from active tuberculosis

In 1962 279 430 persons were registered for active tuberculosis of all types = 507.4 in 100 000 inhabitants in the Federal Republic. 74 496 (= 135,3) are due to contagious, 162 922 (= 295.8) to closed tuberculosis of the lungs, and 42 012 (=76.3) to extrapulmonary tuberculosis. As compared to the previous year there is a decrease of the rate by altogether 38.3 per 100 000 inhabitants. This decrease concerns all age groups, but least of all the higher age groups. The present development seems to continue.

Résumé: Nombre de malades atteints de tuberculose active

Au cours de l'année 1962 279 430 personnes atteintes de tuberculose active de toute forme ont été enregistrées dans la République Fédérale = 507,4 sur 100 000 hab. 74 496 de ces cas étaient contagieux (=135,3), il y avait 162 922 (=295,8) cas de tuberculose fermée et 42 012 (=76,3) cas de tuberculose extra-pulmonaire. Par rapport à l'année précédente on enregistre une diminution totale de 38.3 sur 100 000 hab. Cette diminution atteint toutes les classes d'âge, à un moindre degré les personnes âgées.

Resumen: Número de enfermos de tuberculosis activas

En el año 1962 en la República Federal Alemana se han registrado 279 430 personas por tuberculosis activas en todas las formas (507,4 por 100 000 habitantes). De ellos 74 496 (=135,3) se hallaban afectos de tuberculosis pulmonares contagiosas, 162 922 (= 295,8) de tuberculosis pulmonares cerradas y 42 012 (=76,3) de tuberculosis extrapulmonares. Con respecto al año anterior se ha producido una disminución de 38,3 por 100 000 habitantes. La disminución afecta a todas las edades, en menor grado en los grupos de edad elevada.

ε) Bestand der Personen mit inaktiver Lungentuberkulose (II a)

Nach den Unterlagen, die von 5 Bundesländern mit rund 41 Mill. Einwohnern vorliegen, belief sich der Bestand an Personen mit inaktiver Lungentuberkulose am 31. 12. 1961 auf schätzungsweise 720—750 000. Die Angaben in den einzelnen Ländern differieren stark. Da kein Zweifel daran besteht, daß Personen mit inaktiver Lungentuberkulose relativ häufig einen Rückfall erleiden, ist die Betreuung in dieser Gruppe geführter Personen über längere Zeit hinweg erforderlich und, abgesehen von Kindern, für die eine kurze Überwachungsdauer genügt, notwendig. Man sollte die Dauer der Beobachtung in der Gruppe IIa jedoch weder scharf nach der einen, noch nach der anderen Auffassung hin festlegen, sondern von dem Alter der Patienten und dem Krankheitsbefund abhängig machen.

Nach Tab. 8 s. S. 51 sind im Jahre 1961 in der Bundesrepublik Deutschland 3 430 Personen aus der Gruppe IIa an einer ansteckenden Lungentuberkulose mit Bakteriennachweis (Ia) erkrankt. Unter der Annahme eines Bestandes von 720 000 registrierten IIa-Fällen handelt es sich um 480 derartig erhebliche Verschlechterungen auf je 100 000 Personen mit inaktiver Lungentuberkulose, bzw. um rund 0,5 %. Da außerdem 1 160 ehemalige IIa-Fälle neu an einer ansteckungsfähigen Lungentuberkulose ohne Bakteriennachweis (Ib) erkrankt sind, erhöht sich die Gesamtzahl der ansteckungsfähig gewordenen Personen mit vorher inaktiver Lungentuberkulose auf 4 590 = 625 auf 100 000 bzw. 0,6 %.

Gegenüber früheren Jahren hat sich die Verschlechterungsquote, die allgemein bei 0,8 % lag, etwas gebessert, wobei jedoch der Vorbehalt gemacht werden muß, daß sowohl die Zahlen der Verschlechterungen als auch jene des Bestandes an IIa-Fällen extrapoliert worden sind.

Außerdem sind 11 300 Personen aus dem Bestand an IIa-Fällen im Laufe des Jahres 1961 an einer aktiven geschlossenen Lungentuberkulose (Ic) erkrankt = 1 575 auf 100 000 IIa-Fälle bzw. 1,57 %; einschließlich der ansteckungsfähigen Fälle haben demnach fast 16 000 Personen mit vorher inaktiver Lungentuberkulose im Laufe des Jahres 1961 eine wesentliche Verschlechterung erfahren. Der Prozentsatz von 2,2 liegt nur unwesentlich niedriger als der in früheren Jahren mit 2,5 errechnete.

Weitere 615 Personen aus dem IIa-Bestand sind an extrapulmonaler Tuberkulose erkrankt.

Nachdem im Jahre 1961 95,6 Personen unter je 100 000 E. neu an einer Lungentuberkulose erkrankt sind, die Personen mit vorher inaktiver Lungentuberkulose aber eine Erkrankungshäufigkeit von 2 200 auf 100 000 E. aufweisen, ergibt sich für diese ein rund 23 mal so hohes Risiko, eine Verschlechterung zu erfahren als für die anscheinend gesunde Bevölkerung überhaupt, an Lungentuberkulose zu erkranken.

Im Jahre 1961 sind rund 52 000 Neuzugänge an aktiver Lungentuberkulose zu verzeichnen. Diese Erkrankungen haben sich in einer Bevölkerung von rund 54 Mill. Personen ereignet. In derselben Zeit sind in einer Personengruppe von nur etwa 720 000 Personen fast 16 000 neue Erkrankungen an aktiver Tuberkulose zustande gekommen. Aus dieser Situation geht hervor, welch erhebliche Bedeutung der Gruppe IIa zukommt, und wie sehr die Bemühungen der verantwortlichen Stellen darauf gerichtet sein müssen, den Personenkreis der Erwachsenen mit inaktiver Tuberkulose möglichst vollzählig zu erfassen, da von diesen in einem erheblichen Prozentsatz Neuerkrankungen und Neuinfektionen ausgehen.

Nach den Ergebnissen der RRU des Jahres 1961 sind im Bezirk Nordrhein 59,8, im Bezirk Westfalen 25,3 inaktive Lungentuberkulosen unter 10 000 Aufnahmen ausfindig gemacht worden. In derselben Zeit haben die RRU in Bayern, die z. Teil im 2. bzw. 3. Durchgang laufen, 125,8 Personen mit inaktiver Lungentuberkulose auf 10 000 Aufnahmen ausfindig gemacht. Es ist deshalb ohne weiteres berechtigt, anzunehmen, daß allein in Nordrhein-Westfalen noch ca. 100 000 Personen mit inaktiver Lungentuberkulose unbekannt sind. Ähnlich liegen zweifellos die Verhältnisse in den anderen Bundesländern, in denen keine obligatorischen RRU durchgeführt werden.

Zusammenfassung

Bestand der an inaktiver Lungentuberkulose Erkrankten (IIa))

In der Bundesrepublik sind 720—750 000 Personen mit inaktiver Lungentuberkulose registriert. Von diesen sind im Jahre 1961 rund 16 000 an einer aktiven Lungentuberkulose wieder erkrankt. In 0,6 % der Fälle handelte es sich um eine Erkrankung
an ansteckungsfähiger Lungentuberkulose, bei 1,6 % dieses Personenkreises ist eine
aktive geschlossene Lungentuberkulose festgestellt worden. Die Verschlechterungstendenz der Personen mit inaktiver Lungentuberkulose liegt demnach bei etwa 2,2 % und
hat sich im Laufe der letzten Jahre praktisch konstant gehalten.

Bei der relativ großen Zahl der in dieser Gruppe zu erwartenden Verschlechterungen
erscheint es dringend geboten, den Personenkreis der bisher noch nicht bekannten IIa-
Fälle möglichst weitgehend zu erfassen, nachdem erwiesen ist, daß die Personen mit
inaktiver Lungentuberkulose bei Verschlechterungen durch Neuansteckung gesunder
Personen wesentlich zur Aufrechterhaltung der Tuberkulose-Endemie beitragen können.

Summary: Number of patients suffering from inactive pulmonary tuberculosis (IIa)

In the German Federal Republic 720—750 000 persons have been registered suffering
from inactive pulmonary tuberculosis. Of these, approximately 16 000 fell ill again with
active pulmonary tuberculosis in the year 1961. In 0,6 % of these cases contagious pulmonary tuberculosis war diagnosed and in 1,6 % of these cases active non-contagious
tuberculosis was discovered. According to this, the tendency among persons with inactive pulmonary tuberculosis to deteriorate was about 2,2 % and has remained fairly
steady at this figure during the last years.

In view of the large number of cases expected to deteriorate in this group, it appears
urgent to extensively investigate all former undetected IIa cases, as it has been proved
that persons suffering from inactive pulmonary tuberculosis when deteriorating infect
healthy persons, thus considerably contributing to the maintenance of the endemic.

Résumé: Nombre de personnes atteintes de tuberculose pulmonaire inactive (IIa)

Dans la République Fédérale 720—750 000 personnes atteintes de tuberculose inactive sont enregistrées. Au cours de l'année 1961 environ 16 000 de ces personnes
sont retombées malades d'une tuberculose pulmonaire active. Dans 0,6 % des cas il
s'agissait d'une atteinte de tuberculose pulmonaire contagieuse, dans ce groupe de
malades on a constaté dans 1,6 % des cas une tuberculose pulmonaire active fermée. La
tendance à l'aggravation chez les personnes atteintes de tuberculose pulmonaire inactive
est donc de 2,2 % environ et elle est pratiquement restée constante au cours de ces der-
nières années.

En raison du nombre relativement important d'aggravations auxquelles on doit s'at-
tendre dans ce groupe il paraît absolument indispensable d'enregistrer dans la mesure
du possible le groupe de personnes appartenant aux cas IIa non connus jusqu'ici. On
a pu démontrer en effet que les personnes atteintes d'une tuberculose pulmonaire inactive peuvent contribuer à l'entretien de l'endémie tuberculeuse en contagiant des personnes saines en cas d'aggravation.

Resumen: La presentacion de afecciones tuberculosas inactivas (IIa)

En la República Federal Alemana se hallan registradas 720—750 000 personas con
tuberculosis pulmonares inactivas. De éstas en el año 1961 han enfermado aproximadamente 16 000 de una tuberculosis pulmonar activa. En un 0,6 % de los casos se tra-
taba de una forma contagiosa de tuberculosis pulmonar, en un 1,6 % de las personas

de este grupo se ha comprobado una tuberculosis pulmonar activa cerrada. La tendencia al empeoramiento de las personas con tuberculosis pulmonar inactiva es por lo tanto aproximadamente de un 2,2%, habiéndose mantenido practicamente constante en el curso de los últimos años.

Dado el número relativamente grande de los empeoramientos que son de esperar en este grupo, se muestra como una urgente necesidad el descubrir en la mayor proporción posible a las personas pertenecientes al grupo IIa todavía no conocidas, ya que se ha puesto de manifiesto que las personas con tuberculosis pulmonares inactivas, a través de empeoramientos y del contagio de individuos sanos, pueden contribuir esencialmente al mantenimiento de la endemia tuberculosa.

ζ) Bestand der Personen mit inaktiver Tuberkulose anderer Organe (IIb)

Auch für diese Gruppe läßt sich die Zahl der in Frage kommenden Personen nur annähernd aus den Angaben von 5 Ländern angeben; danach handelt es sich um ca. 42—45 000 Personen mit inaktiver Tuberkulose anderer Organe. Voraussichtlich liegt die wirkliche Zahl der betreffenden Personen aber bedeutend höher, da sicherlich zahlreiche Personen der Gruppe IIb nicht bekannt sind.

Nach den vorhandenen Unterlagen sind im Jahre 1961 165 IIb-Fälle an einer aktiven Lungentuberkulose erkrankt, während 1 170 neu an einer extrapulmonalen Tuberkulose erkrankt sind. In der Annahme, daß die Gesamtheit der bekannten Fälle sich auf etwa 42 000 beläuft, ergibt sich für diesen Personenkreis eine Verschlechterungstendenz von etwa 3,2%, für die Verschlechterungen nur an extrapulmonaler Tuberkulose von 2,8%. Diese Angaben können nur angenähert Berücksichtigung finden. Es hat sich in früheren Jahren herausgestellt, daß der Umfang der Verschlechterungen, die aus der Gruppe IIb hervorgehen, sich praktisch in derselben Höhe bewegt, wie die Verschlechterungen aus der Gruppe IIa. Genauere Angaben sind kaum zu erhalten.

Es wäre von großem Interesse zu erfahren, welche Personen- und Altersgruppen in erster Linie von diesen Verschlechterungen betroffen werden; vermutlich handelt es sich vor allem um die Angehörigen mittlerer- und höherer Altersklassen.

Zusammenfassung

Bestand der an inaktiver Tuberkulose anderer Organe Erkrankten (IIb)

In den Fürsorgestellen des Bundesgebietes sind schätzungsweise 42—45 000 Personen mit inaktiver Tuberkulose anderer Organe registriert. Ein größerer Teil dieser Erkrankungen dürfte unbekannt sein. Für die den Fürsorgestellen bekannten Personen ergab sich im Jahre 1961 eine Verschlechterungstendenz von 3,2%. Die Wahrscheinlichkeit für einen Angehörigen der Gruppe IIb, eine Verschlechterung zu erleiden, läge demnach 180 mal höher als die Wahrscheinlichkeit für einen Angehörigen der sonstigen Bevölkerung, überhaupt an extrapulmonaler Tuberkulose zu erkranken.

Summary: Number of patients suffering from inactive tuberculosis of other organs IIb

In the German Federal Republic 42—45 000 persons with inactive tuberculosis of other organs are registered at the public health centres for tuberculosis. It is possible that a still larger number have not yet been detected.

During 1961 there was a tendency of deterioration of 3,2 % among those persons already recorded at the centres for tuberculosis. The possibility of deterioration among members of group IIb would therefore be 180 times higher than the possibility of a member of the rest of the population falling ill at all of extra-pulmonary tuberculosis.

Résumé: Nombre de personnes atteintes de tuberculose inactive d'autres organes (IIb)

On estime à 42—45 000 le nombre de personnes atteintes de tuberculose inactive d'autres organes et enregistrées par les dispensaires sur le territoire fédéral. La plus grande partie de ces cas reste probablement inconnue. Pour les personnes connues des dispensaires on a observé une tendance d'aggravation de 3,2 % au cours de l'année 1961. Il s'ensuit que pour les personnes appartenant au groupe IIb la probabilité de subir une aggravation est 180 fois plus grande que celle pour un individu appartenant au reste de la population d'être atteint d'une tuberculose extra-pulmonaire.

Resumen: Existencia de enfermos de tuberculosis inactivas de otros organos (IIb)

En los dispensarios de la República Federal se han registrado aproximadamente 42—45 000 personas con tuberculosis inactivas de otros órganos. Probablemente un gran número de estas afecciones es todavia desconocido. Para las personas diagnosticadas en los dispensarios en el año 1961 se mostró una tendencia al empeoramiento de un 3,2 %. La probabilidad de sufrir un empeoramiento de los individuos pertenecientes al grupo IIb es por lo tanto 180 veces mayor, que la probabilidad que presentan los individuos de la población en general de enfermar de una tuberculosis extrapulmonar.

b) Bestätigte Neuzugänge an aktiver Tuberkulose

Die Feststellung der Zahl der Neuzugänge an aktiver Tuberkulose unterliegt erheblichen Schwierigkeiten — nicht nur in der Bundesrepublik. Der Umfang der bekannt werdenden Neuzugänge ist abhängig u. a. von folgenden Faktoren:

1) Art der Erfassung,
2) Definition des Begriffes krank,
3) „   „   „   aktiv,
4) „   „   „   Neuzugang.

Zu 1) Voraussetzung für eine möglichst zuverlässige Erfassung ist die Meldepflicht für jede Form von aktiver Tuberkulose. Dies bedeutet u. a., daß jeder Facharzt, jeder praktische Arzt jeden ihm in seiner Praxis bekanntwerdenden Fall einer Erkrankung an Tuberkulose der Tuberkulosefürsorgestelle meldet. Eine weitere Voraussetzung ist das ernsthafte Bemühen um die Erfassung der Tuberkulösen mit Hilfe von umfassenden Tuberkulintestungen und röntgenologischen Nachuntersuchungen der positiven Reagenten, oder möglichst jährliche Schirmbild-Untersuchung der gesamten Bevölkerung über 14 J. In jedem anderen Fall kommt nur ein Teil der tatsächlich erkrankten Personen zur Meldung. Da in der Bundesrepublik Deutschland weder ein umfassender Tuberkulintest noch eine entsprechende Röntgenreihenuntersuchung vorgenommen werden, kann es sich bei der Zahl der neu bekannt werdenden Tuberkulösen nur um eine unterste Grenze handeln. Im Rahmen der Erfassung sind noch die Umgebungsuntersuchungen zu erwähnen, welche den

Zweck verfolgen, unbekannte Infektionsquellen oder durch bekannt gewordene Offentuberkulöse möglicherweise angesteckte Personen ausfindig zu machen. Die Frage, ob umfassendere Umgebungsuntersuchungen als sie bisher üblich sind, dazu führen können, den Anteil von 20 – 25 % der bekannt werdenden Infektionsquellen bedeutend zu steigern, kann in diesem Zusammenhang nur gestellt, aber nicht beantwortet werden.

Zu 2) In der Bundesrepublik Deutschland ist der positive Ausfall eines Tuberkulintests bei Kindern unter 2 Jahren identisch mit der Feststellung einer Erkrankung an Tuberkulose, auch wenn keinerlei sonstige Symptome vorliegen. In Dänemark, den Niederlanden, Schweden, Frankreich, der Schweiz, Großbritannien, den USA und anderen Ländern wird die positive Tuberkulinreaktion der 0 – 2jährigen ohne sonstige auf Tuberkulose hindeutende Symptome als Kennzeichen einer erfolgten Infektion, nicht aber als Krankheit gewertet. Die erheblichen Unterschiede in der Zahl der Ic-Fälle zwischen den deutschen Ländern, ja innerhalb der Länder selbst, deuten daraufhin, daß in dieser Hinsicht innerhalb der deutschen Ärzteschaft keineswegs eine einheitliche Auffassung besteht.

Zu 3) Die Diagnose einer ansteckungsfähigen Tuberkulose beruht auf völlig eindeutigen klinischen, röntgenologischen und bakteriologischen Feststellungen. Dies ist nicht der Fall bei der nicht ansteckenden Form der Tuberkulose. Die Übergänge zwischen der schon aktiven und der noch inaktiven Tuberkulose sind fließend, und deshalb ist es manchmal schwierig die aktive geschlossene Tuberkulose von der inaktiven Lungentuberkulose abzugrenzen.

Die recht großen Unterschiede im Bestand an extrapulmonaler Tuberkulose, die die deutschen Bundesländer aufweisen, deuten ebenso wie die zahlreichen erst mit dem Tode festgestellten Fälle von extrapulmonaler Tuberkulose daraufhin, daß eine große Zahl solcher Tuberkulöser unter anderer Diagnose behandelt und verstorben ist.

Zu 4) In der Bundesrepublik Deutschland werden die *Neuzugänge* an Tuberkulose registriert. Dieser Begriff ist nicht identisch mit Neuerkrankungen, sondern umfaßt Neuerkrankte, Wiedererkrankte und solche Personen, die aus anderen Gebieten zugezogen sind.

In den Tuberkulosefürsorgestellen sind registriert unter I Fürsorgefälle und unter II Überwachungsfälle. Erstere umfassen alle Formen von aktiver Tuberkulose, letztere die inaktiven Tuberkulosen (IIa und IIb), exponierte und exponiert gewesene Personen (IIc) und die unbestimmten Diagnosefälle (IId). Verschlechterungen, durch die etwa eine bisher inaktive Lungentuberkulose eine Reaktivierung erfährt, werden als *Übergangsfälle* gewertet und nur durch eine Art Umbuchung im Bestand (etwa von IIa nach Ic) berücksichtigt. Führt eine Fürsorgestelle ihre inaktiven Fälle lebenslänglich, während eine andere diese nach einem angemessen erscheinenden Zeitpunkt aus der Überwachung entläßt, dann treten bei ersteren immer nur Übergangsfälle, niemals jedoch Wiedererkrankungen auf, während letztere mehr Wiedererkrankungen als Übergangsfälle registriert.

In einem Land wird die Auffassung vertreten, daß jede Veränderung innerhalb des Bestandes – also jede Verbesserung und jede Verschlechterung – einen Zugang in der neuen Gruppe bedeutet und deshalb als Neuzugang gemeldet werden muß, z. B. also ein Übergang von Ic nach Ia. Übergänge etwa von IIc oder IId nach Ia–Id müssen als Neuzugänge gewertet werden, da es sich um bisher nicht tuberkulosekrank gewesene Personen handelt.

Tabelle 6. *Neuzugänge der an aktiver Tuberkulose Erkrankten i. J. 1962*
(vorläufige Werte — nach Angaben des Stat. Bundesamtes)

Land	Tuberkulose der Atmungsorgane					Tuberkulose	
	mit Bak-terien	ohne Nach-weis	gesamt	nicht an-steckend	gesamt	anderer Organe	aller Formen
	Ia	Ib	Ia — Ib	Ic	Ia — Ic	Id	Ia — Id
Schleswig-Holstein . .	633	297	930	1 837	2 767	452	3 219
Hamburg	539	177	716	1 885	2 601	319	2 920
Niedersachsen	1 372	397	1 769	4 133	5 902	1 040	6 942
Bremen	—	—	156	431	587	175	762
Nordrhein-Westfalen .	4 325	812	5 137	8 641	13 778	2 505	16 283
Hessen	970	263	1 233	2 312	3 545	936	4 481
Rheinland-Pfalz	823	247	1 070	1 846	2 916	828	3 744
Baden-Württemberg .	1 455	288	1 743	4 978	6 721	1 544	8 265
Bayern	2 150	501	2 651	5 294	7 945	1 286	9 231
Saarland	317	67	384	724	1 108	172	1 280
Bundesgebiet ohne Berlin	12 584 [1]	3 049 [1]	15 789	32 081	47 870	9 237	57 127
Berlin (West).	961	18	979	2 207	3 186	345	3 531
Bundesgebiet einschl. Berlin (West).	13 545 [1]	3 067 [1]	16 768	34 288	51 056	9 602	60 658

Auf 100 000 Einwohner

Land	mit Bak-terien Ia	ohne Nach-weis Ib	gesamt Ia — Ib	nicht an-steckend Ic	gesamt Ia — Ic	anderer Organe Id	aller Formen Ia — Id
Schleswig-Holstein . .	27,2	12,7	39,9	78,8	118,8	19,4	138,2
Hamburg	29,2	9,6	38,8	102,3	141,1	17,3	158,4
Niedersachsen	20,5	5,9	26,4	61,7	88,1	15,5	103,6
Bremen	—	—	21,8	60,4	82,2	24,5	106,7
Nordrhein-Westfalen .	26,9	5,1	32,0	53,8	85,7	15,6	101,3
Hessen	19,8	5,4	25,2	47,3	72,5	19,1	91,6
Rheinland-Pfalz	23,7	7,1	30,8	53,2	84,0	23,9	107,9
Baden-Württemberg .	18,5	3,7	22,1	63,2	85,3	19,6	104,9
Bayern	22,3	5,2	27,6	55,0	82,6	13,4	96,0
Saarland	29,2	6,2	35,3	66,6	101,9	15,8	117,8
Bundesgebiet ohne Berlin	23,0 [1]	5,6 [1]	28,9	58,8	87,7	17,0	104,6
Berlin (West).	43,9	0,8	44,7	100,8	145,5	15,8	161,2
Bundesgebiet einschl. Berlin (West).	23,8 [1]	5,4 [1]	29,5	60,4	89,9	16,9	106,8

[1] Ohne Bremen

Eine *exakte* Tuberkulosestatistik, wie sie das DZK seit über einem Jahrzehnt anstrebt, scheiterte bisher nicht nur aus den angeführten Gründen, sondern auch aus solchen organisatorischer oder personeller Natur.

Die Schwierigkeiten die einer brauchbaren Tuberkulosemorbiditäts-Statistik entgegenstehen, sind bekannt. Das DZK ist deshalb darum bemüht, neue Richtlinien für die Führung der Tuberkulosestatistik in den Gesundheitsämtern zu erarbeiten.

Im Jahre 1961 hat eine Bevölkerungszählung stattgefunden, deren Ergebnisse dem DZK erst Ende August 1963 mitgeteilt werden konnten. Unter diesen Umständen mußte zum großen Teil die Berechnung der Relativzahlen mit den Bevölkerungsangaben für 1960 vorgenommen werden, um eine zu lange Verzögerung in der Herausgabe des Tbk. Jb. 1962 zu vermeiden. Die Unterschiede, die dadurch gegenüber der tatsächlichen Verhältnisse entstanden sind, dürften im allgemeinen nur geringfügig sein.

Die Angaben in Tab. 6 beruhen auf den vorläufigen Angaben des Statistischen Bundesamtes in Wiesbaden.

In den Jahren 1961 u. 1962 ergeben sich für das Bundesgebiet ohne Berlin nachstehende Verhältnisse:

Tabelle 7. *Neuzugänge der an aktiver Tuberkulose Erkrankten i. J. 1962*

	Ia + Ib	Ic	Ia — Ic	Id	Ia — Id
1961 a. 100 000	16 390 30,3	35 264 65,3	51 654 95,6	9 454 17,5	61 108 113,1
1962 a. 100 000	15 789 28,9	32 081 58,8	47 870 87,7	9 257 17,0	57 127 104,6

Insgesamt haben die Neuzugänge um rund 4 000 gegenüber 1961 abgenommen. Davon entfallen fast 80 % auf die geschlossene Tuberkulose. Am geringsten ist die Abnahme bei den extrapulmonalen Tuberkulosen. Während alle Länder einen Rückgang der Neuzugänge zu verzeichnen haben, ist in Nordrhein-Westfalen ein Anstieg von 15 843 Neuzugängen i. J. 1961 auf 16 283 i. J. 1962 festzustellen. Daß die kreisfreie Stadt Wuppertal für das 1. Vierteljahr 1961 keine Neuzugänge gemeldet hat, kann nicht als Ursache für diese Situation angesehen werden, sondern hierin kommt wahrscheinlich bereits die Meldung der Übergangsfälle als Neuzugänge zum Ausdruck, auf die vorstehend hingewiesen worden ist. Ohne Nordrhein-Westfalen hat sich die Zahl der Neuzugänge von 1961 auf 1962 von 45 265 auf 40 814 verringert, d. h. um 9,7 %. In Nordrhein-Westfalen müßten danach ungefähr 10 % der Neuzugänge Übergangsfälle darstellen.

α) Ansteckungsfähige Lungentuberkulose (Ia + Ib)

Wie in den vergangenen Jahren wurden die Neuzugänge der Länder mit alters- und geschlechtsgegliederter Statistik zusammengefaßt. Ohne Niedersachsen, das für 1961 keine entsprechenden Unterlagen eingereicht hat, handelt es sich um 6 Länder mit insgesamt rd. 25 Millionen Einwohnern. Die so erhaltenen Angaben können als repräsentativ für die Bundesrepublik angesehen werden, und auch der Vergleich mit der Statistik des Vorjahres (7 Länder mir rd. 32 Millionen Einwohnern) ist statthaft. Es wird deshalb auf die Darstellung der Situation in einzelnen Ländern verzichtet und die Summe der Angaben der sechs Länder als charakteristisch für die Verhältnisse in der Bundesrepublik angesehen. Im übrigen sind die Länderstatistiken im Anhang abgedruckt.

In Abb. 10 ist die Alters- und Geschlechtsgliederung der Ia + Ib-Fälle in den Jahren 1960 und 1961 wiedergegeben. Erstmalig zeigt sich ein stärkerer Rückgang in den mittleren und höheren Altersklassen, während bei den Kindern und jüngeren Erwachsenen keine Änderungen eingetreten sind.

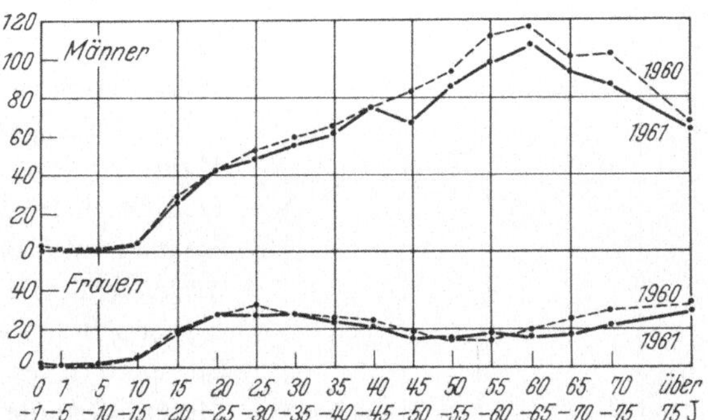

Abb. 10. Neuzugänge an ansteckungsfähiger Lungentuberkulose (Ia — Ib) in 7 bzw. 6 Bundesländern 1960 und 1961 auf je 100 000 M. bzw. Fr.

β) Aktive nichtansteckende Lungentuberkulose (Ic)

Nach Abb. 11 wird immer noch eine hohe Zahl von Kindern mit geschlossener Lungentuberkulose neu registriert. Bei den Frauen ist die Morbidität der 1 — 10jährigen Mädchen weit höher als die irgend einer anderen Altersstufe. Auch bei dieser

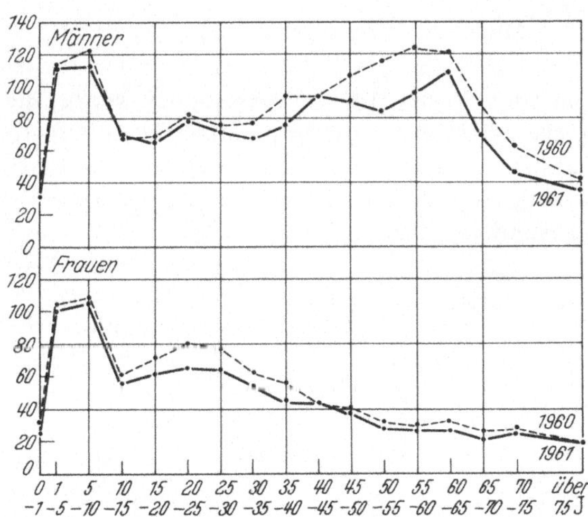

Abb. 11. Neuzugänge an geschlossener Lungentuberkulose (Ic) in 7 bzw. 6 Bundesländern 1960 und 1961 auf je 100 000 M. bzw. Fr.

Tuberkuloseform hat der Rückgang von 1960 bis 1961 mehr die mittleren und höheren Altersstufen betroffen als die Kinder.

γ) Aktive Lungentuberkulose (Ia — Ic)

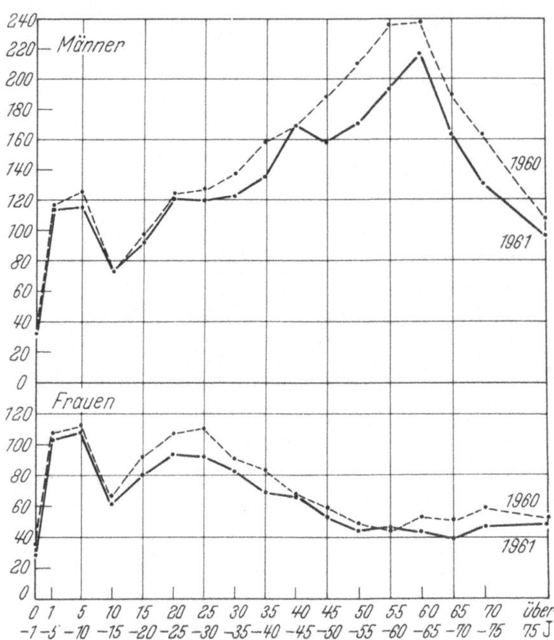

Abb. 12. Neuzugänge an Lungentuberkulose (Ia — Ic) in 7 bzw. 6 Bundesländern 1960 und 1961 auf je 100 000 M. bzw. Fr.

Abb. 12 bringt die Alters- und Geschlechtsgliederung der in den Jahren 1960 und 1961 neu wegen Lungentuberkulose registrierten Personen.

Wie beim Bestand entfällt das Maximum bei den Männern nach annähernd gleichmäßigem Anstieg auf die 60—65jährigen; der anschließend kräftige Abfall macht sich nur bei den Männern bemerkbar, er ist schon aus diesem Grunde hinsichtlich seiner Wirklichkeitstreue fragwürdig. Wie Abb. 12 zeigt, ist besonders bei den Männern oberhalb 25 Jahren ein recht bemerkenswerter Rückgang erfolgt. In der Altersklasse der 60—65jährigen ist die Erkrankungshäufigkeit der Männer an Lungentuberkulose fünfmal, oberhalb 75 Jahren etwa zweimal so hoch wie die der Frauen.

δ) Extrapulmonale Tuberkulose

Wie Abb. 13 zeigt, sind in der Altersgliederung der Neuzugänge an extrapulmonaler Tuberkulose gegenüber dem Vorjahr praktisch keine Änderungen eingetreten. Die Bedeutung und dem Umfang nach steht immer noch die Urogenitaltuberkulose an der Spitze, dann folgt unmittelbar die Tuberkulose der peripheren Lymphknoten, an der die Frauen besonders zahlreich erkranken.

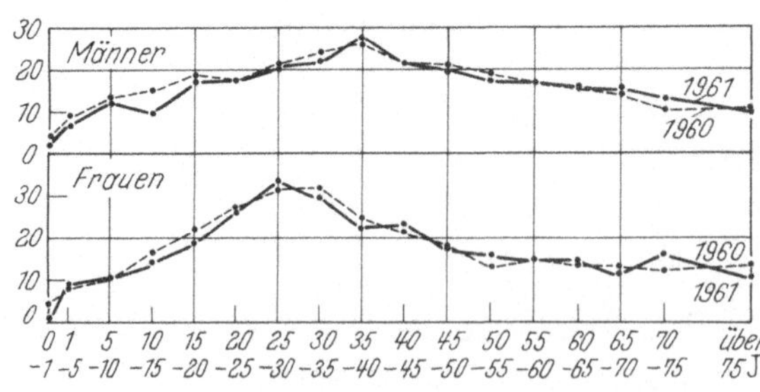

Abb. 13. Neuzugänge an extrapulmonaler Tuberkulose (Id) in 7 bzw. 6 Bundesländern 1960 und 1961 auf je 100 000 M. bzw. Fr.

Die extrapulmonale Tuberkulose ist nach wie vor die Tuberkuloseform mit einer höheren Morbidität der Frauen. Dies ist insofern erstaunlich, als diese absolut eindeutige Tatsache bei der Mortalität keineswegs zu beobachten ist; diese ist für Männer und Frauen annähernd gleich.

Aus der Auswertung der Ergebnisse von annähernd 40 000 Sektionen ergibt sich, daß viele extrapulmonale Tuberkulosen vor dem Tode nicht bekannt sind. Da es sich dabei vorwiegend um Personen von mehr als 50 Jahren

handelt, dürfte die tatsächliche Altersgliederung der extrapulmonalen Tuberkulosen
anders verlaufen als Abb. 13 erkennen läßt.

Zusammenfassung

(Neuzugänge an aktiver Tuberkulose)

Im Jahre 1962 sind im Bundesgebiet 57 127 Neuzugänge an Tuberkulose aller Formen registriert worden = 104,6 a. 100 000 E. Darunter befanden sich 15 789 ansteckungsfähige und 32 081 geschlossene Lungentuberkulosen, sowie 9 257 extrapulmonale Tuberkulosen. Der Rückgang der Neuzugänge hält unvermindert an.

Summary: New cases of active tuberculosis

In the German Federal Republic 57 127 new cases of tuberculosis of all types were
registered during 1962 = 104,6 to every 100 000 inhabitants. Among these 15 789
contagious and 32 081 non-contagious cases of pulmonary tuberculosis and 9 257
extra-pulmonary tuberculous cases were registered. There is a continual decrease in the
number of new cases registered.

Résumé: Nouvelles atteintes de tuberculose active

Au cours de l'année 1962 on a enregistré dans la République Fédérale 57 127
nouvelles atteintes de tuberculose de toute forme   104,6 sur 100 000 hab. Parmi elles
il y avait 15 789 tuberculoses pulmonaires contagieuses et 32 081 cas fermés, ainsi que
9 257 tuberculoses extra-pulmonaires. La régression des nouvelles atteintes persiste
sans changement.

Resumen: Casos nuevos de tuberculosis activa

En el año 1962 en el territorio de la República Federal Alemana se han registrado
57 127 casos nuevos de tuberculosis en todas sus formas = 104,6 por 100 000 habitantes. Entre ellos se encontraron 15 789 tuberculosis pulmonares contagiosas y 32 081
cerradas, asi como 9 257 tuberculosis extrapulmonares. El retroceso de los casos
nuevos de enfermedad se mantiene sin disminuir.

c) Übergangsfälle aus anderen statistischen Gruppen (transitive Fälle)

Die statistischen Landesämter berichten auf Grund der von den Tuberkulosefürsorgestellen erstellten Unterlagen über die Neuzugänge und den Bestand an Personen
mit aktiver Tuberkulose und damit über rein statische Elemente. Nachdem das Tuber-
kulosegeschehen jedoch auf Infektionen, Neuerkrankungen und Wiedererkrankungen, Verbesserungen und Verschlechterungen, auf Todesfällen an Tuberkulose und
Sterbefällen Tuberkulosekranker an anderen Ursachen und sonstigen Faktoren wie
Aufhören der Fürsorgebedürftigkeit, Entweichen aus der Beobachtung usw. beruht,
also ein äußerst dynamisches Geschehen darstellt, reicht die jährliche Kontrolle der
Neuerkrankungs- und Bestandsziffern naturgemäß nicht aus, um diese Dynamik in
ihrer Breite und Tiefe zu erfassen und zu analysieren. Mit der Registrierung der
Übergangsfälle, denen ICKERT auch die Bezeichnung *transitive Fälle* gegeben hat, wäre

dies zum Teil möglich. Die von BLITTERSDORF entworfene und nach ihm benannte Tabelle ist Bestandteil des Tuberkulose-Jahresberichtes. Den in Tab. 8 enthaltenen und auf die Einwohnerzahl der Bundesrepublik extrapolierten Angaben über die Übergangsfälle liegen Unterlagen für rund 27 Millionen Einwohner zugrunde. Die Zahlenwerte vermögen nur annähernd die tatsächliche Entwicklung anzuzeigen, da ihre Gewinnung von der Sorgfalt der Fürsorgestatistik, vom Umfang der Erfassung und in erster Linie von der subjektiven Bewertung des Individualgeschehens durch die Fürsorgeärzte abhängig ist. Darüber hinaus ist es natürlich von entscheidender Bedeutung, wie lange Personen, die keine Bakterienausscheider mehr sind, in I-a geführt werden, ob man Personen mit inaktiver Tuberkulose bereits nach kurzer Zeitdauer aus der Gruppe II-a ausscheidet oder ob man sie praktisch lebenslänglich führt, ferner ob man diese sehr häufig oder selten kontrolliert.

Aber selbst wenn all diese Angaben mit großer Zuverlässigkeit erstellt werden würden, so könnten sie doch nicht die Aussage vermitteln, die aus epidemiologischen Gründen wünschenswert wäre: Selbst wenn bekannt ist, wie viele Personen mit geschlossener Lungentuberkulose während eines Jahres eine Verschlechterung durch Offenwerden der Tuberkulose erfahren haben, könnte man aus diesem Wissen doch nicht die Folgerung ziehen, die sich im Falle des Vorliegens exakter Angaben ergeben. Es handelt sich um die Altersgliederung der Übergangsfälle. Man kann vermuten, daß Verschlechterungen etwa von Ic nach Ia oder Ib im besonderen Maße die älteren und alten Leute betreffen, ähnlich mag es auch bei den Verschlechterungen aus der Gruppe IIa sein. Wenn man über diese Dinge eindeutig unterrichtet wäre, ergäbe sich daraus die Notwendigkeit, die betroffenen Altersgruppen stärker, die nicht betroffenen weniger häufig zu kontrollieren, um nach Möglichkeit von ärztlicher Seite aus rechtzeitig in das Geschehen eingreifen zu können. Solange eine solche Altersgliederung jedoch nicht vorliegt, beruhen unsere Vorstellungen auf Vermutungen, die keinen Anlaß zu irgend welchen fürsorgerischen Maßnahmen geben können.

Nachdem die Fürsorgestellen mit Arbeit überhäuft sind, verbietet sich die Forderung nach derartigen Statistiken von selbst. Es bleibt nur die Hoffnung, daß es auf dem Wege über Stichprobenerhebungen möglich ist, solche Erwägungen auf ihren Wahrheitsgehalt zu überprüfen.

Nach den Angaben von Tab. 8 sind im Jahre 1961 im Gebiet der Bundesrepublik 13 170 neue Ia-Fälle im Sinne einer Verschlechterung registriert worden. Zusammen mit den Neuzugängen, die sich auf rund 13 000 belaufen haben, ergibt sich damit eine Zahl von rund 26 000 Zugängen an ansteckender Lungentuberkulose mit erwiesener Bakterienausscheidung. Die Verschlechterungen sind an der Gesamtzahl mit rund 50 % beteiligt. In dieser Hinsicht haben sich im Laufe der letzten 10 Jahre praktisch keine Änderungen ergeben. Wie die Tab. 8 zeigt, stammt der größte Teil der Verschlechterungen aus der Gruppe Ic. Es handelt sich bei dieser Zahl um 4 % des Bestandes an Ic-Fällen überhaupt. Weiterhin ist die Gruppe IIa von Bedeutung, aus der 3430 Verschlechterungen stammen. Weitere 3395 Fälle sind als Verschlechterungen im Laufe des Jahres 1961 zu Ib gekommen. Auch hier beläuft sich der Anteil der Verschlechterungen an der Gesamtzahl der Zugänge auf rund 50 %. 16 390 Neuzugängen an ansteckungsfähiger Lungentuberkulose, die im Jahre 1961 registriert wurden, stehen 16 565 Verschlechterungen gegenüber, womit sich die Gesamtzahl der Zugänge an ansteckungsfähiger Lungentuberkulose auf fast 33 000 beläuft. Bei Überlegungen über die Entwicklung der Tuberkulose wird vielfach von den Neuzu-

Tabelle 8. *Blittersdorf'sches Schema der Diagnosenübergänge i. J. 1961*

	I a	I b	I c	I d	II a	II b	II c	II d	III	Summe	Verschl.	Verbess.
I a		2 290	6 800	80	3 430	40	180	140	210	13 170	13 170	
I b			2 040	15	1 160	10	75	40	55	3 395	3 395	
I c	17 250	5 840		170	11 300	115	2 100	790	875	38 440	15 350	23 090
I d			175		615	1 170	155	80	90	2 285	2 285	
II a			59 630					895		60 525		59 630
II b				8 210				30		8 240		8 210
II c								170	410	580		
II d	15	10	70		45		80		40	260		
III	65	95	685	75	365	10	170	1 200		2 665		
Summe	17 330	8 235	69 400	8 550	16 915	1 345	2 760	3 345	1 680	129 560	34 200	90 930

gängen ausgegangen. Die vorstehenden Angaben zeigen, daß bei solchen Erwägungen die Zahl der Verschlechterungen und andere Umstände berücksichtigt werden müssen, um zu einem objektiven Bild zu gelangen. Die Verschlechterungen allein waren im Jahre 1961 mit rund 20 % am Bestand an ansteckungsfähiger Lungentuberkulose beteiligt. Wie Tab. 8 zeigt, spielen auch hier wieder die Übergänge aus den Gruppen Ic-IIa die entscheidende Rolle.

Die Dynamik in der Gruppe Ic zeigt sich in dem Umfang der Verschlechterungen und Verbesserungen, die diese Gruppe im Jahre 1961 aufzuweisen hat. Neben rund 35 000 bisher nicht bekannten Tuberkulösen, die als Neuzugänge Eingang in diese Gruppe gefunden haben, erfährt diese eine Veränderung durch den Zugang von 15 350 Verschlechterungen aus den Gruppen IIa—III und 23 090 Verbesserungen aus den Gruppen Ia + Ib. Neben der großen Zahl der Verschlechterungen, die aus der Gruppe der inaktiven Lungentuberkulosen (IIa) stammen, fallen die Verschlechterungen aus den sonstigen Gruppen nur relativ gering ins Gewicht. Im Bestand von rund 175 000 Personen mit geschlossener Lungentuberkulose, die am 31. 12. 1961 in der Bundesrepublik vorhanden waren, sind neben rund 35 000 Neuzugängen über 38 000 Verschlechterungen und Verbesserungen enthalten. Die Gesamtzahl der Zugänge zur Gruppe Ic macht ungefähr 42 % des Bestandes aus und liegt damit ungefähr genauso hoch wie der Anteil der Zugänge in den Gruppen Ia — Ib. Der Prozentsatz der Verschlechterungen hat sich seit über 10 Jahren nicht geändert; er beträgt 5 %.

An extrapulmonaler Tuberkulose wurden im Jahre 1961 9 454 Neuzugänge registriert. Der Umfang der Verschlechterungen ist hier weitaus geringer als bei den Lungentuberkulosen und umfaßt nur 2 285 Fälle. Die Zugänge zu Id erhöhen sich damit auf rund 11 700. Diese sind mit etwas über 26 % am Bestand beteiligt. Die Verschlechterungen der extrapulmonalen Tuberkulose setzen sich überwiegend aus Übergängen aus der Gruppe der inaktiven extrapulmonalen Tuberkulose (IIb) zusammen. Die Verschlechterungen aus der Gruppe IIa, d. h. also Personen mit inaktiver Lungentuberkulose, die nunmehr an einer aktiven extrapulmonalen Tuberkulose erkrankt sind, sind mit 615 und damit fast 27 % relativ hoch. Leider liegen keinerlei Angaben darüber vor, ob es sich bei diesen aus der Gruppe IIa stammenden extrapulmonalen Tuberkulosen bevorzugt um bestimmte Altersgruppen handelt oder ob sich diese Verschlechterungen gleichmäßig auf alle Altersgruppen verteilen. In 175 Fällen sind extrapulmonale Tuberkulosen bei solchen Personen festgestellt worden, die bisher in der Gruppe der geschlossenen Lungentuberkulösen geführt worden sind.

Zusammenfassung
(Übergangsfälle aus anderen statistischen Gruppen, transitive Fälle)

Für die Beurteilung des Tuberkulosegeschehens ist der Umfang der Verbesserungen und Verschlechterungen von besonderer Bedeutung. Leider stehen der Ermittlung solcher Zahlen in erster Linie personelle Schwierigkeiten gegenüber. Im Jahre 1961 haben sich auf Grund der vorhandenen extrapolierten Unterlagen in der Bundesrepublik rund 34 000 Fälle von Verschlechterungen errechnet, die mit rund 61 000 Neuzugängen eine Summe von 95 000 Zugängen insgesamt ergeben. Bei den Zugängen an ansteckungsfähiger Lungentuberkulose entfallen auf die Verschlechterungen allein rund 50 %. An den Verschlechterungen sind in erster Linie die Personen mit vorher inaktiver Tuberkulose und mit zunächst geschlossener Lungentuberkulose beteiligt. 5 % der Personen mit zunächst geschlossener Lungentuberkulose werden jährlich ansteckungsfähig.

Summary: Transitive cases from other statistical groups

In order to judge the extent of tuberculosis, the number of improvements and deterioration is of special significance. Unfortunately, mainly due to lack of staff, it is difficult to ascertain these figures. During 1961, according to extrapolated records in the German Federal Republic, approximately 34000 deterioration cases have been determined which with about 61000 fresh cases amounts to an increase of 95000. Among the increases in contagious pulmonary tuberculosis 50 % alone are cases of deterioration. In the first instance the deterioration cases consist of persons formerly suffering from inactive tuberculosis and at first closed pulmonary tuberculosis. Annually 5 % of persons with inactive pulmonary tuberculosis become contagious cases.

Résumé: Cas de transition d'autres groupes statistiques

Le nombre d'améliorations et d'aggravations est particulièrement important pour l'étude de la morbidité tuberculeuse. Malheureusement l'établissement de ces chiffres se heurte en premier lieu à des difficultés d'ordre personnel. Au cours de l'année 1961 on a pu calculer par extrapolation à partir des données existantes 34000 nouvelles aggravations dans la République Fédérale qui, avec 61000 nouvelles atteintes, donnent un total de 95000 cas nouveaux. Parmi les nouveaux cas de tuberculose contagieuse du poumon 50% proviennent des aggravations. Les aggravations touchent en premier lieu les personnes atteintes d'une tuberculose autrefois inactive et de tuberculose pulmonaire primitivement fermée. 5 % des personnes atteintes primitivement d'une tuberculose pulmonaire fermée deviennent contagieuses chaque année.

Resumen: Formas de tránsito de otros grupos estadísticos: (casos transitivos).

En el juicio de la dinámica de la tuberculosis es de especial importancia la cantidad de mejorías y de empeoramientos. Por desgracia la determinación de estas cifras està dificultada sobre todo por factores personales. En el año 1961, a base de los datos extrapolados existentes, en la República Federal Alemana se han calculado unos 34000 casos de empeoramiento, que juntamente con 61000 casos nuevos dan en total una cantidad de 95000 afecciones. En las afecciones del tipo de la tuberculosis pulmonar contagiosa un 50% corresponden a los empeoramientos. Participan en primer lugar en los empeoramientos personas con tuberculosis inactiva anterior y con tuberculosis pulmonar primeramente cerrada. Un 5 % de las personas con tuberculosis pulmonar primeramente cerrada se hacen cada año contagiosas.

d) Exponierte und exponiert gewesene Personen (IIc)

Nach den Angaben von 4 Ländern dürfte sich die Zahl der in den Fürsorgestellen registrierten exponierten und exponiert gewesenen Personen auf etwa 540000 belaufen, wovon ungefähr 40 % auf Kinder entfallen. Die Zahl der in den Fürsorgestellen registrierten IIc-Fälle hängt von der Intensität der Umgebungsuntersuchungen ab und darüber hinaus von den Überlegungen, bis zu welcher Dauer solche Personen als exponiert angesehen und in der Fürsorgestelle zwecks Beobachtung geführt werden. Es waren z. B. im Land Bayern im Jahre 1961 1075 IIc-Fälle auf je 100000 E.

registriert. Das Minimum mit 580 von 100 000 entfiel auf den Regierungsbezirk Oberbayern, das Maximum mit 1 870 auf 100 000 auf den Regierungsbezirk Mittelfranken. Diese erheblichen Unterschiede, die in ähnlichem Ausmaß sicher auch in anderen Ländern und zwischen den Ländern selbst auftreten, lassen erkennen, daß es noch nicht möglich ist, verbindliche Aussagen über die Erkrankungshäufigkeit in der Gruppe der Exponierten zu machen. Aber gerade solche Feststellungen sind hinsichtlich der zur Bekämpfung der Tuberkulose zu ergreifenden Maßnahmen besonders bedeutungsvoll. Nach den vorhandenen Unterlagen dürften im Jahre 1961 etwa 255 Exponierte an einer ansteckungsfähigen Lungentuberkulose erkrankt sein = 0,05 %. An aktiver geschlossener Tuberkulose sind 2 100 Exponierte erkrankt = 0,5 % und an einer Tuberkulose anderer Organe 155 = 0,03 %. Die Erkrankungshäufigkeit der exponierten und exponiert gewesenen Personen an Lungentuberkulose beträgt somit im Jahre 1961 0,55 %. Für diesen Personenkreis errechnet sich danach eine etwa 5- bis 6 mal so große Wahrscheinlichkeit, an Tuberkulose zu erkranken wie für die übrige nichtexponierte Bevölkerung. Leider liegen auch über den Personenkreis der Exponierten keine genauen Angaben vor, aus welchen die Altersgliederung der an Tuberkulose Erkrankten zu ersehen wäre. Zweifellos ist den Bemühungen, tuberkulinnegativen Kindern in der Umgebung von Tuberkulösen durch die BCG-Schutzimpfung einen Schutz vor der Entstehung einer Tuberkulose zu vermitteln, ein großer Erfolg beschieden. In welchem Umfang es jedoch gelingt, diese exponierten Kinder schutzzuimpfen ist nicht bekannt, auch liegen keine Unterlagen darüber vor, inwieweit die Erkrankungen an Tuberkulose in der Gruppe der Exponierten evtl. mittlere und höhere Altersgruppen bevorzugt treffen.

Inwieweit die relativ hohe Tuberkulose-Morbidität der Exponierten durch häufigere Kontrolluntersuchungen, durch BCG-Schutzimpfungen oder durch Chemoprophylaxe reduziert werden kann, läßt sich an Hand der wenigen vorliegenden Zahlen nicht feststellen. Neuere Untersuchungen darüber sind von Wichtigkeit.

Zusammenfassung

Exponierte und exponiert gewesene Personen (IIc)

Von etwa 540 000 Exponierten und exponiert gewesenen Personen = 1 000 auf 100 000 E. sind im Jahre 1961 rund 2 500 an einer aktiven Tuberkulose erkrankt. Für diesen Personenkreis errechnet sich danach eine etwa 5 — 6 mal so große Wahrscheinlichkeit, an Tuberkulose zu erkranken wie für die übrige nicht exponierte Bevölkerung. Die Exponierten bedürfen einer besonderen Betreuung, und es ist anzunehmen, daß häufige Kontrolluntersuchungen, BCG-Schutzimpfungen und Chemoprophylaxe die Erkrankungsquote beträchtlich zu reduzieren vermögen.

Summary: Exposed and formerly exposed persons (IIc)

Out of approximately 540 000 exposed and formerly exposed persons = 1 000 to 100 000 inhabitants in 1961, approximately 2 500 developed active tuberculosis. Consequently, in this group the possibility of contracting tuberculosis is 5 to 6 times greater than for the rest of the nonexposed population. The exposed need special attention and it is supposed that regular control examinations, BCG vaccination and chemoprophylaxis will considerably reduce the number of cases.

Résumé: Personnes exposées ou ayant été exposées (IIc)

Sur environ 540 000 personnes exposées ou ayant été exposées = 1 000 sur 100 000 habitants, au cours de l'année 1961 2 500 ont contracté une tuberculose active. Pour ce groupe d'individus on peut donc calculer un taux de probabilité de devenir tuberculeux qui est environ 5 à 6 fois plus grand que celui pour les personnes non exposées. Les sujets exposés doivent être particulièrement surveillés et on peut admettre que des contrôles fréquents, la vaccination au BCG et le traitement chimiothérapique arriveront à faire baisser considérablement le taux de morbidité.

Resumen: personas expuestas en el momento actual y anteriormente (IIc)

De alrededor de 540 000 personas expuestas en el momento actual o anteriormente = 1 000 por 100 000 habitantes, en 1961 han enfermado aproximadamente 2 500 de una tuberculosis activa. Para este grupo de personas se calcula según ésto una probabilidad 5—6 veces mayor de enfermar de tuberculosis que para el resto de la población no expuesta. Los individuos expuestos requieren un cuidado especial, y es de suponer que frecuentes exploraciones de control, vacunaciones BCG y quimoprofilaxis han de contribuir a reducir considerablemente la frecuencia de presentación de la enfermedad.

3. Tuberkulose-Mortalität

a) Tuberkulosesterbefälle u. Sterbeziffern

Im Jahre 1961 sind in der Bundesrepublik 7 703 Personen an Tuberkulose aller Formen gestorben = 14,2 a. 100 000 E. Die Sterblichkeit ist danach um 955 Fälle absolut, bzw. relativ um 2,0 a. 100 000 E. abgesunken. Der Rückgang beläuft sich bei den Männern auf 3,0 a. 100 000 E., bei den Frauen auf 1,1 je 100 000 Frauen. Die Entwicklung in den einzelnen Bundesländern ist aus Tab. 9 zu ersehen.

Die Zahl der an Tuberkulose verstorbenen Männer hat sich im Jahre 1961 um 774 verringert, davon entfallen 636 Sterbefälle auf die pulmonale, der Rest von 138 Sterbefällen auf die extrapulmonale Tuberkulose. Außer dem Saarland mit leichter Zunahme der Sterblichkeit betrifft der Rückgang alle Bundesländer, wenn auch in unterschiedlichem Maße. Die stärkste Abnahme verzeichnet das Land Nordrhein-Westfalen. In diesem Land liegt die Tuberkulosesterblichkeit der Männer i. J. 1961 um 291 absolute Fälle bzw. um 3,9 auf 100 000 E. niedriger als i. J. 1960. Damit entfallen fast 46 % des gesamten Rückgangs der Tuberkulosesterblichkeit der Männer auf Nordrhein-Westfalen bzw. auf 30 % aller männlichen Einwohner der Bundesrepublik.

Bei den Frauen hat die Sterblichkeit an Tuberkulose aller Formen um 281 Fälle = 1,1 a. 100 000 E. abgenommen. Davon entfallen 277 auf die pulmonale u. nur 4 auf die extrapulmonale Tuberkulose. Auch hier weist den größten Rückgang das Land Nordrhein-Westfalen auf. Mit einer Abnahme um 155 Fälle entspricht dies fast 56 % des Gesamtbetrages der Verringerung. Für die restl. 71 % der weiblichen Bevölkerung der Bundesrepublik kommen somit nur noch 44 % der Abnahme in Frage — in Schleswig Holstein, Bremen und dem Saarland ist eine meist geringfügige Steigerung der Tuberkulosesterblichkeit der Frauen zu verzeichnen.

Tabelle 9. *Sterblichkeit an Tuberkulose der Männer und Frauen in den Bundesländern 1960 und 1961 absolut und auf 100 000 Männer bzw. Frauen*

	Tuberkulose der Atmungsorgane								Tuberkulose anderer Organe								Tuberkulose gesamt							
	1960				1961				1960				1961				1960				1961			
	M		F		M		F		M		F		M		F		M		F		M		F	
	abs.	rel.	abs.	rel.	abs.	rel.	abs.	rel.	abs.	rel.	abs.	rel.	abs.	rel.	abs.	rel.	abs.	rel.	abs.	rel.	abs.	rel.	abs.	rel.
Schleswig-Holstein	248	22,9	91	7,5	211	19,2	103	8,4	15	1,4	10	0,8	17	1,6	12	1,0	263	24,3	101	8,3	228	20,7	115	9,4
Hamburg	199	23,5	81	8,2	187	22,1	65	6,6	8	1,0	6	0,6	10	1,2	6	0,6	207	24,5	87	8,8	197	23,3	71	7,2
Niedersachsen	633	20,5	268	7,7	599	19,4	210	6,1	31	1,0	38	1,1	35	1,1	36	1,0	664	21,5	306	8,8	634	20,5	246	7,1
Bremen	60	18,2	19	5,2	50	15,2	20	5,4	5	1,5	3	0,8	5	1,5	4	1,1	65	19,8	22	6,0	55	16,7	24	6,5
Nordrhein-Westfalen	1 917	25,6	532	6,4	1 637	21,9	403	4,9	89	1,2	103	1,2	78	1,0	77	0,9	2 006	26,8	635	7,7	1 715	22,9	480	5,8
Hessen	418	18,8	146	5,8	358	16,1	135	5,4	28	1,3	29	1,2	23	1,0	26	1,0	446	20,0	175	7,0	381	17,1	161	6,4
Rheinland-Pfalz	427	26,7	125	7,0	402	24,8	115	6,3	26	1,6	17	0,9	20	1,2	18	1,0	453	28,4	142	7,9	422	26,1	133	7,3
Baden-Württemberg	735	20,3	263	6,5	646	17,3	242	5,9	62	1,7	48	1,2	53	1,4	5,3	1,3	797	22,0	311	7,7	699	18,7	295	7,2
Bayern	1 238	28,2	435	8,6	1 134	25,6	382	7,5	65	1,5	52	1,0	51	1,2	66	1,3	1 303	29,7	487	9,7	1 185	26,8	448	8,8
Saarland	150	29,8	30	5,5	165	31,7	38	6,8	5	1,0	3	0,5	4	0,8	7	1,2	155	30,8	33	6,0	169	32,4	45	8,0
Bundesgebiet	6 025	23,9	1 990	7,0	5 389	21,0	1 713	6,0	334	1,3	309	1,1	296	1,2	305	1,1	6 359	25,2	2 299	8,2	5 685	22,2	2 018	7,1
West-Berlin	393	42,1	140	11,0	325	34,8	130	10,2	14	1,5	18	1,4	19	2,0	23	1,8	407	43,6	158	12,4	344	36,8	153	12,1

b) Die Tuberkulose-Mortalität nach Alter und Geschlecht

Abb. 14 veranschaulicht die Altersgliederung der an Tuberkulose der Atmungsorgane in den Jahren 1960 und 1961 verstorbenen Männer und Frauen im Bundesgebiet. Bei beiden Geschlechtern ist ein den gesamten Altersbereich ab 20 Jahren
umfassender Rückgang der Sterblichkeit festzustellen, der sich in den höheren Altersklassen ein wenig stärker als in anderen Lebensaltersstufen bemerkbar macht. Diese
Entwicklung ist insofern bedeutungsvoll, als in den vergangenen Jahren der Rückgang der Tuberkulosesterblichkeit fast ausschließlich die jüngeren und mittleren
Altersstufen begünstigt und die älteren Personen kaum noch betroffen hat.

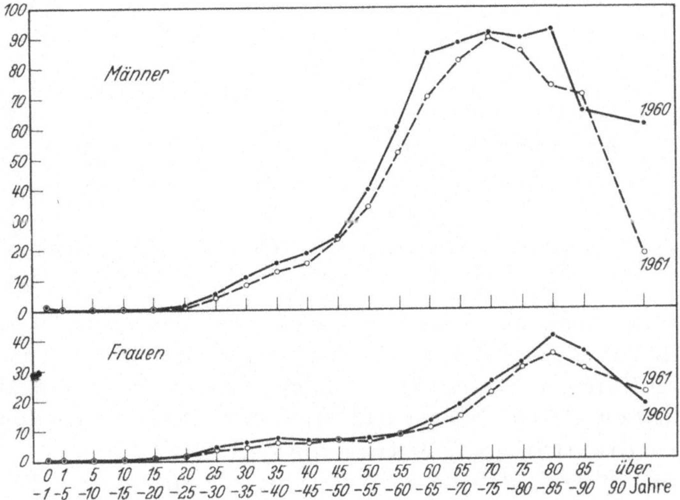

Abb. 14. Sterblichkeit an Tuberkulose der Atmungsorgane in der
Bundesrepublik in den Jahren 1960 und 1961 auf je 100 000

Nach Abb. 15 sind — wie auch Tab. 9 zeigt — bei der Sterblichkeit an extrapulmonaler Tuberkulose keine nennenswerten Änderungen erfolgt. 193 Fälle = 0,4
a. 100 000 E. betreffen die tuberkulöse Meningitis, 408 Personen starben an sonstigen
Formen der extrapulmonalen Tuberkulose.

In den Altersklassen der Kinder und Jugendlichen (0 — 20 J) sind 133 Sterbefälle
an Tuberkulose zu verzeichnen, davon entfallen 61 = 46 % auf die tuberkulöse Meningitis, 12 auf sonstige Tuberkulosen und 60 auf die Tuberkulose der Atmungsorgane. Im Jahre 1960 sind 148 Kinder und Jugendliche an Tuberkulose gestorben,
und zwar 87 an Meningitis, 14 an Tuberkulose sonstiger Organe und nur 47 an
Tuberkulose der Atmungsorgane. Der Anteil der Meningitis belief sich i. J. 1960
noch auf 59 %. Der Rückgang der Sterbefälle an tuberkulöser Meningitis betrifft in
erster Linie die Altersklassen von 0 — 5 Jahre, die Abnahme beläuft sich hier auf 16
Fälle. Im Jahre 1955 entfielen 46,3 % der Sterbefälle an tuberkulöser Meningitis auf
die der Kinder und Jugendlichen, i. J. 1961 handelte es sich um nur noch 31,6 %.
Auch hier erfolgt mehr und mehr eine Verschiebung nach den mittleren und höheren
Altersklassen. Dies geht auch aus der Altersverteilung der an Tuberkulose verstorbenen Personen hervor: Im Jahre 1950 belief sich der Anteil der 0 — 20jährigen an
den Tuberkulosesterbefällen auf 10,2 %, i. J. 1961 ist dieser auf 1,7 % gefallen.

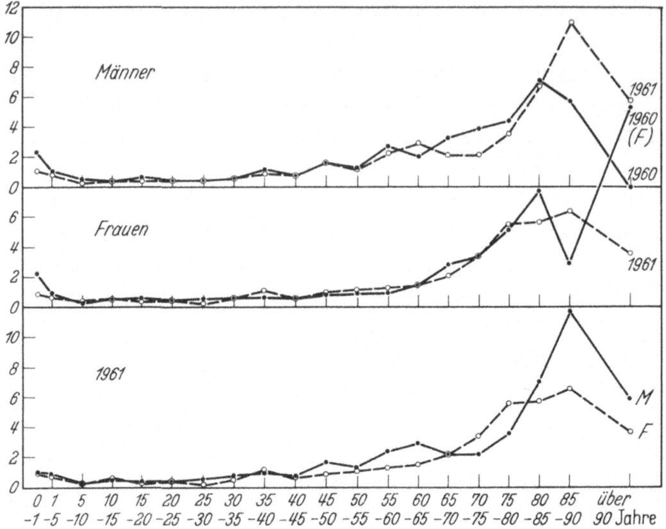

Abb. 15. Sterblichkeit an extrapulmonaler Tuberkulose in der Bundesrepublik in den Jahren 1960 und 1961 a. je 100 000

Über die Entwicklung der Tuberkulosesterblichkeit der 0—20jährigen in den
Bundesländern unterrichtet Tab. 10. Es zeigt sich in allen Ländern innerhalb der
betrachteten 11 Jahre ein sehr erheblicher Rückgang auf Werte, die im Mittel unter
1 Verstorbenen auf 100 000 Kinder und Jugendliche liegen. Etwas höhere Werte
haben vor allem das Saarland und Bayern aufzuweisen. Die niedrigsten Sterbeziffern
entfallen neben Schleswig-Holstein auf die Stadtstaaten Hamburg u. Berlin (West).
Die bisherige Entwicklung rechtfertigt die Annahme, daß es in wenigen Jahren eine
Tuberkulosesterblichkeit der Kinder und Jugendlichen praktisch nicht mehr geben
wird.

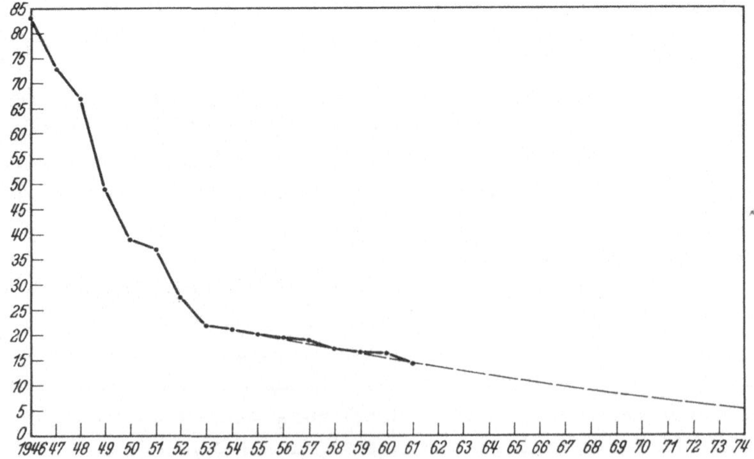

Abb. 16. Sterblichkeit an Tuberkulose aller Formen in der Bundesrepublik
von 1946 bis 1961 auf je 100 000 E.

In Abb. 16 ist die Tuberkulosesterblichkeit in der Bundesrepublik von 1946 bis 1961 dargestellt und gestrichelt ein Verlauf angegeben, wie er bei Fortbestand des Trends der letzten 10 Jahre mit einer gewissen Wahrscheinlichkeit erwartet werden kann. Auch wenn die Tuberkulose wohl niemals völlig ausgerottet werden wird, so ist doch damit zu rechnen, daß sie immer mehr an Bedeutung verlieren wird; die Tuberkulosemortalität dürfte in etwa 10 Jahren noch ungefähr ein Drittel der derzeitigen Sterblichkeit betragen.

Die Auswertung von Sektionsergebnissen im In- und Ausland (s. F. KREUSER und A. KEUTZER „Über die Mortalität und Morbidität an Tuberkulose nach Sektionsbefunden) Dtsch. med. Wschr. 88 (1963) 1522 zeigt, daß zahlreiche Tuberkulosen erst mit bzw. nach dem Tode bekannt werden, die tatsächliche Tuberkulosesterblichkeit daher nicht unwesentlich höher ist als die amtlichen Statistiken erkennen lassen. Dies ist umsomehr der Fall, je mehr die Tuberkulose zur Krankheit und Todesursache der älteren und alten Leute wird, bei denen sie jedoch nicht als Neuerkrankung sondern überwiegend als Verschlechterung oder als Reaktivierung in Erscheinung tritt. Diese Tatsache sollte bei unklaren Symptomen älterer und alter Leute Berücksichtigung finden. Bisher wird sicher nicht ausreichend an diese Möglichkeit gedacht.

Tabelle 10. *Sterblichkeit der 0—20jährigen an Tuberkulose in den Bundesländern von 1950—1961 auf je 100 000*

Jahr	Schleswig-Holstein	Hamburg	Nieder-sachsen	Bremen	Nordrhein-Westfalen	Hessen	Rheinland-Pfalz	Baden-Württembg.	Bayern	Saarland	Bundes-gebiet	Berlin-West
1950	17,0	10,6	15,0	12,1	15,6	9,6	14,6	9,5	10,1	—	13,0	16,9
1952	8,8	2,1	7,4	6,6	7,5	5,9	6,7	5,5	6,0	—	6,6	5,1
1954	4,5	1,6	3,4	2,3	3,5	2,4	3,3	2,6	3,8	—	3,3	2,8
1956	3,3	1,2	1,9	0	2,5	1,1	2,7	1,8	2,4	6,6	2,2	1,4
1958	1,7	0,2	1,0	1,1	1,4	0,8	1,2	1,4	1,7	3,1	1,3	1,1
1961	0,4	0,2	0,8	1,1	0,8	0,7	1,0	0,7	1,3	2,2	0,9	0,5

c) Sterblichkeit der Offentuberkulösen an Lungentuberkulose

Ende 1961 wies der Bestand 80 499 Personen mit ansteckungsfähiger Lungentuberkulose auf. An Lungentuberkulose sind während des Jahres 1961 7 102 Personen verstorben. Daraus ergibt sich eine Tuberkuloseletalität der Offentuberkulösen i. J. 1961 von etwa 8,2 %.

Im Jahre 1950 waren in der Bundesrepublik 137 258 Offentuberkulöse registriert, an Lungentuberkulose gestorben sind damals 15 600 Personen; für die Offentuberkulösen ergab sich damit eine Tuberkuloseletalität von 10,2 %. Eine rasche Besserung der Prognose trat mit der Einführung der INH-Therapie ein: Im Jahre 1953 sank die Tuberkuloseletalität der Offentuberkulösen auf 6,2 % ab. Die Besserung auch der Offentuberkulösen führte in der Folgezeit zu einem stärkeren Abbau ihres Bestandes, während die Sterblichkeit—wie Abb. 16 zeigt—ab 1954 nurmehr zögernd absank, so daß ein Anstieg der Letalität erfolgte, die sich seit einigen Jahren um ungefähr 8 % ziemlich konstant hält.

Infolge deren erhöhter Anfälligkeit kann man mit einer allgemeinen Mortalität (ohne Tuberkulose) von ca. 2,5 − 3 % rechnen. Die Gesamtletalität der Offentuberkulösen beträgt z. Zt. etwa 10,5−11,0 %. Für die verschiedenen Altersklassen der Männer und Frauen sind diese Verhältnisse in Abb. 17 dargestellt.

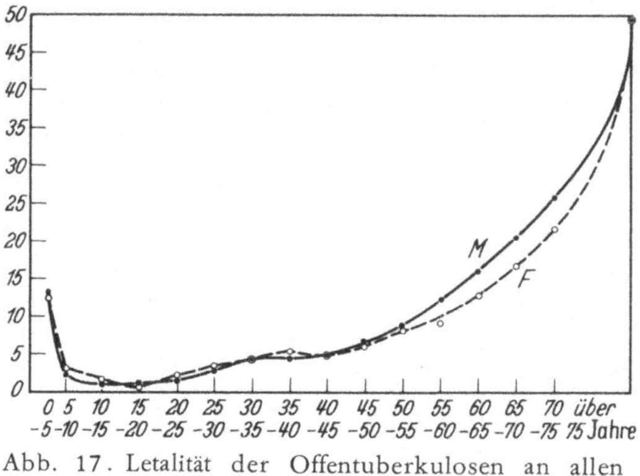

Abb. 17. Letalität der Offentuberkulosen an allen Ursachen i. J. 1960

In den Altersstufen 5 − 35 J. liegt die Letalität der Offentuberkulösen unter 5 %, die 0 − 5jährigen haben eine allgemeine Letalität, die etwa der der 60jährigen entspricht, während bei den Offentuberkulösen von über 45 Jahren eine mit dem Alter rasch anwachsende Verschlechterung der Prognose und der Lebenserwartung eintritt. Auch wenn durch die moderne Therapie viele Tuberkulöse vor dem Tod an Tuberkulose bewahrt werden, so haben die Offentuberkulösen besonders der höheren Lebensalter doch immer eine noch recht ungünstige Prognose.

Zusammenfassung

(Tuberkulose − Mortalität)

Im Jahre 1961 sind in der Bundesrepublik Deutschland 7 703 Personen an Tuberkulose aller Formen gestorben = 14,2 % a. 100 000 E., das sind um 2,0 Personen je 100 000 E. weniger als im Vorjahr. Der Rückgang der Sterblichkeit hat nunmehr auch die höheren Altersklassen erfaßt. Bei Fortbestand der Entwicklung dürfte die Tuberkulosemortalität bis zum Jahre 1975 etwa auf ein Drittel der derzeitigen Werte gefallen sein.

Die Tuberkuloseletalität der Offentuberkulösen liegt ziemlich konstant bei etwa 8 %, ihre allgemeine Letalität ist auf 10 − 11 % zu schätzen. Die Prognose der über 75-jährigen Offentuberkulösen ist mit ca. 50 % Sterbewahrscheinlichkeit recht ungünstig.

Summary: Tuberculosis — death rate

In the German Federal Republic 7 703 persons died of tuberculosis of all types in 1961 = 14.2 % of 100 000 inhabitants, this means 2.0 persons per 100 000 inhabitants less than in the previous year. The decrease of mortality now also extended to the higher age groups. If this development continues, tuberculosis-mortality will have decreased to one third of the present rates until 1975.

Lethality of tuberculosis in acute open cases is rather constant around 8 %, its general lethality is estimated at 10 − 11 %. Prognosis of patients suffering from open tuberculosis aged over 75 is rather unfavourable with about 50 % of probable mortality rate.

Résumé: Tuberculose — Mortalité

Au cours de l'année 1961 7 703 personnes sont mortes de tuberculose de toute forme dans la République Fédérale Allemande − 14,2 sur 100 000 hab., on enregistre une baisse de 2,0 personnes sur 100 000 hab. par rapport à l'année précédente. La diminution de la mortalité atteint actuellement les personnes âgées à leur tour. Si cette évolution continue la mortalite tuberculeuse sera tombée en 1975 à environ un tiers des chiffres actuels.

La mortalité tuberculose pour les formes ouvertes reste à peu près constante à 8 %, la mortalité générale de ces personnes est estimée à 10 − 11 %. Le pronostic pour les malades de plus de 75 ans atteints de tuberculose ouverte comporte une mortalité probable de 50 % environ et est donc très défavorable.

Resumen: Mortalidad por la tuberculosis

En el año 1961 en la República Federal Alemana han fallecido 7 703 personas por tuberculosis de todas las formas (14,2 % por 100 000 habitantes, es decir 2 personas menos por 100 000 habitantes que en el año anterior). El retroceso de la mortalidad ha afectado en este caso también los grupos de edad más elevada. En caso de seguir este curso evolutivo, en el año 1975 la mortalidad por la tuberculosis se habría reducido a un tercio de los valores actuales.

La letalidad tuberculosis de las formas abiertas muestra un valor bastante constante de aproximadamente el 8 %, su letalidad general se puede calcular en un 10 − 11 %. El pronóstico de los enfermos de más de 75 años con tuberculosis abiertas es, con una probabilidad de muerte de aproximadamente el 50 %, muy desfavorable.

4. Tiertuberkulose

Im Rahmen der „Grünen Woche Berlin 1963" fand am 27. 1. 1963 eine Feierstunde aus Anlaß der Bekanntgabe der Tuberkulosefreiheit der deutschen Rinderbestände statt, in der Prof. WAGENER diesen Erfolg in seiner Bedeutung für Landwirtschaft und Veterinärmedizin und Dr. KREUSER bezüglich der Auswirkungen auf die Volksgesundheit würdigten.

Im Jahre 1952, zu Beginn der nunmehr abgeschlossenen Bekämpfungsaktion, waren über 60 % der deutschen Rinderbestände mit Tuberkulose verseucht. Die Situation war damit weit ungünstiger als in anderen Ländern, in denen inzwischen die Ausrottung der Rindertuberkulose mit Erfolg abgeschlossen worden war: In *Dänemark* mit einer Ausgangsverseuchung von 40 % waren dazu 40 Jahre erforderlich, in *Schweden* mit etwa 30 % wurden die Maßnahmen über 30 Jahre durchgeführt, in

Norwegen mit 8 % Durchseuchung über 20 Jahre. Die *USA* mit einer Durchseuchung von zwischen 8 – 10 % und vereinzelt 50 % benötigten 20 Jahre für die Tilgungsaktion. In den *Niederlanden* und der *Schweiz* sind die Bekämpfungsaktionen seit Jahren erfolgreich abgeschlossen, in *Schottland* und anderen Ländern nähern sie sich dem Ende. In der *Schweiz* wurden – wie in der Bundesrepublik Deutschland – dafür 10 Jahre benötigt.

Der der deutschen Landwirtschaft durch die Rindertuberkulose entstandene Schaden dürfte nach WAGENER etwa 275 Millionen DM jährlich betragen haben. Die Gesamtkosten für die Tilgung der Rindertuberkulose sind mit weit mehr als 2 Milliarden DM zu veranschlagen. Auf der Aktivseite stehen neben dem Wegfall des auf 275 Millionen DM zu bemessenden Schadens der *Wertzuwachs* des tuberkulosefreien Rindes um etwa 30 % und der *Leistungszuwachs* um ca. 22 %. Nach den Darstellungen von *Wagener* entfielen 1952 auf 100 Kühe 75 Kälber, i. J. 1961/62 dagegen 86,8. Weiter sind die Verluste durch beanstandete tuberkulöse Schlachtrinder von 35 % i. J. 1950 auf 0,25 % i. J. 1961/62 zurückgegangen. Daß es gelungen ist, innerhalb von nur 10 Jahren die deutschen Rinderbestände von der Tuberkulose zu befreien, ist nicht nur der Initiative der Vertreter der Tier- und der Human-Medizin und der Behörden zu verdanken, sondern weitgehend der Einsicht und Unterstützung der Tierhalter, die sich der Aktion freiwillig zur Verfügung stellten.

Die Rindertuberkulose ist eine Zooanthroponose, d. h. eine vom Tier auf den Menschen übertragbare Seuche. Ihr relativ hoher Anteil an der Tuberkulose der Menschen war mit eine der wichtigsten Voraussetzungen für die Durchführung der Bekämpfungsaktion. Etwa 5 % der Lungentuberkulosen und ungefähr 25 % der Organtuberkulosen werden durch bovine Tuberkulosebakterien verursacht, d. h. insgesamt etwa 10 % aller Erkrankungen an Tuberkulose. Nach KREUSER sind allein i. J. 1960 rund 45 Millionen DM für Maßnahmen im Rahmen der Behandlung und Betreuung solcher Tuberkulösen aufgewendet worden, die an einer durch das Rindertuberkulosebakterium verursachten Tuberkulose erkrankt waren. Die Ausrottung der Rindertuberkulose bedeutet deshalb nicht nur einen sehr beträchtlichen materiellen Erfolg für die Landwirtschaft, sondern stellt für die Volksgesundheit einen unschätzbaren Gewinn dar.

In der Bundesrepublik muß mit einer etwa 50 %igen Durchseuchung der Bevölkerung mit Tuberkulosebakterien gerechnet werden, d. h. daß rund 27 Millionen irgendwann einmal während ihres Lebens mit Tuberkulosebakterien infiziert worden sind. Davon dürften – nachdem in früheren Jahren der Anteil der bovinen Infektionen höher gewesen sein wird als heute – mindestens 3 Millionen den Typus bovinus beherbergen. An einer aktiven Tuberkulose sind immer noch rund 350 000 Personen erkrankt, und jährlich ereignen sich mindestens 100 000 Neuerkrankungen. Davon fallen ca. 35 000 bzw. 10 000 dem Typus bovinus zur Last. Die Zahl der ansteckenden Erkrankungen ist mit mindestens 100 000 zu veranschlagen, während auf die Neuerkrankungen ca. 20 000 entfallen. An einer durch den Typus bovinus verursachten – und zur Zeit ansteckenden – Tuberkulose leiden somit etwa 10 000 Personen, weitere 2 000 erkranken pro Jahr an dieser Tuberkuloseform. Auch wenn von diesen ein großer Teil auf die Stadtbevölkerung und solche Personen entfällt, die keinerlei Kontakt mit Rindern haben, so dürfte doch ein beträchtlicher Teil der bovine Tuberkulosebakterien ausscheidenden Personen auf die Landbevölkerung entfallen und damit auf jenen Personenkreis, der direkt oder indirekt mit Rindern in

Berührung kommt. Obwohl nur der Typus bovinus eine Erkrankung der Rinder verursacht, stellt auch der Typus humanus für die Tierhalter eine Gefahrenquelle dar, weil er eine positive Tuberkulinreaktion auslöst, deren Differenzierung mit den derzeitigen Methoden nicht möglich ist.

Wenn also der Erfolg gewahrt werden soll, der mit den Bekämpfungsmaßnahmen erreicht worden ist, dann muß die Reinhaltung der tuberkulosefreien Rinderbestände energisch durchgeführt werden. Solange aber der Mensch eine der Hauptursachen für Reinfektionen darstellt, kann dies nur dann ermöglicht werden, wenn eine systematische Kontrolle aller in der Tierhaltung tätigen Personen vorgenommen wird. Wenn es gelungen ist, die Landwirtschaft auf freiwilliger Basis für die Durchführung der erforderlichen Maßnahmen zur Ausrottung der Rindertuberkulose zu gewinnen, dann sollte es in enger Zusammenarbeit zwischen Veterinär- und Human-Medizin ebenfalls möglich sein, die von Menschen ausgehenden Reinfektionen auf ein Minimum zu reduzieren.

Der Erfolg dieser zehnjährigen Bemühungen um die Ausrottung der Rindertuberkulose ist erst dann gewährleistet, wenn die Zahl der jährlich erneut festgestellten Reagenten unter den Rindern praktisch auf Null abgesunken ist. Nachdem aber neben dem Menschen u. a. Hunde, Katzen und das Wild bovine Tuberkulosebakterien übertragen können, wird es noch vieler Anstrengungen bedürfen. Eine nicht unwesentliche Rolle spielt in diesem Zusammenhang auch die durch das Mycobakterium avium verursachte Geflügeltuberkulose. Auch wenn dieser Erreger für das Rind nicht pathogen ist, so verursacht er doch ebenfalls eine positive Tuberkulinreaktion, die nicht immer und nicht sicher von der durch den Typus bovinus ausgelösten abgegrenzt werden kann. Die Folgerungen liegen auf der Hand, und die hier bestehende Gefahr kann durch eine völlige Beseitigung der Geflügeltuberkulose abgewendet werden. Nach WAGENER ist dies nur möglich, wenn in den bäuerlichen Geflügelbeständen das Haltungsprinzip grundlegend geändert wird. Unüberwindliche Hindernisse stehen dieser Aufgabe nicht entgegen.

Zusammenfassung

Tiertuberkulose

In der Bundesrepublik Deutschland ist die Rindertuberkulose nach zehnjährigem Bemühen getilgt. Für die erforderlichen Maßnahmen mußten über 2 Milliarden DM aufgewendet werden. Damit entfallen die Verluste, die der Landwirtschaft bisher durch Wert- und Leistungsminderung der tuberkulösen Rinder mit jährlich etwa 275 Millionen DM entstanden waren. Der Typus bovinus ist mit ca. 10% an der menschlichen Tuberkulose beteiligt; allein i. J. 1960 mußten rund 45 Millionen DM für Behandlung usw. bovin infizierter Tuberkulöser aufgewendet werden. Die künftigen Maßnahmen dienen in erster Linie der Vermeidung von Reinfektionen, für die in erster Linie der Mensch in Frage kommt. Besonderer Wert ist auf die Ausrottung der Geflügeltuberkulose zu legen.

Summary: Bovine tuberculosis

In the German Federal Republic bovine tuberculosis is extinguished after a ten years' effort. 2000 millions of DM had to be spent for the measures required. But from now on agriculture will no longer suffer the losses caused by reductions in value and performance of tuberculous cattle, amounting to approximately 275 millions of DM. The typus bovinus is responsible for human tuberculosis to about 10 % ; e. g. in 1960 about 45 million DM had to be spent for treatment etc. of persons infected with bovine tuberculosis. Future steps are primarily aiming at the prevention of reinfections concerning humans in the first place. Particular emphasis should be placed on the eradication of fowl tuberculosis.

Résumé: La tuberculose bovine

Après dix ans d'efforts on est venu à bout de la tuberculose bovine dans la République Fédérale Allemande. On a du dépenser plus de 2 milliards de DM pour l'application des mesures nécessaires. Mais à l'heure actuelle les pertes de quelque 275 millions de DM par an que subissait jusqu'ici l'agriculture par suite de la diminution de la valeur et du rendement des boeufs n'existent plus. Le bacille bovin est en cause dans environ 10 % des tuberculoses humaines ; rien qu'en 1960 on a du dépenser une somme globale de 45 millions de DM pour le traitement etc de personnes in—fectées par le bacille bovin. Les mesures futures serviront en premier lieu à éviter les réinfections qui touchent l'homme avec prédilection. Il faut s'efforcer particulièrement à eliminer la tuberculose aviaire.

Resumen: La tuberculosis bovina

En la República Federal Alemana la tuberculosis bovina después de diez años de esfuerzos se ha consequido extirpar. Para aplicar las medidas necesarias se tuvo que gastar más de 2 mil millones de marcos. Pero ahora no existen las pérdidas, que se producían hasta ahora en la ganadería por la disminución del valor y el rendimiento de las vacas tuberculosas, y que ascendían a aproximadamente 275 millones de marcos anuales. El tipo bovino participa en la tuberculosis humana con aproximadamente un 10%. Solamente en el año 1960 se tuvo que emplear unos 45 millones de marcos para el tratamiento de tuberculosos con infecciones de origen bovino. Las medidas futuras están dirigidas en primer lugar a evitar, reinfecciones, cuyo origen más probable es el hombre. Hay que conceder una especial importancia a la extirpación de la tuberculosis aviar.

5. Die Tuberkulose in Mitteldeutschland

In Mitteldeutschland sind nach brieflicher Mitteilung von STEINBRÜCK i. J. 1961 528 464 BCG-Schutzimpfungen vorgenommen worden. Davon entfallen 291 357 auf Neugeborene, wodurch 98,2 % der Lebendgeborenen abzüglich der vor der Impfung Verstorbenen erfaßt wurden.

Die Zahl der Volks-Röntgenreihenuntersuchungen belief sich 1961 auf 10,2 Mill.

Die Erfassung der Tuberkulosekranken wurde weiter intensiviert und führte zu dem Ergebnis, daß nicht mehr als 10 % aller Fälle erst durch Tod, Sektion oder innerhalb der ersten 3 Krankheitsmonate bekannt werden. Durch die am 1. Jan. 1962 in Kraft getretene Verordnung zur Verhütung und Bekämpfung der Tuberkulose soll die Erfassung vervollkommnet werden.

Im Jahre 1960 sind in Mitteldeutschland (ohne Ost-Berlin) 21 224 Neuzugänge gemeldet worden; 1961 belief sich deren Zahl (einschl. Ost-Berlin) auf 20 367 = 119 a. 100 000 E. Dieser Wert entspricht ziemlich genau der Zahl der Neuzugänge in der

Bundesrepublik einschl. West-Berlin, nämlich 115,2 a. 100 000 E. Da aber in der Bundesrepublik zweifellos ein Teil der tatsächlich erkrankten Personen nicht bzw. zum Teil erst später – nach Verschlechterung – ermittelt werden, während in Mitteldeutschland der Prozentsatz der unbekannten Tuberkulösen infolge der intensiven Erfassung niedriger ist, dürfte die Tuberkulosemorbidität in der Bundesrepublik in Wirklichkeit eher höher liegen als in Mitteldeutschland. Wenn jahrelang über 50 % der erwachsenen Bevölkerung jährlich durch RRU erfaßt werden, dann muß dies ja zu besseren Ergebnissen führen, als wenn pro Jahr nur 10 – 12 % der Bevölkerung durch RRU erfaßt werden. Die Altersgliederung der Neuzugänge ist aus Tab. 11 zu ersehen.

Der Bestand belief sich Ende 1960 (ohne Ost-Berlin) auf 159 143 Personen = 987,4 a. 100 000 E, am 31. 12. 1961 waren (einschl. Ost-Berlin) 163 684 Personen mit aktiver Tuberkulose gemeldet = 958 a. 100 000 E. Der nur geringe Rückgang gegenüber dem Vorjahr ist bemerkenswert. In der Bundesrepublik waren zum gleichen Zeitpunkt 580,0 Personen auf je 100 000 mit einer aktiven Tuberkulose registriert.

Die Sterblichkeit an Tuberkulose aller Formen ist innerhalb des Berichtsjahres von 16,6 auf 14,6 je 100 000 E gefallen und liegt damit praktisch genau so hoch wie in der Bundesrepublik (14,3). Während aber in der Bundesrepublik i. J. 1961 noch 96 Kinder unter 15 Jahren einer Tuberkulose zum Opfer fielen, handelte es sich in Mitteldeutschland um nur noch 13. Die Tuberkulosesterblichkeit der Kinder in der Bundesrepublik ist damit mehr als doppelt so hoch wie in Mitteldeutschland (0,83 gegen 0,35 a. 100 000 K). Daß diese Entwicklung der umfassend durchgeführten BCG-Schutzimpfung in Mitteldeutschland zugeschrieben werden muß, kann kaum bezweifelt werden.

Was die Tuberkulosedurchseuchung der Bevölkerung in Mitteldeutschland anbelangt, so hat *Ganguin* (Ztschrft. f. Tbk. 119 (1963) 181) darüber Untersuchungen angestellt, nach welchen auch in Mitteldeutschland „eine Änderung der Tuberkulosesituation mit Verminderung des Infektionsrisikos eingetreten ist, was sich am deutlichsten in der absinkenden Tendenz der Quote der natürlich infizierten Schulanfänger und in einer Verzögerung des Durchseuchungstempos widerspiegelt. Nach unseren Ermittlungen wird die vollständige Tuberkulosedurchseuchung erst zu einem späteren Zeitpunkt, d. h. um das 40. Lebensjahr erreicht. Es ist daher mit einer relativen Zunahme später Primärinfektionen zu rechnen. Besondere seuchenhygienische Bedeutung dürfte auch der kontinuierlichen Abnahme der Tuberkuloseempfindlichkeit des höheren Alters zukommen."

Zusammenfassung

(Die Tuberkulose in Mitteldeutschland)

In Mitteldeutschland wird die Erfassung der Tuberkulösen intensiviert. Dadurch wird sich der bisherige statistisch bekannt gewordene Rückgang der Neuzugänge und des Bestandes zunächst verlangsamen. Im Jahre 1961 sind 20 367 Neuzugänge ermittelt worden = 119 a. 100 000 E. Der Bestand belief sich auf 163 684 Personen = 958 a. 100 000 E. Die Sterblichkeit ist auf 14,6 je 100 000 E abgesunken. Unter 15 Jahren sind nur 13 Kinder = 0,35 a. 100 000 K. gestorben.

528 404 BCG-Impfungen wurden durchgeführt und dabei 98,2 % der Neugeborenen geimpft.

Tabelle 11. *Neuzugänge, Sterbefälle und Bestand an aktiver Tuberkulose im Jahr 1961 in Mitteldeutschland einschl. Ost-Berlin*

| Altersgruppen | absolute Zahlen | | | | | | auf 10000 Lebende jeder Altersgruppe | | | | | |
| | Neuzugänge an akt. Tbk | | Sterbefälle an Tbk | | Endbestand an akt. Tbk | | Neuzugänge an aktiver TbK | | Sterbefälle an Tbk | | Endbestand an akt. Tbk | |
	männl.	weibl.	männl.	weibl.	männl.	weibl.	männl.	weibl.	männl.	weibl.	männl.	weibl.
unter 1 J.	12	13	2	—	13	12	0,8	0,9	0,14	—	0,9	0,8
1 bis „ 5 „	174	161	2	3	393	363	3,2	3,1	0,04	0,06	7,2	7,0
5 „ „ 10 „	428	345	3	1	} 2918	} 2705	6,3	5,3	0,04	0,02	} 23,4	} 22,8
10 „ „ 15 „	228	269	1	1			4,2	5,2	0,02	0,02		
15 „ „ 20 „	566	512	5	3	2223	2266	10,4	9,6	0,09	0,06	44,1	46,0
20 „ „ 25 „	1094	1039	7	12	5579	5693	15,4	15,0	0,10	0,17	79,0	82,3
25 „ „ 30 „	903	767	24	18	6904	6703	15,5	13,3	0,41	0,31	115,6	114,7
30 „ „ 35 „	} 1431	} 1192	35	35	} 13627	} 12272	} 17,2	} 10,6	0,75	0,63	} 163,3	} 110,9
35 „ „ 40 „			46	35					1,28	0,61		
40 „ „ 45 „	521	416	28	25	5662	4522	18,4	8,9	0,99	0,54	188,3	91,9
45 „ „ 50 „	796	475	87	40	8019	4610	20,9	7,7	2,28	0,65	226,1	80,0
50 „ „ 55 „	} 2485	} 1103	169	53	} 24652	} 9342	} 23,4	} 7,5	3,34	0,71	} 236,0	} 64,4
55 „ „ 60 „			296	56					5,30	0,78		
60 „ „ 65 „	1332	602	338	79	12733	4459	28,0	9,1	7,11	1,20	264,4	67,5
65 J. und darüber	2071	1432	749	355	18047	9967	22,1	9,9	8,01	2,44	192,1	67,9
zusammen	12041	8326	1792	716	100770	62914	15,6	8,9	2,32	0,76	130,8	67,1
insgesamt	20367		2508		163684		11,9		1,46		95,8	

Durch Röntgenreihenuntersuchungen wurden 10,2 Mill. Personen allein i. J. 1961 erfaßt.

Summary: Tuberculosis in Central Germany

In Central Germany registration of persons suffering from tuberculosis is intensified. The decrease noted up to now of new registrations and of the actual total number will thereby be slowed down. In 1961 20 367 new registrations = 119 persons per 100 000 inhabitants were recorded. The total number amounted to 163 684 persons = 958 per 100 000 inhabitants. Mortality decreased to 14.6 per 100 000 inhabitants. There were only 13 children = 0.35 in 100 000 children who died under 15 years of age.
528 404 BCG vaccinations were performed and 98.2 % of all new-borns were vaccinated.
10.2 millions of persons were examined in the x-ray field examinations in 1961.

Résumé:

Dans l'Allemagne Centrale le recensement des tuberculeux a été intensifié. C'est pour cette raison que la diminution des nouvelles atteintes et du nombre total des tuberculeux ralentira. Au cours de l'année 1961 on a enregistré 20 367 nouvelles atteintes = 119 sur 100 000 hab. Le nombre total était de 163 684 personnes = 958 sur 100 000 hab. La mortalité est tombée à 14,6 sur 100 000 hab. Au-dessous de 15 ans seulement 13 enfants = 0,35 sur 100 000 enf. sont morts.
528 404 enfants ont été vaccinés au BCG, dont 98,2 % des nouveaux-nés.
Rien qu'en 1961 les examens radiologiques en série ont atteint 10,2 millions de personnes.

Resumen: La tuberculosis en la Alemania Central

En la Alemania Central se han intensificado las medidas para el descubrimiento de casos de tuberculosis. Con ello se lentificará el retroceso actual de los nuevos casos de enfermedad y de los existentes. En el año 1961 se han registrado 20 367 nuevos casos de tuberculosis = 119 por 100 000 habitantes. El número de casos existentes fué de 163 684 personas = 958 por 100 000 habitantes. La mortalidad ha descendido a 14,6 por 100 000 habitantes. De menos de 15 años han muerto solamente 13 niños = 0,35 por 100 000 niños.
Se practicaron 528 404 vacunas BCG, y de ellas 98,2 % en recién nacidos.
Solamente en 1961 se realizaron exploraciones radiológicas en serie en 10,2 millones de personas.

B. Stand der Abwehrmaßnahmen

1. Leistungen der öffentlichen Tuberkulosefürsorge

Die Zahl der Fürsorgestellen (Tab. 12) und deren personelle Besetzung hat sich seit dem Vorjahr wenig geändert: Im ganzen zeigt sich eine gewisse Mehrbelastung der Fürsorgeärzte (Berechnung auf den Kopf der Bevölkerung). Es handelt sich dabei um eine Folge des Wachstums der Gesamtbevölkerung; die absolute Zahl der in den Fürsorgestellen tätigen Ärzte (Tab. 13) hat von 710 auf 698 abgenommen; und zwar nicht wegen Stellenverminderung, sondern wegen der Schwierigkeit, die vorhandenen Planstellen zu besetzen, eine Erscheinung, die bekanntlich auch auf

5*

Tabelle 12. *Zahl der Fürsorgestellen und ihr Personal im Jahre 1961 (Entnommen aus den Länderstatistiken)*

LAND	Fürsorgestellen 1961		Tuberkulose-Fürsorgeärzte		1 Tbk.-Fürsorgearzt auf .... Einwohner		Zahl der Fürsorgerinnen 1961			1 Fürsorgerin auf .... Einwohner	
	Haupt-stellen	Neben-stellen	1960	1961	1960	1961	Allgemein	Tuberk.-Fürsorge	zusammen	1960	1961
Schleswig Holstein	20	29	49	45	47 100	51 700	145	12	157	14 000	14 800
Hamburg	14	1	19	23	96 800	80 000	11	70	81	22 700	22 700
Niedersachsen	—	—	145	144	45 400	45 600	—	—	—	11 200	—
Bremen	3	—	7	7	100 500	100 000	97	12	109	6 460	6 400
Nordrhein-Westfalen	94	284	256	258	62 000	61 800	1 626	30	1 656	9 840	9 600
Hessen	45	20	51	49	94 000	97 500	199	33	232	20 550	20 600
Rheinland-Pfalz	39	22	41	37	83 300	92 200	189	6	195	16 800	17 500
Baden-Württemberg	67	44	58	59	133 300	132 600	343	35	378	20 600	21 700
Bayern	138	61	72	65	132 000	145 600	723	26	749	12 600	12 700
Saarland	8	5	12	11	88 300	97 500	61	4	65	21 800	16 500
Bundesgebiet	428*)	466*)	710	698	75 700	77 000	3 594*)	228*)	3 622*)	12 900	—
West-Berlin	12	—	35	36	63 000	61 200	—	114	114	20 000	19 300

*) ohne Niedersachsen

Tabelle 13. *Ärzte in den Fürsorgestellen 1961 (nach Länderstatistiken)*

LAND	Gesamtzahl der in der Fürsorgestelle tätigen Lungen- und Nichtlungenfachärzte	Lungenfachärzte						Lungenfachärzte insgesamt Sp. 4 und Sp. 7	Nichtlungenfachärzte						Nichtlungenfachärzte insgesamt (Sp. 11 u. 14)
		Hauptamtlich als Ärzte des öffentl. Gesundheitsdienstes tätig			Nebenamtlich als Tuberkulose-Fürsorgeärzte tätig				Hauptamtlich als Ärzte des öffentl. Gesundheitsdienstes tätig			Nebenamtlich als Tuberkulose-Fürsorgeärzte tätig			
		ausschl. a. Tbk.-Fs.-Ärzte	nicht ausschl. a. Tbk.-Fs.-Ärzte	zusammen Sp. 2 und 3	hauptber. in freier Praxis	Hauptber. in Heilst. und Krkhs.	zusammen Sp. 5 und 6		ausschl. a. Tbk.-Fs.-Ärzte	nicht ausschl. a. Tbk.-Fs.-Ärzte	zusammen Sp. 9 und 10	hauptber. in freier Praxis	hauptber. in Heilst. und Krkhs.	zusammen Sp. 12 und 13	
	1	2	3	4	5	6	7	8	9	10	11	12	13	14	15
Schleswig-Holstein	45	9	2	11	3	2	5	16	3	24	27	—	2	2	29
Hamburg	23	19	1	20	—	—	—	20	—	2	2	—	1	1	3
Niedersachsen	144	7	8	15	28	29	57	72	5	59	64	4	4	8	72
Bremen	7	7	—	7	—	—	—	7	—	—	—	—	—	—	—
Nordrhein-Westfalen	258	29	27	56	7	14	21	77	5	171	176	—	5	5	181
Hessen	49	10	3	13	14	12	26	39	3	6	9	—	1	1	10
Rheinland-Pfalz	37	17	1	18	1	7	8	26	—	11	11	—	—	—	11
Baden-Württemberg	59	48	6	54	2	2	4	58	—	—	—	—	1	1	1
Bayern	65	41	9	50	3	9	12	62	2	—	2	—	1	1	3
Saarland	11	4	3	7	1	—	1	8	—	2	2	1	—	1	3
Bundesgebiet	698	191	60	251	59	75	134	385	18	275	293	5	15	20	313
West-Berlin	36	16	—	16	4	1	5	21	11	—	11	2	1	3	14

anderen Gebieten des Arztberufes immer beklagenswerter in Erscheinung tritt. Innerhalb der einzelnen Sparten „Hauptamtlich", „Nebenamtlich", „Lungenfacharzt" haben sich nur ganz geringe Verschiebungen ergeben.

Die Zahl der *Erstuntersuchungen* (Tab. 14) ist im Bundesgebiet um rund 24 000 angestiegen, in West-Berlin um 5 000 abgesunken. Die Steigerung kann teilweise dem Umstand zuzuschreiben sein, daß infolge der Ausführung des Bundesseuchengesetzes ein erheblich größerer Personenkreis die Gesundheitsämter aufsucht und sich unter diesem wieder eine Anzahl von Besuchern befindet, die wegen eines Lungenbefundes nachkontrolliert werden müssen, denn nach den im Abschnitt 3/6 gegebenen Zahlen kann eine Zunahme der Neuzugänge an Tuberkulosekranken ausgeschlossen werden. Dem langsam absinkenden Bestand an Tuberkulosekranken entspricht denn auch die um rund 50 000 erniedrigte Zahl der *Kontrolluntersuchungen*. Wenn die Zahl der Untersuchungen auf einen Fürsorgearzt in den einzelnen Ländern unterschiedlich ist, so hängt dies vorwiegend am System der Fürsorge, die zum Teil sehr große, zum Teil sehr kleine Kreise umfaßt, die von einem Arzt betreut werden. Im ganzen gesehen fallen die Stadtstaaten Hamburg und Bremen sowie das Land Baden-Württemberg durch hohe Untersuchungszahlen, Westberlin, Niedersachsen, Nordrhein-Westfalen, Bayern und das Saarland durch niedrige Zahlen auf. Im letzteren Fall muß wahrscheinlich auch die ungünstige personelle Besetzung der Fürsorgestellen verantwortlich gemacht werden. In Westberlin dagegen werden Untersuchungen teilweise durch Mittelformatschirmbildaufnahmen ersetzt, da dort jede Fürsorgestelle die erforderliche Einrichtung besitzt. Bei den *Laboratoriumsuntersuchungen* (Tab. 15) stehen die nordrhein-westfälischen Fürsorgestellen fast durchweg an der Spitze, nur Magensaftuntersuchungen und Tierversuche werden in Niedersachsen, Baden-Württemberg und Bayern zahlreicher durchgeführt. Mit Kulturversuchen steht Bayern bei weitem an der Spitze. In diesen Fällen kommt es sehr darauf an, inwieweit die Fürsorgestelle Gelegenheit hat, derartige Untersuchungsmethoden ohne finanzielle Belastung durchführen zu lassen. In Baden-Württemberg ist das z. B. im eigenen Laboratorium der Stadt Stuttgart und im tierhygienischen Institut in Freiburg möglich. Man möchte wünschen, daß diese Möglichkeiten, ähnlich wie im Forschungsinstitut in Borstel, auch anderswo in großzügigerer Weise gegeben wären. Letzten Endes werden die Gebühren für diese immer wichtiger werdenden Untersuchungen aus öffentlichen Mitteln in öffentliche Kassen entrichtet, was im Sinne der Seuchenbekämpfung eine erhebliche Erschwerung bedeutet, denn es werden notwendige Untersuchungen nicht aus ärztlichen, sondern aus fiskalischen Erwägungen unterlassen. Im übrigen ist die Zahl der Auswurfuntersuchungen bezogen auf den Bestand der Offentuberkulosekranken (Ia/b) abgesehen von Hamburg und dem Saarland in den übrigen Bundesländern ziemlich gleich hoch; für Hamburg wird angenommen, daß sich ein größerer Teil der chronischen Bakterienausscheider in Krankenhausbehandlung befindet und dort kontrolliert wird. Einen gewissen Maßstab für die Tätigkeit der Fürsorgestellen ergibt die Zahl der *Röntgenuntersuchungen*. (Tab. 16) Die einst allgemein übliche Methode der Röntgendurchleuchtung hat zahlenmäßig durchweg abgenommen, ohne daß in den meisten Ländern die Zahl der Großaufnahmen wesentlich zugenommen hat. Nur in Nordrhein-Westfalen ist ein beträchtlicher Anstieg feststellbar. Dort sind auch die Zahlen für die Aufnahmen im Schirmbildmittelformat besonders hoch: Es spiegelt sich darin die Zahl der vielen Großstädte dieses Landes wider, die mehr Schirmbildeinrichtungen besitzen als die

Tabelle 14. *Erstuntersuchungen aller Art absolut und auf 10 000 Einwohner und im Vergleich zum Personal der Fürsorgestellen* (nach den Länderstatistiken)

LAND	Erst-unter-suchungen	Erstuntersuchung. auf 10 000 Einw.		-. Erstuntersuchung. auf 1 Arzt		.. Erstuntersuchung. auf 1 Fürsorgerin		Neuzugänge Ia—Id auf 100 Erstunters.		Kontrollunters.	
	1961	1960	1961	1960	1961	1960	1961	1960	1961	absolut	a. 100 Ia-Id
Schleswig-Holstein	41 632	186	179	880	925	260	265	8,8	8,9	100 421	6,2
Hamburg	43 890	237	239	2 290	1 910	540	540	8,5	7,8	43 974	2,1
Niedersachsen	93 448	140	142	630	650	160	—	8,7	8,3	147 156	4,3
Bremen	14 570	191	209	1 925	2 080	122	134	5,2	6,3	26 271	4,4
Nordrhein-Westfalen	187 979	115	118	710	730	113	113	10,1	8,4	370 047	4,0
Rheinland-Pfalz	65 774	158	193	1 315	1 780	265	337	7,4	5,9	76 268	3,5
Hessen	76 106	152	159	1 430	1 550	313	327	6,5	6,1	84 966	4,3
Baden-Württemberg	171 294	217	218	2 900	2 900	448	453	5,8	5,4	197 699	5,4
Bayern	138 017	145	145	1 915	2 150	183	185	8,2	7,5	230 775	5,2
Saarland	7 832	85	73	750	740	176	120	14,5	17,5	17 282	3,3
Bundesgebiet	839 542	152	155	1 150	1 200	196	—	8,0	7,3	1 294 859	4,3
West-Berlin	29 448	157	133	992	820	315	258	13,5	7,5	77 539	2,7

Tabelle 15. *Laboratoriumsuntersuchungen in den Tuberkulose-Fürsorgestellen 1960*
(nach den Länderstatistiken 1961)

LAND	Sputum-unter-suchung.	Kehl-kopf-abstriche	Magen-saft-unters.	Tier-versuche	Kultur-versuche	Sputumuntersuchungen bezogen auf			Blutsen-kungen	Blut-bilder	Tuberku-linproben (i. d. Fürs.-stellen)	Urin-unter-suchung. auf TB.
						Ia+Ib Bestand	Ia—Ic Bestand	Ia—Ic Neuzug.				
Schleswig-Holstein	12 806	455	15	70	359	3,2	0,9	4,0	22 267	1 635	20 607	2 073
Hamburg	5 470	4 022	21	69	1 410	1,2	0,3	1,8	15 208	468	58 823	—
Niedersachsen	32 083	627	210	555	1 745	3,5	1,6	4,9	40 187	4 569	93 535	—
Bremen	4 490	363	7	1.7	15	3,7	0,9	5,9	4 159	2 228	31 785	—
Nordrhein-Westfalen	72 024	9 366	63	424	3 648	3,0	0,9	5,4	118 045	23 118	462 212	76 957
Rheinland-Pfalz	14 252	26	10	383	3 133	2,3	0,8	4,6	24 555	1 419	—	12 978
Hessen	11 127	1 444	93	42	616	2,1	0,7	3,0	12 342	606	11 957	455
Baden-Württemberg	19 648	2 530	289	508	3 425	2,0	0,6	2,6	29 008	2 221	100 319	—
Bayern	42 426	840	36	542	8 312	3,0	1,1	4,7	28 753	2 126	141 564	—
Saarland	2 163	—	—	33	35	1,2	0,5	2,0	1 235	4	25 035	33
Bundesgebiet	216 489	—	—	—	—	2,7	0,9	4,2	295 759	38 394	945 837	—
West-Berlin	20 915	11 369	99	71	7 486	3,0	0,8	5,8	12 559	747	4 314	217

Tabelle 16. *Röntgenleistungen der Tuberkulose-Fürsorgestellen 1960 und 1961* (nach den Länderstatistiken)

LAND	Sprechstunden-durchleuchtungen (Erst- u. Kontroll-untersuchungen		Großaufnahmen		Durch-leuchtungen pro Großaufnahmen		Reihen-durchleuchtungen außerhalb der Sprechtage		Schichtaufnahmen		Schirmbild-aufnahmen im Mittelformat im Rahmen der Tbk.-Fürs.-St.		gezielte RRU mit Schirm-bildaufn. außerh. v. Röntgenk.
	1960	1961	1960	1961	1960	1961	1960	1961	1960	1961	1960	1961	1960
Schleswig-Holstein	87 494	71 494	16 552	17 596	5,3	4,1	9 031	12 989	2 384	2 800	47 682	61 687	19 869
Hamburg	61 266	49 178	30 105	29 499	2,0	1,65	40 079	42 786	7 948	8 839	69 401	60 834	8 691
Niedersachsen	184 512	154 965	43 691	42 122	4,2	3,7	37 609	28 383	6 399	8 109	68 767	93 999	64 966
Bremen	43 472	40 841	6 302	9 146	6,9	4,5	12 443	59 129	2 932	721	21 210	?	53 964
Nordrhein-Westfalen	387 360	327 607	136 342	161 957	2,8	2,0	95 522	50 349	12 390	13 270	202 125	220 136	148 093
Hessen	132 265	113 140	15 626	17 148	8,5	6,6	10 860	7 837	567	1 055	32 523	50 367	2 813
Rheinland-Pfalz	132 021	—	22 275	—	6,0	—	25 151	—	244	—	13 179	—	—
Baden-Württemberg	315 402	296 868	60 419	59 206	5,2	5,0	34 919	33 656	15 106	12 718	61 935	67 497	? [1])
Bayern	388 544	368 792	32 785	30 858	11,9	11,9	73 181	67 573	4 026	1 874	52 473	56 944	98 999
Saarland	24 590	22 710	2 183	1 763	11,3	12,9	3 003	1 681	15	218	7 255	8 363	8 972
Bundesgebiet	1 756 926	—	416 280	—	4,2	—	341 798	—	49 011	—	576 568	—	—
West-Berlin	97 133	75 944	23 277	22 758	4,2	3,3	1 194	2 060	9 520	8 687	29 060	37 232	?

[1]) Schirmbildaufnahmen in Klein- oder Technikformat 60 626
Schirmbildaufnahmen bei Röntgenkataster 21 836

ländlichen Gebiete mit kleineren Gesundheitsämtern. Das Bestreben, die Tätigkeit in den Fürsorgestellen dadurch zu vereinfachen, daß von Durchleuchtungen nicht mehr im bisherigen Umfang Gebrauch gemacht wird, sondern daß man routinemäßige Untersuchungen, z. B. Kontrolle der Überwachungsfälle und Umgebungsuntersuchungen zunächst mittels des Schirmbildverfahrens durchführt, setzt sich allmählich durch. Zum Teil ist diese wünschenswerte Änderung darauf zurückzuführen, daß die Zahl der Röntgenuntersuchungen im Zunehmen begriffen ist, weil durch das Bundesseuchengesetz die Ausführung dieser Untersuchungen bei Personengruppen verlangt wird, für die bisher keine derartige Auflage bestanden hat. Es würde dem Bestreben, die Einwirkung ionisierender Strahlen auf den Organismus zu beschränken, entgegen wirken, wenn man diese Personenkreise durchleuchten würde, statt die leichter anwendbare und mit weniger Strahlenenergie durchführbare Schirmbildaufnahme zu fertigen, die zudem als Dokument zu den Akten des einzelnen Untersuchten genommen werden kann. In allen Ländern — außer Hamburg — ist daher die Zahl der Schirmbildaufnahmen im Mittelformat „im Rahmen der Tuberkulosefürsorge" erheblich angestiegen. Gezielte Röntgenreihenuntersuchungen mit Schirmbildaufnahmen außerhalb des Röntgenkatasters, also ohne Volksröntgenuntersuchung, sind vor allem in Nordrhein-Westfalen und in Bayern durchgeführt worden. Es dürfte sich in der Hauptsache um Angehörige bestimmter Behörden (Wohlfahrts- oder Arbeitsämter) und von industrieller oder kaufmännischer Unternehmen (Werk- und Belegschaftsuntersuchungen) gehandelt haben. Inwieweit die gesetzlich vorgeschriebenen Untersuchungen der Lehrkräfte der öffentlichen Schulen und die ebenfalls vorgeschriebene Untersuchung der „Heilpersonen" in dieser Rubrik enthalten sind, konnte aus den Berichten nicht ermittelt werden. — Da die Tuberkulosefürsorge ohne umfangreiche Anwendung des Röntgenverfahrens ihrer Aufgabe nicht gerecht werden kann, ist es natürlich, daß dem Strahlenschutz fortlaufend größte Aufmerksamkeit gewidmet wird. Die Fürsorgeärzte und die Hilfskräfte werden in dieser Beziehung geschult, die Apparaturen regelmäßig durch Strahlenphysiker kontrolliert.

Für die Fortbildung der Fürsorgeärzte auf ihrem Fachgebiet wird entweder durch Bereitstellung von Mitteln zum Zwecke der Besuche von Kongressen oder durch kleinere örtliche Veranstaltungen gesorgt, über die z. B. aus Schleswig-Holstein (Tbk. Arzt 15, (1961) 571 und 16 (1962) 242 von JANTZEN regelmäßig berichtet wird. Zwecks Intensivierung des Strahlenschutzgedankens tagt jährlich die Vereinigung der Strahlenschutzärzte, so daß auch die Tuberkulosefürsorgeärzte sich auf diesem Gebiet ständig fortbilden können. (Tbk. Arzt 151 (1961) 414 und 16 (1962) 386.

Zusammenfassung

(Leistungen der öffentlichen Tuberkulosefürsorge)

In der Bundesrepublik sind in rund 500 Hauptfürsorgestellen und etwa 530 Nebenstellen 700 Tuberkulose-Fürsorgeärzte tätig. Davon sind 385 Lungenfachärzte. Im Jahre 1961 sind rund 840 000 Erstuntersuchungen und fast 1,3 Mill. Kontrolluntersuchungen in den Fürsorgestellen durchgeführt worden. Die Zahl der Sputumuntersuchungen beläuft sich auf 216 000, die der Blutsenkungen auf 300 000. Darüber hinaus wurden ungefähr 1 Mill. Tuberkulinproben angestellt. Im übrigen haben sich die Leistungen der Fürsorgestellen gegenüber dem Vorjahr kaum verändert.

Summary: Achievement of tuberculosis public welfare centres

In the German Federal Republic 700 tuberculosis welfare doctors are working in approximately 500 main welfare centres and in about 530 branches. Of these 385 are specialists in lung diseases. During 1961 approximately 840 000 initial examinations and nearly 1,3 million control examinations were carried out at the welfare centres. The number of expectoration tests amounted to 216 000 and blood sedimentation tests to 300 000. Over and above this, about 1 million tuberculin tests were made. Otherwise activities in the welfare centres have hardly changed compared with the previous year.

Résumé: Bilan des services publics de lutte contre la tuberculose

Dans la République Fédérale 700 médecins s'occupent de la lutte contre la tuberculose dans quelque 500 dispensaires principaux et quelque 530 dispensaires accessoires. Il y a parmi eux 385 pneumo-phtisiologues spécialisés. Au cours de l'année 1961 environ 840 000 examens initiaux et à peu près 1,3 millions d'examens de contrôle ont été faits dans les dispensaires. Le nombre des examens de crachats s'élève à 216 000, celui des vitesses de sédimentation sanguine à 300 000. On a fait d'autre part environ 1 million de tests à la tuberculine. Pour le reste les prestations des dispensaires ont à peine changé par rapport à l'année précédente.

Resumen: Funciones de la asistencia publica tuberculosa

En la República Federal Alemana en alrededor de 500 dispensarios principales y unos 530 secundarios trabajaron 700 médicos de asistencia tuberculosa. 385 de ellos son especialistas de pulmón. En el año 1961 se han realizado aproximadamente 840 000 primeras exploraciones y casi 1,3 millones de exploraciones de control en los dispensarios. El número de investigaciones de esputos asciende a 216 000 y el de las velocidades de sedimentación globular a 300 000. Además se practicaron aproximadamente 1 millón de pruebas de la tuberculina. Por lo demás las funciones de los dispensarios han cambiado poco en relación con las del año anterior.

2. Zur Frage der Umgebungsuntersuchungen

In der Bundesrepublik werden zur Zeit etwa 90 000 Personen jährlich wegen Vorliegens einer *aktiven* Tuberkulose neu registriert. Davon stellen ca. 60 000 Fälle Ersterkrankungen dar, worunter hier solche Tuberkulosen zu verstehen sind, die erstmalig ihrem Träger und einer Tuberkulosefürsorgestelle bekannt werden. Da es sich hierbei nur zu einem kleinen Teil um Primärerkrankungen handelt, dürften diese Fälle vielfach auf einem Aufflackern älterer oder alter Prozesse beruhen, die infolge Symptomarmut den betroffenen Personen zur Zeit einer früheren Aktivität nicht zum Bewußtsein gekommen sind. Weitere 20 000 Erkrankungen stellen Verschlechterungen inaktiver Tuberkulosen von Patienten dar, die von den Fürsorgestellen als Überwachungsfälle betreut werden. Bei den restlichen 10 000 Zugängen handelt es sich um wegen Umzugs neu registrierte Tuberkulöse und um Wiedererkrankungen solcher Personen, die bereits früher einmal an einer aktiven Tuberkulose erkrankt und deshalb registriert waren, die aber nach Abklingen des damaligen Prozesses oder nach Ausheilung aus der Betreuung durch die Tuberkulosefürsorgestelle ausgeschieden waren und nun erneut eine aktive Tuberkulose aufweisen.

An ansteckungsfähigen Tuberkulosen werden zur Zeit etwa 35 000 Fälle pro Jahr bekannt, darunter befinden sich allein annähernd 20 000 Verschlechterungen bereits bekannter und registrierter Personen.

Auf die extrapulmonale Tuberkulose entfallen etwa 12 000 Fälle.

Die Bekämpfung der Tuberkulose beruht weitgehend auf den Maßnahmen, durch welche die Entwicklung und Verbreitung der Krankheit verhindert oder mindestens eingeschränkt wird. Hierzu gehören in erster Linie die Umgebungsuntersuchungen als eine der vordringlichsten Aufgaben der Tuberkulosefürsorgestellen. Bei diesen kommt es darauf an, innerhalb eines durch menschliche und berufliche Kontakte gegebenen Kreises die mußmaßliche Infektionsquelle bzw. — bei Offentuberkulösen — die neu angesteckten Personen zu ermitteln. Dieser Kreis ist klein bei Säuglingen und Kleinkindern sowie bei gehbehinderten alten Menschen, er ist nicht mehr oder nur noch wenig abzugrenzen in den Altersstufen der Schulkinder bis zum Beginn des Greisenalters, d. h. also bei der Masse der an Tuberkulose erkrankenden Personen. Das Ausmaß der Umgebungsuntersuchungen könnte klein gehalten werden, wenn Infektionen nur durch engen und häufigen Kontakt zustande kämen oder wenn die betreffenden Personen über eine hohe Widerstandskraft verfügten. Aber einmal ist letztere nicht meßbar und dann besteht durchaus die Möglichkeit einer Infektion bei flüchtigem engerem Kontakt, etwa im Kino, in der Straßenbahn usw.

Da über das Ergebnis der Umgebungsuntersuchungen nur vereinzelte ältere Zahlenangaben zur Verfügung stehen (s. *Kayser-Petersen,* zit. nach *Breu:* Beitr. Kl. Tbk., 124 (1961) 237, hat das Deutsche Zentralkomitee i. J. 1962 bei 35 Tuberkulosefürsorgestellen eine Umfrage veranstaltet, über deren Ergebnis nachfolgend berichtet wird.

Fünf Fürsorgestellen haben sich an der Umfrage nicht beteiligt; die Unterlagen zweier Fürsorgestellen konnten deshalb nicht berücksichtigt werden, weil sie Ergebnisse von RRU mitverwendet hatten, wodurch sich für diese eine unverhältnismäßig große Zahl von Umgebungsuntersuchungen ergab, die das Gesamtresultat verfälscht hätte.

In 28 Fürsorgestellen sind 2 446 Neuzugänge an bisher nicht bekannten Fällen von aktiver geschlossener Lungentuberkulose (Ic) registriert worden. Bei 2 064 Ic-Fällen = 84 % wurden Umgebungsuntersuchungen vorgenommen, und zwar insgesamt 9 637, d. h., daß bei je einen neuem Ic-Fall 4 bis 5 Personen darauf untersucht wurden, ob sie als Ansteckungsquelle anzusehen waren. Innerhalb der betroffenen Familien wurden 5 020, außerhalb der Familien 4 617 Personen erfaßt.

In 438 Fällen konnte die Ansteckungsquelle ermittelt werden, d. h. bei 18 % aller Neuzugänge bzw. bei 21 % der Neuzugänge, bei welchen Umgebungsuntersuchungen vorgenommen worden waren. In 79 % der Erkrankungen blieb die Quelle unbekannt. In 205 von 292 Fällen, d. h. in rund 70 % handelte es sich um Familienangehörige, die die Neuerkrankung verursacht hatten, in 87 Fällen gehörte sie nicht der Familie an. Bei den restlichen 146 Personen sind keine Angaben darüber gemacht worden, ob sie in oder außerhalb der Familie festgestellt worden sind.

363 Personen, d. h. 83 % der Ansteckungsquellen, befanden sich in Überwachung durch die Fürsorgestellen, und zwar handelt es sich um 294 als Ia + Ib-Fälle = 81 %, um 48 als Ic-Fälle = 13 %, um 20 als IIa geführte Fälle = 5,5 % und um 1 Id-Fall.

Nur 21 % aller als Ursache der Neuerkrankungen ermittelten Personen waren *als Infektionsquelle* vor den Umgebungsuntersuchungen *unbekannt,* d. h. rund 80 % der Neuerkrankungen Ic sind durch *bekannte Infektionsquellen* verursacht. Würde man dieses Ergebnis verallgemeinern, so bedeutete dies, daß etwa 30 000 der bisher jährlich neu registrierten 36 000 bis 38 000 Ic-Fälle durch in Überwachung stehende bekannte und nur 6 000 bis 8 000 durch unbekannte Offentuberkulöse verursacht werden.

In den *28 Fürsorgestellen* sind *i. J. 1962 1 512 Offentuberkulöse (Ia + Ib) neu registriert* worden. Bei 1 415 (= 93 %) wurden Umgebungsuntersuchungen vorgenommen. *In 63 Fällen = 4,2 %* ist die Neuerkrankung bei der Suche nach *Infektionsquellen* im Rahmen der Umgebungsuntersuchungen *bekannt geworden.*

Bei der Suche nach durch diese Offentuberkulösen angesteckten Personen wurden 4 180 Familienangehörige und 14 946 sonstige Personen erfaßt, d. h. auf einen Offentuberkulösen kamen etwa 3 Umgebungsuntersuchungen innerhalb und 10 außerhalb der Familie.

Insgesamt 19 126 dieser *zentrifugalen Umgebungsuntersuchungen* führten zur *Entdeckung von 356 Neuerkrankungen an Tuberkulose,* die durch neu bekanntgewordene Offentuberkulöse verursacht worden waren. Davon betrafen 214 = 60 % Familienangehörige.

Nach den Untersuchungsergebnissen sind bei 380 neu bekanntgewordenen Ic-Fällen (=16 % der Gesamtzahl) keine Umgebungsuntersuchungen durchgeführt worden. Es handelt sich dabei überwiegend um Ausländer, die nach Feststellung der Erkrankung abgereist sind, um ältere alleinstehende Personen, um Kinder, deren Kontakte bereits mehrfach untersucht worden waren, usw.

Von wenigen Ausnahmen abgesehen, berichten die Fürsorgestellen über Schwierigkeiten bei der Durchführung der Umgebungsuntersuchungen:

In der Bevölkerung ist eine gewisse Gleichgültigkeit gegenüber der Tuberkulose festzustellen.

Z. T. ist die Angst vor Röntgenstrahlen die Ursache für das Fernbleiben von Umgebungsuntersuchungen.

Infolge der Fluktuation der Bevölkerung entfallen zahlreiche notwendige Umgebungsuntersuchungen.

Die ländliche Bevölkerung beteiligt sich nur schwach an Umgebungsuntersuchungen. Diese werden mitunter vom Facharzt veranlaßt und deshalb der Fürsorgestelle nicht bekannt, zumal dann, wenn von Fachärzten oder Krankenhäusern die vorgeschriebene seuchenhygienische Meldung unterlassen wird. Namen von Kontaktpersonen werden vielfach nicht angegeben, da Angst vor menschlicher Isolierung besteht.

Infolge Mangels an Fürsorgerinnen und z. T. an Geräten sind mitunter Umgebungsuntersuchungen nicht durchführbar gewesen.

Ihrer Durchführung werden außerdem — besonders in kleinen Orten — durch die ärztliche Schweigepflicht Grenzen auferlegt.

Da Reisekosten und Arbeitsausfall bei Umgebungsuntersuchungen nicht immer vergütet werden, befolgt nur ein Teil der aufgeforderten Kontaktpersonen die Einladung der Fürsorgestelle.

Umgebungsuntersuchungen stoßen in Betrieben vielfach auf Ablehnung.

Einzelne Fürsorgestellen verzichten bei Ic-Fällen grundsätzlich auf Umgebungsuntersuchungen in Betrieben.

Die Feststellung, daß in rund 80 % der Fälle die Infektionsquelle unbekannt bleibt, deckt sich annähernd mit jener, daß bei den in der Kinderheilstätte Wangen behandelten Kindern und jungen Erwachsenen i. J. 1960 die Infektionsquelle in rund 75 % der Fälle nicht ermittelt werden konnte. In fast 25 % der Fälle handelte es sich um Familienangehörige und damit — wie bei der vorliegenden Untersuchung — überwiegend um bekannte Tuberkulöse.

Wenn trotz relativ intensiver Suche nach der Infektionsquelle nur in 20 – 25 % ein Erfolg beschieden war, dann ist dies ein ziemlich dürftiges Ergebnis. Allerdings ist nach allen bisherigen Erfahrungen (NEUMANN, G., Beitr. Klin. Tbk. 124 (1961) 515, SEIFFERT, H. G., Ztschr Tbk 111 (1958) 279 kaum anzunehmen, daß – selbst wenn die aufgeführten Schwierigkeiten bei den Umgebungsuntersuchungen weitgehend beseitigt werden könnten – ein wesentlich besseres Ergebnis erzielt werden würde.

Voraussichtlich spielen Exacerbationen – besonders bei den Angehörigen mittlerer und höherer Altersklassen – eine nicht unwesentliche Rolle; darüber hinaus scheint flüchtigen Kontakten bezüglich der Infektion mit Tuberkulosebakterien und der Erkrankung an Tuberkulose eine größere Bedeutung zuzukommen als gemeinhin angenommen wird.

Zusammenfassung

(Zur Frage der Umgebungsuntersuchungen)

Nach den Berichten von 28 Tuberkulose-Fürsorgestellen sind bei 2 064 Ic-Fällen von insgesamt 2 446 Neuzugängen an aktiver geschlossener Lungentuberkulose Umgebungsuntersuchungen vorgenommen worden, und zwar insgesamt 9 640, so daß also bei jedem neuen Ic-Fall 4 – 5 Personen darauf untersucht wurden, wieweit sie als Ansteckungsquelle anzusehen waren. In 438 Fällen, d. h. bei 18 % aller Neuzugänge, wurde die Infektionsquelle ausfindig gemacht, bei Vierfünfteln blieb sie unbekannt. In der überwiegenden Mehrzahl aller Fälle handelte es sich um Familienangehörige, die Neuerkrankungen verursachten. Diese Personen befinden sich größtenteils in Überwachung durch die Fürsorgestellen, und zwar zu 81 % als ansteckungsfähige Fälle, zu 13 % als geschlossene Tuberkulosen und zu fast 6 % als inaktive Lungentuberkulosen. Unter diesen Umständen muß angenommen werden, daß flüchtigen Kontakten bezüglich der Infektion mit Tuberkulose-Bakterien größere Bedeutung zuzukommen scheint, als im allgemeinen angenommen wird.

Summary: Question of Environment Tests

According to reports from 28 public health centres for tuberculosis, environment tests have been carried out on 2 064 Ic cases from 2 446 newly detected cases of active closed pulmonary tuberculosis, a total of 9 640, so that with every new Ic case, 4 – 5 persons were examined as to how far they could be a source of infection. In 438 cases, i. e., 18 % of all new cases, the source of infection could be detected. In 79 %, the source remained undetected. In the majority of cases it was a member of a family which caused a new infection; these persons are mainly supervised by the health centres, i.e. 81 % as contagious cases and 13 % as non-contagious cases and nearly 6 % as inactive cases of pulmonary tuberculosis.

Under these circumstances it must be supposed that a greater significance should be attributed to slight contacts in view of infection with tuberculosis bacteria than is assumed.

Résumé: A propos du problème de l'examen de l'entourage

Il ressort des rapports de 28 dispensaires anti-tuberculeux que dans 2 064 cas du groupe Ic, sur un total de 2 446 atteintes nouvelles de tuberculose pulmonaire active fermée, l'entourage a été examiné. Ces examens ont atteint 9 640 personnes en tout, ce qui correspond à 4 à 5 individus pour chaque nouveau cas Ic. Il s'agissait de préciser dans quelle mesure ces personnes représentaient la source contagieuse. Dans 438 cas, c'est à dire dans 18 % des atteintes nouvelles, la source contagieuse a été découverte, dans 79 % des cas elle est restée inconnue. Dans la grande majorité des cas il s'agissait de membres de la même famille qui étaient à l'origine des atteintes nouvelles. Ces personnes sont la plupart du temps contrôlées par les dispensaires, à savoir dans 81 % des cas comme atteintes contagieuses, dans 13 % des cas comme tuberculoses fermées et dans près de 6% des cas comme tuberculoses pulmonaires inactives. Dans ces conditions il faut admettre que les contacts fugitifs revêtent pour l'infection par les bacilles tuberculeux une plus grande importance qu'on ne l'admettait jusqu'ici.

Resumen: Acerca de la cuestión de la exploración de los alrededores del enfermo

Según los informes de 28 dispensarios antituberculosos se han realizado investigaciones de los alrededores del enfermo en 2 064 casos del grupo Ic de un total de 2446 casos nuevos de tuberculosis pulmonar cerrada activa; extendiendose en total a 9 640 personas, de tal manera que por cada nuevo caso Ic se exploraron 4—5 personas, siempre que pudiesen ser consideradas como fuente de la infección. En 438 casos, es decir en un 18% de todos los casos nuevos, se pudo encontrar la fuente de la infección, permaneciendo desconocida en un 79%. En la mayor parte de los casos fueron familiares los que dieron lugar a nuevas enfermedades. Estas personas se encontraban en su mayoría bajo vigilancia de los dispensarios, en un 81% de los casos como formas contagiosas, en un 13% como tuberculosis cerradas y en casi un 6% como tuberculosis cerradas inactivas. Dadas estas circunstancias hay que aceptar, que los contactos pasajeros poseen en la infección con bacilos tuberculosos una importancia más grande de lo que se supone en general.

3. Sonderfürsorgen

a) Tuberkulosehilfe der Deutschen Bundesbahn

Nach den neuesten Angaben hat auch 1962 der seit Jahren beobachtete erfreuliche Rückgang der Tbc-Erkrankungen angehalten, wie die nachfolgenden Zahlen deutlich erkennen lassen:

Bewilligte stationäre Behandlungen in

	Heilstätten	*Krankenhäusern*
1961	2 456	860
1962	2 241	810
d. s. weniger	8,7 v H	5,8 v H als im Vorjahr

Neue Tbc-Fälle (in Klammern die Vergleichszahlen des Vorjahres):

	Männer	*Frauen*	*Kinder*	*Zus.*
Ia) ansteckende Lungentuberkulose mit positivem Bazillenbefund	176	75	19	270
	(272)	(75)	(11)	(358)
Ib) ansteckende Lungentuberkulose ohne positiven Bazillenbefund	73	24	9	106
	(130)	(49)	(13)	(192)
Ic) aktive nicht ansteckende (geschlossene) Tuberkulose innerhalb des Brustkorbs	389	152	182	723
	(651)	(242)	(290)	(1 183)
Id) extrapulmonale aktive Tuberkulose	102	76	43	221
	(126)	(134)	(79)	(339)
zusammen	740	327	253	1 320
	(1 179)	(500)	(393)	(2 072)
weniger v H	37,2	34,6	35,6	36,3
	(9,9)	(5,3)	(35,0)	(15,1)

In der Überwachung standen am Ende
des Berichtsjahres 22 286 Fälle
des Vorjahres   23 189 Fälle, d. s. 3,9 v H weniger.

	Männer	*Frauen*	*Kinder*	*Zus.*
Infolge Gesundung schieden im Laufe des Berichtsjahres aus der Überwachung aus:	2 293	576	840	3 709
Im gleichen Zeitraum sind während stationärer Behandlung an Tuberkulose gestorben:	66	33	1	100
zu Hause:	116	41	38	195

Vergleichbare Zahlen dazu aus dem Vorjahr fehlen.

Es lagen 2 377 (2 565) Anträge auf Tbc-Heilstättenkuren und 897 (981) Anträge auf Tbc-Krankenhausbehandlung zur Entscheidung vor. Davon wurden 2 241 (2 458) Heilstättenkuren und 810 (860) Krankenhausbehandlungen bewilligt. Der Rest wurde abgelehnt, weil keine Gesundheitsmaßnahme erforderlich, ein anderer Kostenträger zuständig war oder der Antrag sich anderweit erledigt hatte.

Von den bewilligten Anträgen entfallen auf:

	Heilstättenkuren	Krankenhausbehandlungen
Beamte	537	86
Ehegatten von Beamten	176	58
Kinder von Beamten.	125	41
Arbeiter (Versicherte der BVA). .	479	113
Ehegatten von Arbeitern.	114	40
Kinder von Arbeitern	135	61
Angestellte (Versicherte der BfA)	21	5
Ehegatten von Angestellten	5	3
Kinder von Angestellten	4	9
Versorgungsempfänger	201	124
Ehegatten von Versorgungsempf.	95	71
Kinder von Versorgungsempf. .	4	4
Rentner	265	133
Ehegatten von Rentnern	52	55
Kinder von Rentnern	28	7
zusammen	2 241 (2 458)	810 (860)

Für Tuberkulose-Heilstättenkuren wurden belegt:
a) Tuberkulose-Heilstätten und -Kliniken der BVA

	Betten
Friedrich-Hilda-Genesungsheim, Badenweiler	123
Heilstätte Stadtwald, Melsungen	180
Schwarzwald-Sanatorium, Schömberg.	202
Kinderheilstätte Elisabethenberg, Waldhausen bei Schorndorf (Württ)	110
zusammen	615

b) Vertragsheilstätten

	Betten
St. Josefshaus, Bad Lippspringe	96
Sanatorium Wolfgang, Davos-Wolfgang (Schweiz).	30
Sanatorium Agra, Agra bei Lugano (Schweiz)	40
zusammen	166
	(218)

Daneben waren in sonstigen (meist heimatnahen) Heilstätten noch an 50 Betten belegt.

In Krankenhäusern haben die Bundesbahn-Direktionen (BD'en) im Durchschnitt etwa 180 (200) Betten belegt. Aufnahmeschwierigkeiten sind keine aufgetreten.

Auch in den Heilstätten entstanden keine bemerkenswerten Wartezeiten.

Die abnehmenden Erkrankungen zwangen die Heil- und Kurfürsorge dazu, die Betten in Heilstätten weiter zu vermindern. Sie belegt deshalb mit Ende 1962 das St. Josefshaus in Bad Lippspringe (96 Betten) nicht mehr für Tbc-Heilstättenkuren. Das Haus wird in ein Sanatorium umgewandelt. Die Heil- und Kurfürsorge behält darin noch 50 Betten, vorwiegend für Festigungskuren.

Nach einem Beschluß des Vorstandes der BVA soll auch das Friedrich-Hilda-Genesungsheim eine andere Zweckbestimmung bekommen.

Das Schwinden der Kinder-Tbc ist besonders beachtlich. Die Kinderheilstätte Elisabethenberg der BVA konnte, obwohl die Bettenzahl von 120 auf 100 herabgesetzt wurde, nicht mehr voll belegt werden. Für 1963 ist vorgesehen, die Betten um weitere 10 zu vermindern. Der Vorstand der BVA erwägt bereits, auch dieses Haus für andere Gesundheitsmaßnahmen nutzbar zu machen.

Der allgemein — nicht nur im Geschäftsbereich der Heil- und Kurfürsorge — beobachtete Rückgang der Tuberkulose ermöglicht, wenn durch die Verminderung der Betten vorübergehend ein Engpaß bei der Unterbringung von Kranken entstehen sollte, in anderen guten Heilstätten Betten zu erhalten.

Zu erwähnen ist, daß am 1.6. 1962 das Bundessozialhilfegesetz (BSHG) in Kraft und vom gleichen Zeitpunkt an das Tuberkulosehilfegesetz (THG) außer Kraft getreten ist. Das neue Gesetz faßt das gesamte Fürsorgerecht in der Bundesrepublik zusammen und löste das bisher geltende Recht ab, auch das THG. Die Bestimmungen über die Tuberkulosehilfe, wie sie die Heil- und Kurfürsorge zu gewähren hat, haben sich nicht geändert.

Die Deutsche Bundesbahn gewährt Tuberkulosehilfe gemäß § 127 BSHG. Den Rentenversicherungsträgern (BVA, BfA) obliegt die stationäre Heilbehandlung (Krankenhaus und Heilstätte) gemäß § 1244 a RVO, § 21 a AVG.

Zur Bekämpfung der Tuberkulose haben aufgewendet:

Deutsche Bundesbahn (einschließlich der Mittel für Tuberkulosefürsorge des Bundesbahn-Sozialwerks)	8 913 000,00	(10 646 000,00) DM
Bundesbahn-Versicherungsanstalt	5 931 000,00	(5 873 000,00) DM
Bundesversicherungsanstalt für Angestellte	100 000,00	(135 000,00) DM
zusammen:	14 944 000,00	(16 654 000,00) DM

Davon entfallen auf		
stationäre Behandlung in Tuberkulose-Krankenhäusern und Heilstätten, Übergangsgeld, Schongeld, sonstige Aufwendungen	10 931 000,00	(10 272 000,00) DM
Vor- und Nachfürsorge, wirtschaftliche Hilfe und vorbeugende Hilfe (Kinderfürsorge)	4 013 000,00	(6 382 000,00) DM
zusammen:	14 944 000,00	(16 654 000,00) DM

Daneben hat das Bundesbahn-Sozialwerk aus eigenen Mitteln noch rd 140 000,00 (1 266 000,00) DM beigesteuert.

Trotz der geringeren stationären Behandlungen sind die Aufwendungen dafür infolge der höheren Pflegesätze um 5 v H gestiegen. Dagegen sind die Ausgaben für Fürsorge um 37 v H zurückgegangen.

b) Tuberkulosehilfe der Deutschen Bundespost im Jahre 1962

1. Die Tuberkulosestatistik der Deutschen Bundespost hat ergeben, daß Tuberkuloseerkrankungen unter dem Personal der DBP nicht häufiger auftreten als in der Gesamtbevölkerung. Auch bei ihr sind die Fälle in Großstädten häufiger als auf dem Lande. Die DBP hat keine eigenen Tbc- Krankenhäuser oder Heime.

2. Bei der Einstellung von Bewerbern für den Postdienst und auch bei ihrer Übernahme in das Beamtenverhältnis finden Tauglichkeitsuntersuchungen statt. Dafür bestehen Tauglichkeitsrichtlinien. Die Einstellungsuntersuchung umfaßt bei *allen* Bewerbern bis zum 18. Lebensjahr eine solche auf Tuberkulose. Tuberkulose schließt grundsätzlich die Tauglichkeit für den anstrengenden, den Witterungseinflüssen besonders ausgesetzten Postdienst aus. Für Kriegsbeschädigte mit geschlossener Tuberkulose und bei Anstellungsuntersuchungen sind mildere Bestimmungen vorgesehen.

3. An Tuberkulose erkrankte Postbedienstete genießen einen besonderen Schutz vor vorzeitiger Zurruhesetzung oder Entlassung. Nach Verfügung des Reichspostministeriums und des Bundespostministeriums soll ein Erkrankter erst dann pensioniert werden, wenn mit der Wiederherstellung der Dienstfähigkeit in absehbarer Zeit nicht mehr gerechnet werden kann. Da nach § 45 BBG Beamte, die wegen

Dienstunfähigkeit entlassen worden waren, wieder als Beamte eingestellt werden können, wenn sie wieder dienstfähig geworden sind, wird die Frage der Zurruhesetzung im allgemeinen 2 Jahre nach Beginn der Erkrankung von den Oberpostdirektionen geprüft.

4. Tuberkulosekranke, die geheilt sind, werden weiterbeschäftigt, dabei wird auf ihren Gesundheitszustand Rücksicht genommen, damit sie sich langsam wieder in den Dienst einleben können. Soweit ohne Gefährdung des Publikums und der Mitarbeiter möglich, werden auch an offener Lungentuberkulose leidende Postbedienstete beschäftigt, allerdings abgesondert von dem übrigen Personal.

5. Allgemeine Röntgenreihenuntersuchungen führt die Post nicht durch (Kostenfrage, technische Durchführung auf dem Lande bei den über das ganze Land verteilten Postdienststellen sehr schwierig, Reisekosten, Vertreterkosten). Es sind aber bei Auftreten von Tuberkuloseerkrankungen bei im Dienst befindlichen Personen Umgebungsuntersuchungen vorgeschrieben, die auf Kosten der DBP durchgeführt werden. Die Mitarbeiter des Erkrankten sollen dabei erfaßt werden.

6. Falls notwendig, bemüht sich auch die Wohnungsfürsorge der DBP im Rahmen des Möglichen, in Tuberkulosefällen für ausreichenden Wohnraum der betroffenen Familie des Postbediensteten zu sorgen.

7. Die von der Deutschen Bundespost durchgeführte Kinderfürsorge (Verschikkung der Kinder auf vier bis sechs Wochen) dient der Vorbeugung gegen Erkrankungen, damit auch gegen Tuberkuloseerkrankungen.

8. Nach der Tuberkulosestatistik der Deutschen Bundespost für das Jahr 1962 waren vorhanden:

Zu Beginn des Jahres Erkrankte	3 834
Am Schluß des Jahres Erkrankte	3 792
Abnahme	42
Personalstand am Schluß des Jahres	424 288
Zugang im Laufe des Jahres	13 250
%-Satz an Tuberkulosekranken, auf das Personal bezogen:	0,89

Diese Zahlen betreffen nur das aktive Personal.

Für die Bekämpfung der Tuberkulose unter den Postbediensteten und ihren Angehörigen nach dem Sozialhilfegesetz einschließlich der Versorgungsempfänger usw. sind im Jahre 1962 aufgewendet worden:

a) zur Durchführung der Heilbehandlung
   (stationäre Krankenhaus- und
   Heilstättenbehandlung)............ 2 281 078 DM
b) für ambulante und sonstige
   Tbc-Behandlung .... 244 274 DM
c) für Leistungen der
   wirtschaftlichen Hilfe .... 282 802 DM
d) für die Unterbringung von Kindern
   in besonderen Kindererholungsheimen. . 27 270 DM
e) für von Amts wegen veranlaßte lungenfachärztliche Untersuchungen von tbc-
   verdächtigen Bediensteten .... 14 638 DM

f) für weitere Maßnahmen zur Tuberkulosebekämpfung (z. B. vorbeugende
Maßnahmen, sonstiges) . . . .   <u>111 416 DM</u>

                                                  2 961 478 DM

c) Tuberkulosebekämpfung im Bundesgrenzschutz 1962

Das Jahr 1962 brachte keine Änderungen in den Maßnahmen der *Tuberkulosefürsorge* im *Bundesgrenzschutz.*

Im Berichtsjahr wurden insgesamt 13 329 *Schirmbilduntersuchungen* durchgeführt, die sich folgendermaßen aufgliedern:

Die Zahl der Einstellungsuntersuchungen von Dienstanfängern betrug 1883. Bei 6 Dienstanfängern waren auf Grund der erhobenen Schirmbildbefunde lungenfachärztliche Nachuntersuchungen erforderlich. Hierbei fand sich in einem Fall eine überwachungsbedürftige Lungentuberkulose. In einem weiteren Falle wurde bereits auf Grund des Schirmbildbefundes die Diagnose "Morbus BOECK (Hilustyp)" gestellt; die fachärztliche Nachuntersuchung bestätigte die Verdachtsdiagnose.

Bei den in jährlichen Abständen erfolgenden Wiederholungsschirmbilduntersuchungen wurden 9757 Polizeivollzugsbeamte und Verwaltungsbeamte des Bundesgrenzschutzes erfaßt. Die Zahl der dabei aufgedeckten aktiven Lungentuberkulosen betrug 5 (0,51 0/00), davon 2 Ia/b- und 3 Ic-Fälle. In der nachstehenden Tabelle zeigt sich auch 1962 wieder eine rückläufige Tendenz bei Vergleich der Häufigkeitswerte der bei Wiederholungsschirmbilduntersuchungen aufgedeckten aktiven Lungentuberkulosen:

Seit 1954 bei Wiederholungs-Schirmbilduntersuchungen im BGS festgestellte Lungentuberkulosen, absolut und auf 1 000 Untersuchte

Jahr	Zahl der Untersuchten	aufgedeckte aktive Lungentuberkulosen	
		Zahl	0/00
1954	1 123	6	5,34
1955	10 789	20	1,86
1956	6 317	4	0,63
1957	5 628	6	1,07
1958	7 936	2	0,25
1959	10 450	10	0,96
1960	10 871	9	0,83
1961	10 471	7	0,67
1962	9 757	5	0,51

Sogenannte Überwachungsfälle (IIa-Fälle) kamen auch 1962 wieder nicht hinzu. Bei Kontrollen der bekannten Fälle konnten Reaktivierungen oder Superinfektionen nicht gefunden werden.

Die Zahl der bei den vorgenannten Wiederholungsschirmbilduntersuchungen erforderlichen Nachuntersuchungen betrug 30. Neben den bereits genannten 5 aktiven Tuberkulosen wurde hierbei eine behandlungsbedürftige Sarkoidose (Morbus

BOECK, Hilustyp, noch Stadium I) diagnostiziert. Ein weiterer Fall Morbus BOECK (Hilustyp) unterlag lediglich der Kontrolle. An Nebenbefunden wurden bei den Wiederholungsschirmbilduntersuchungen u. a. erhoben: In 340 Fällen Zwerchfell-Pleuraverwachsungen mäßigen Grades, in 305 Fällen Rippenanomalien, in 78 Fällen Skoliosen der Brustwirbelsäule und in 41 Fällen ein Lobus venae acygos.

Bei Arbeitern und Angestellten im Bundesgrenzschutz wurden im Berichtsjahr 1689 Schirmbilduntersuchungen auf freiwilliger Basis durchgeführt. Gegenüber dem Vorjahr (1863) ist hier ein geringer Rückgang zu verzeichnen. Zur Klärung von zweifelhaften Befunden waren 16 Nachuntersuchungen erforderlich. Hierbei wurden 9 überwachungsbedürftige Tuberkulosen erstmalig festgestellt. 20 bekannte sog. IIa-Fälle wurden weiter kontrolliert.

Die *Erkrankungshäufigkeit* an Tuberkulose im Bundesgrenzschutz (BGS) betrug im Berichtsjahr 1,07 0/00 (1961: 1,11 0/00, 1960: 1,46 0/00). An Tuberkulose der Atmungsorgane erkrankten 1962 12 Polizeivollzugsbeamte im BGS, 1 davon an Pleuritis exsudativa. Im Berichtsjahr wurden bei insgesamt 15 Beamten *Heilverfahren* wegen einer Tuberkulose der Atmungsorgane begonnen; in 3 Fällen war die Erkrankung bereits 1961 festgestellt worden. Eine Urogenitaltuberkulose wurde 1962 diagnostiziert und sofort ein Heilverfahren eingeleitet.

In der nachstehenden Abbildung ist der Verlauf der Jahresmorbidität an Tuberkulose der Atmungsorgane im BGS seit 1956 dargestellt, sie betrug 1962 1,0 0/00 (1961: 0,95 0/00, 1960: 1,03 0/00), die relative Zahl der durch Schirmbilduntersuchungen aufgedeckten Erkrankungen (1962 = 0,41 0/00) ist gegenüber früheren Berichtsjahren (1960 = 0,66 0/00, 1961 = 0,56 0/00) weiter geringfügig abgesunken.

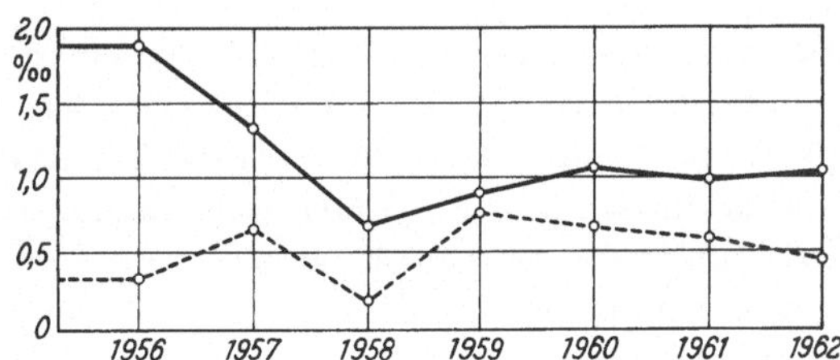

1962 konnten 11 Tuberkuloseheilverfahren abgeschlossen werden. Die durchschnittliche Dauer dieser Heilverfahren betrug 286 Tage.

1962 wurden 10 Polizeivollzugsbeamte wegen *Polizeidienstunfähigkeit* infolge tuberkulöser Erkrankungen aus dem BGS entlassen. In 8 Fällen handelte es sich um eine Tuberkulose der Lungen, in 2 Fällen um eine tuberkulöse Rippenfellentzündung.

In der Schirmbildstelle des BGS wurden im Berichtsjahr 667 sonst taugliche und geeignete Bewerber lungenfachärztlich untersucht. In 278 Fällen wurden Thoraxübersichtsaufnahmen, in 389 Fällen Schirmbilder gefertigt. In 6 Fällen wurden tuberkulöse Lungenveränderungen festgestellt, die die Bewerber untauglich für den Polizeivollzugsdienst machten. Diese Tuberkulosen waren vorher nicht bekannt.

Im Berichtsjahr wurden 1646 Moro-Pflasterproben und 871 Intrakutanproben mit 50 TE durchgeführt. Der *Tuberkulinkataster* (nach der Schulzeschen Formel berechnet) betrug für alle Altersklassen 75,09% und entspricht damit etwa dem Wert des Vorjahres (1961 = 74,46%). Wesentliche Abweichungen in den Altersklassen sind im Vergleich mit früheren Jahren ebenfalls nicht zu verzeichnen bzw. wegen der „kleinen Zahl" nicht als signifikant anzusehen.

1962 wurden 405 Beamte (ausschließlich Dienstanfänger) der BCG-*Schutzimpfung* durch Multipunktur (nach Rosenthal) unterzogen. Die Impfung erfolgte freiwillig; sie wurde nur von 1 zur Impfung heranstehenden Beamten abgelehnt. Impfkomplikationen traten auch in diesem Berichtsjahr nicht auf. Bei 19 Beamten konnte nach der Impfung die Tuberkulinreaktion nicht kontrolliert werden, da sie vor Durchführung dieser Untersuchung aus dem BGS ausschieden. Insgesamt wurde bei 386 Beamten die Tuberkulinallergie nach der BCG-Impfung überprüft. Alle Geimpften zeigten positive Reaktionen, Intrakutanproben waren in 61 Fällen erforderlich.

Die Maßnahmen für die aus dem BGS entlassenen Beamten auf dem Gebiete der nachgehenden *Fürsorge,* insbesondere die der Wiedereingliederung in das Berufsleben, wurden fortgesetzt bzw. intensiviert.

d) Tbk.-Überwachung in der Bundeswehr im Jahre 1962

Die noch hohe Bedeutung der Tuberkulose-Erkrankungen in der Bundesrepublik und die besondere Gefährdung der Soldaten durch die Eigentümlichkeiten des militärischen Dienstes erforderten auch 1962 die Aufstellung eines Röntgenkatasters innerhalb der Bundeswehr. Das bereits seit Aufbau der Bundeswehr errichtete Dezernat Tbk.-Überwachung im Wehrmedizinalamt führte mit den bewährten Maßnahmen der

Vorsorge- Fürsorge- Versorgung

die Betreuung der Bundeswehrangehörigen durch. Trotz eines Gestaltwandels der Tuberkulose in den letzten Jahren hat sich ihr Charakter nicht geändert. Deshalb werden auch weiterhin Wehrpflichtige mit inaktiven postprimären Krankheitsformen, aber auch primären tuberkulösen Leiden mit mehrfachen oder großen Primär-Konglomerat-Herden vom Grundwehrdienst zurückgestellt.

Sechs Röntgenschirmbildtrupps der Bundeswehr haben im Berichtsjahr insgesamt 392023 Schirmbildaufnahmen ausgeführt. Die im Vergleich zu den zivilen Schirmbildstellen niedrig erscheinende durchschnittliche Tagesleistung des einzelnen Schirmbildtrupps von 454 Schirmbildaufnahmen bei 157 Einsatztagen während 11 Arbeitsmonaten im Jahr erklärt sich durch den mehrfachen Einsatzwechsel am Tage und die größeren Fahrstrecken der Schirmbildtrupps zwischen den Standorten.

Eine große Anzahl von Röntgenaufnahmen und Schirmbildaufnahmen (20 000) aus den stationären Röntgenstationen der Bundeswehr, Gesundheitsämter und freipraktizierenden Ärzten ergänzten die Vorsorgemaßnahmen für die bei der Durchführung der Röntgenreihenuntersuchung verhinderten Bundeswehrangehörigen. Die Tabelle gibt das Gesamtergebnis der Schirmbildreihenuntersuchungen des Berichtsjahres mit Unterteilung für die verschiedenen Gruppen der Einstellungs-, Wiederholungs- und Entlassungsuntersuchungen wieder.

In der Abbildung 18 wird die Unterteilung der einzelnen Untersuchungsgruppen nochmals mit den Befundergebnissen in vergleichender Darstellung von 1960—1962 wiedergegeben. Entsprechend der epidemiologischen Tendenz in der Bundesrepublik zeigt sich 1962 weiterhin ein langsamer Abfall an Erkrankungsziffern bei den

Schirmbilduntersuchungen bei:	Gesamtzahl	I a	I c	II a	II d	III	IV	TU	ohne
Einstellung	164 099	44 (2,6)	205 (12,4)	329 (20,0)	10	97	163 150	207	57
Wiederholung	131 255	21 (1,6)	94 (7,1)	218 (16,6)	8	76	130 134	486	218
Entlassung	96 669	15 (1,5)	57 (5,9)	27 (2,7)	7	47	96 005	239	272
Gesamtzahl:	392 023	80 (2,0)	356 (9,0)	574 (14,6)	25	220	389 289	932	547

Ergebnisse der Schirmbilduntersuchungen von Soldaten im Jahre 1962 in absoluten und Verhältniszahlen auf 10 000 Untersuchte (in Klammern).
Zahl der bei den Schirmbilduntersuchungen erfaßten Zivilbediensteten: 17 771
Gesamtzahl der Schirmbildverdachtsfälle (I—III): 4 164 (=1,6 % der Schirmbildaufnahmen).

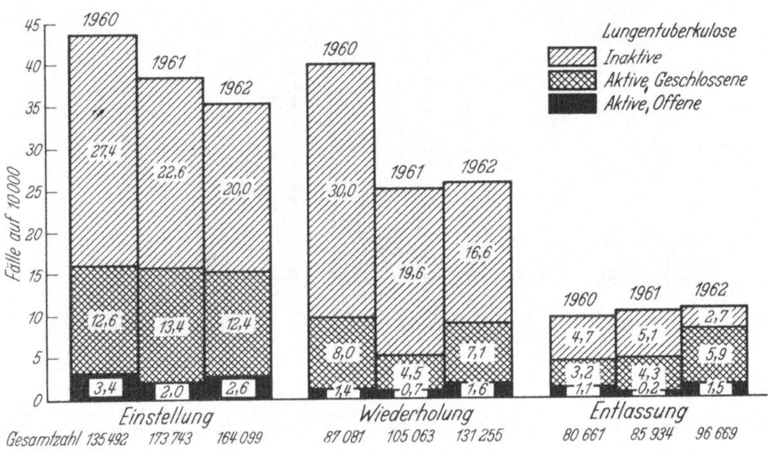

Abb. 18. Schirmbilduntersuchungen in der Bundeswehr. Nachuntersuchungsergebnisse 1960 von 303 234, 1961 von 364 740, 1962 von 392 023

zur Einstellung her anstehenden Wehrpflichtigen. Für 534 eingezogene Rekruten kam die Röntgenreihenuntersuchung rechtzeitig. Durch die sofort einsetzende fachärztliche Behandlung konnte eine unter den dienstlichen Belastungen der militärischen Grundausbildung zu erwartende Verschlechterung der Tuberkulose (WDB) verhindert werden. Die gleichfalls zurückgestellten inaktiven Krankheitsfälle wurden über die Notwendigkeit einer Befreiung vom Wehrdienst im Frieden und über die weitere Beobachtung des Lungenleidens aufgeklärt. Die Bedeutung der Lungen- und Rippenfellerkrankungen bei 3 010 Wehrpflichtigen, bei denen der Einberufungsbescheid aufgehoben werden mußte, wird durch folgende Zusammenstellung bestätigt.

An erster Stelle von allen Krankheitsfällen fand sich bei 15,8 v. H. der nicht eingestellten Wehrpflichtigen eine Erkrankung der Lunge oder des Rippenfells.

Unter 1990 gedienten Soldaten war mit 10,3 v. H. der zur Entlassung kommenden Soldaten gleichfalls eine Lungen- oder Rippenfellerkrankung die Ursache.

Wesentlich niedrigere Erkrankungsziffern spiegeln sich bei der Gruppe der Schirmbildwiederholungs- und der Entlassungsuntersuchungen wieder. Ein leichter Anstieg bei den Entlassungsuntersuchungen dürfte mit der Verlängerung der Dienstzeit und die hierdurch noch während der Dienstzeit zum Ausbruch kommenden Tbk.-Erkrankungen in Zusammenhang gebracht werden. Eine jetzt bereits für 1963 gezogene Vorbilanz scheint durch die auf 18 Monate verlängerte Dienstzeit eine Zunahme der Erkrankungen bei der Entlassungsuntersuchung zu bestätigen.

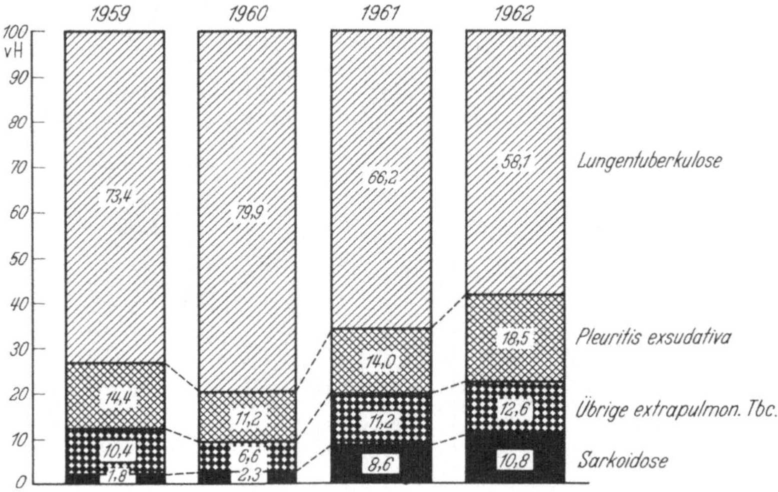

Abb. 19. Prozentuale Aufschlüsselung der Heilstättenfälle

Im Berichtsjahr 1962 wurden aus den Reihen der Wehrpflichtigen und Berufssoldaten insgesamt 296 Heilstätteneinweisungen vorgenommen. Das entspricht 8,1 auf 10000. 1961 waren es 10,4 auf 10000 Soldaten. Mit 172=58,1 % stand die Erkrankung der Lungentuberkulose an erster Stelle, gefolgt von der Pleuritis exsudativa mit 55 = 18,5 % der Heilstättenfälle. Gegenüber 1961 trat bei den Rippenfellentzündungen eine Steigerung von 4,5 % auf.

Der Erkrankungsanstieg an tuberkulösen Rippenfellentzündungen dürfte mit der jetzt auch in der Bundesrepublik festzustellenden Tendenz des vermehrten Auftretens später Primärinfektionen in Zusammenhang gebracht werden. Tuberkulin-Testversuche an einer Gruppe von Bundeswehrangehörigen bestätigten eine weitere Abnahme der Infektionsquote von 1960 von 77 % auf 1962/63 auf 67 %.

Die übrigen tuberkulösen Organerkrankungen weisen gegenüber 1961 kaum eine Änderung auf; insbesondere verhielt sich die Urogenitaltuberkulose konstant. Abweichend von 1961 erhöhte sich die Anzahl der Sarcoidose-Einweisungen von 27 (1961) auf 32 Krankheitsfälle.

Heilstätteneinweisungen 1962

insgesamt = 296

davon wegen

aktiver Lungentuberkulose	172 =	58,1 %
Pleuritis exsudativa	55 =	18,5 %
Sarcoidose	32 =	10,8 %
Urogenitaltuberkulose	16 =	5,3 %
Lymphdrüsentuberkulose	9 =	3,0 %
Augentuberkulose	5 =	1,6 %
Knochentuberkulose	4 =	1,3 %
Darm- Bauchfell oder Mesenterialdrüsentuberkulose	3 =	1,0 %

In die Tuberkulose-Überwachungskartei der Bundeswehr wurden 1962 107 Krankheitsfälle neu aufgenommen. Sofern sich die Erkrankten nicht in stationärer Behandlung befinden, werden laufend, je nach Erkrankungscharakter, periodisch fachärztliche Nachuntersuchungsbefunde mit den Röntgenaufnahmen dem Dezernat vorgelegt und so die Erkrankten auf ihre Verwendungsfähigkeit innerhalb der Bundeswehr begutachtet. Auftretende Verschlechterungen wurden mehrfach durch angesetzte Untersuchungstermine frühzeitig erfaßt, so daß Kontaktinfektionen hierbei vermieden werden konnten.

Todesfälle an tuberkulösen Erkrankungen waren auch 1962 nicht zu verzeichnen. Durch die Abnahme der Tbk.-Erkrankungszahlen bei den Wiederholungs- und Entlassungsuntersuchungen im Jahre 1961 zeichnete sich auch eine Abnahme der 1962 zur Feststellung einer WDB zu erstellenden Versorgungsgutachten ab.

Die Bedeutung des Schirmbildverfahrens in der Tuberkulosebekämpfung hat sich aufgrund des Ergebnisses der Jahresbilanz 1962 erneut bestätigt. Nicht nur die 80 ansteckenden Krankheitsfälle, die bei den Soldaten bisher völlig symptomlos verlaufen waren, auch die hohe Anzahl der aktiv geschlossenen 356 und ein großer Teil der ruhenden Tbk.-Fälle 574, wurden erst durch Röntgenreihenuntersuchungen den Betreffenden zur Kenntnis gegeben, so daß Behandlungs- oder Beobachtungsmaßnahmen beginnen konnten.

4. Der Tuberkulinkataster

In der Bundesrepublik sind in letzter Zeit Erwägungen darüber angestellt worden, ob das derzeitige Stadium der Tuberkulose-Endemie nicht die Aufstellung eines, möglichst vollzählig umfassenden Tuberkulinkatasters als grundlegende Maßnahme für die weitere Tuberkulosebekämpfung erforderlich mache. Man geht dabei von der Überlegung aus, daß Verschlechterungen alter oder älterer inaktiver und auch solche bisher geschlossener aktiver Tuberkulosen trotz aller Bemühungen nie ganz zu vermeiden sein werden, daß es aber möglich ist, das Manifestwerden von Tuberkulose-Infektionen weitgehend einzuschränken, wenn diese möglichst frühzeitig ermittelt und entsprechende Maßnahmen umgehend ergriffen werden. Ob anschließend eine BCG-Schutzimpfung durchgeführt oder eine INH-Prophylaxe eingeleitet wird, steht in diesem Zusammenhang nicht zur Diskussion. Es erhebt sich aber die Frage, ob ein Tuberkulinkataster den ihm zugeschriebenen Zweck erfüllt und ob er überhaupt in dem erforderlichen Umfange durchführbar ist. Wenn diese Maßnahme zur Bekämpfung der Tuberkulose weitgehend dem Ziel der Verhütung der Tuberkulose der Kinder und Jugendlichen dienen sollen, dann setzen sie eine mindestens jährliche Tuberkulintestung der in Frage stehenden Personengruppen voraus. Zur Zeit leben in der Bundesrepublik rund 21 Millionen 0–25jährige. Von diesen dürften etwa 25% = 5,2 Millionen positiv auf Tuberkulin reagieren. Diese müssen klinisch, vielleicht auch röntgenologisch untersucht werden, um gegebenenfalls eine Tuberkulose zu ermitteln oder auszuschließen. Die dabei festgestellten Krankheitsfälle bedürfen der Behandlung, die übrigen positiven Reagenten, bei denen die Entwicklung der Tuberkulose weitgehend verhindert werden soll, werden von Hausärzten bzw. Fürsorgestellen überwacht.

Die verbleibenden knapp 16 Millionen vermindern sich im Laufe eines Jahres um die über 25jährigen und vermehren sich um rund 950 000 Neugeborene, so daß nach einem Jahr rund 16,5 Millionen 0 – 25jährige erneut getestet werden müßten. Nachdem mit der ersten Tuberkulinprüfung der „Bestand" der Tuberkulin-positiven ausgeschieden ist, dürften ca. 1–2% dieses Personenkreises jährlich mit TB infiziert werden, d. h. also ungefähr 160 – 300 000 0 – 25jährige. Diese scheiden aus und werden Hausärzten und Fürsorgestellen zur weiteren Betreuung und Überwachung überwiesen. Nach den Angaben über die Tuberkulose-Morbidität der 0 – 25-jährigen dürften von diesen z. Z. etwa 70 – 80 a. 100 000 jährlich an einer aktiven Lungentuberkulose erkranken = 14 000 – 16 000, d. h. im *Höchstfalle* etwa 8% der Infizierten. Die sich hieraus bezüglich der Aufstellung eines Tuberkulinkatasters ergebenden Folgerungen besagen, daß – abgesehen von den erstmals zu erwartenden Ergebnissen – jährlich bei mindestens 16,5 Millionen Kindern, Jugendlichen und jungen Erwachsenen Tuberkulintestungen vorzunehmen sind, die zur Aufdeckung von 160 – 300 000 Tuberkulin-positiven führen, bei welchen z. Z. (ohne prophylaktische Maßnahmen) im Mittel 15 000 Tuberkulosen, und zwar meist geschlossene, zu erwarten sind. Selbstverständlich können die zur Bekämpfung einer Krankheit (bzw. gar einer Seuche, wie sie die Tuberkulose – wenn auch gemildert – immer noch darstellt) erforderlichen Maßnahmen nur nach dem zu erwartenden Erfolg und nicht nach ökonomischen Gesichtspunkten ergriffen werden. In diesem Zusammenhang muß die Alternativfrage gestellt werden, ob es nicht wirkungsvoller und einfacher ist, die – in der Masse bekannten – aktiven und sicheren Infektionsquellen zu verschließen, als die angesteckten Kinder und Jugendlichen zu ermitteln und durch entsprechende Maßnahmen nach Möglichkeit vor einer Manifestation zu bewahren. Im einen Fall handelt es sich um ca. 80 000 Offentuberkulöse und knapp 1 Million Ic- und IIa-Fälle als potentiellen Infektionsquellen, im anderen Falle um über 16 Millionen Kinder, Jugendliche und junge Erwachsene. Ob es gelingt, die letzteren in der Masse für längere Zeit jährlich für mindestens eine Tuberkulintestung zu gewinnen, ist deshalb fraglich, weil es sich um junge, fast ausnahmslos gesunde Menschen handelt, denen es an Einsicht für solche Maßnahmen mangelt.

Über die Tuberkulosedurchseuchung der Bevölkerung der Bundesrepublik liegen zur Zeit nur Teilangaben vor.

MÜNCHBACH (Die Tuberkulose der Kleinkinder, Tbkarzt 16 (1962) 269 hat die Tuberkulosedurchseuchung von 6900 Kindern in drei Kreisen in *Rheinland-Pfalz* untersucht. Von diesen reagierten 1961 noch 3,1% positiv, und zwar 1,8%

der Kinder in Kindergärten und 5,2% der Schulanfänger. Letztere erwiesen sich 1950 noch zu 25,9% positiv. Damals waren die positiven Kinder auf dem Land zahlreicher als in der Stadt, 1961 liegen die Verhältnisse umgekehrt. MÜNCHBACH sieht darin eine Folge der Ausrottung der Rindertuberkulose.

Im benachbarten *Nordrhein-Westfalen* wurde 1959—1961 nach LUTTERBERG (Öffentl. Ges. Dienst, 24 (1962) 60 eine Durchseuchung von 9,2% bei den Schulanfängern ermittelt.

Das *Saarland* wies nach einer brieflichen Mitteilung i. J. 1961 7,0% positive Schulanfänger auf. Im 4. Schuljahr belief sich der Anteil der Reagenten auf 9,1%.

In *Hamburg* waren nach ATMER (briefl. Mittlg.) i. J. 1961 4,3% der sechsjährigen Schulanfänger positiv, von 3 092 als Säugling BCG-geimpften Kindern reagierten mit 6 Jahren noch 63,7% positiv. 7,2% von 8 002 fünfzehnjährigen Schulabgängern waren positiv. (ohne BCG-geimpfte).

Da in *Baden-Württemberg* i. J. 1961 nur 5,3% der Schulanfänger positiv auf Tuberkulin reagierten, liegen die Angaben von Nordrhein-Westfalen verhältnismäßig hoch. Dabei wird es für unwahrscheinlich gehalten, daß hierbei BCG-geimpfte Kinder mit berücksichtigt worden sind. Von Baden-Württemberg liegen leider neuere Angaben über die Ergebnisse von Tuberkulinproben nicht mehr vor.

Zusammenfassung

(Der Tuberkulinkataster)

In der Bundesrepublik liegen keine Angaben über die Tuberkulosedurchseuchung der jugendlichen Bevölkerung vor. Etwa 5—6% der Schulanfänger reagieren im Mittel positiv auf Tuberkulin. Mit der Ausrottung der Rindertuberkulose ist der Prozentsatz der positiven Reagenten unter den Kindern zurückgegangen; der Schwerpunkt hat sich vom Land auf die Stadt verlagert.

Summary: The Tuberculin Register

No statements are available in the German Federal Republic regarding the incidence of tuberculosis in the population. This probably varies from 35 to 40%. Approximately 5% of school beginners show a positive reaction to Tuberculin. With the extermination of tuberculosis among cattle, the percentage of children showing a positive reaction has decreased; the centre of gravity having moved from the country to the town.

Résumé: Le catastre de la tuberculine

Pour la République Fédérale on ne possède pas de chiffres pour l'endémie tuberculeuse. On l'estime à 35—40%. En moyenne quelque 5—6% des enfants fréquentant l'école pour la première fois réagissent positivement à la tuberculine. Avec l'élimination de la tuberculose bovine le pourcentage des réactions positives chez les enfants a diminué; le centre de gravité est passé de la campagne à la ville.

Resumen: El catastro de la tuberculosis

En la República Federal no existen datos acerca de la infección tuberculosa general de la población. Esta es probablemente de un 35—49%. Aproximadamente un 5—6% de los niños al comienzo de la edad escolar por término medio reaccionan positivamente a la tuberculina. Con la extinción de la tuberculosis bovina ha retrocedido el porcentaje de las reacciones positivas en los niños; el centro de gravedad se ha desplazado al mismo tiempo del campo a la ciudad.

5. Die BCG-Schutzimpfung

Für das Jahr 1961 liegen — wie Tab. 17 zeigt — nur spärliche Angaben über die Zahl der BCG-Schutzimpfungen in den Ländern der Bundesrepublik vor. Durch diese dürften im Mittel ca. 18 — 20 % der Neugeborenen erfaßt worden sein.

Tabelle 17. *BCG-Schutzimpfung in den Ländern der Bundesrepublik und in West-Berlin in den Jahren 1960 und 1961* (nach den Länderstatistiken)

Land	BCG-Schutzimpfung (ohne Neugeborenen-Impfung)		Nur Neugeborenen-Impfung	
	1960	1961	1960	1961
Hamburg	2 757	178	17 680	20 789
Niedersachsen	?	—	42 099	
Nordrhein-Westfalen	44 200	64 571	85 140	109 395
Hessen	?	?	914	2 676
Rheinland-Pfalz	1 250	8 168	4 333	12 491
Saarland		6	6	6
West-Berlin			9 669	14 127

Es handelt sich in Hamburg um 82 %, in Nordrhein-Westfalen um 38 %, in Hessen um 3,3 %, in Rheinland-Pfalz um 19 % und in West-Berlin um 59 % der neugeborenen Kinder. In Niedersachsen dürfte der Anteil nach den Erfahrungen früherer Jahre ca. 35 % betragen, wobei sich die Masse der Impfungen allerdings auf die Gebiete um Hannover und Braunschweig konzentriert. In Hamburg ist der Prozentsatz der schutzgeimpften neugeborenen Kinder von 33,3 i. J. 1953 auf 88,5 i. J. 1962 angestiegen, in den Ländern Bayern und Saarland liegt er unter 1 %. In Baden-Württemberg dürften nach den Angaben früherer Jahre kaum mehr als 5 % der Neugeborenen mit BCG geimpft worden sein. Über den Umfang der Impfungen in Schleswig-Holstein und Bremen wurden bisher noch keine Angaben gemacht. In Mitteldeutschland werden z. Zt. ca. 95 % aller Neugeborenen mit BCG geimpft.

Wenn innerhalb eines so kleinen Erfassungsraumes, wie ihn Deutschland darstellt, derartige Unterschiede in der Anwendung einer prophylaktischen Maßnahme bestehen, dann liegt der Gedanke nahe, daß diesem Handeln gegensätzliche Erwägungen zu Grunde liegen und mehr oder weniger persönliche Auffassungen hier zur Auswirkung gelangen. Nach KLEINSCHMIDT (Ist die Tuberkulose-Schutzimpfung überholt? Med. Welt 17 (1963) 923) muß die BCG-Schutzimpfung trotz der eingetretenen Verminderung der Tuberkulose-Durchseuchung fortgesetzt werden.

Nach Berichten des Medical Research Council, 1956, 1959, 1963 (Chest & Heart Bulletin, June 1963) ist die Häufigkeit der Erkrankungen an Tuberkulose der

Tuberkulin-negativen Adoleszenten in England durch die BCG-Schutzimpfung um 80 % gesenkt worden. In England wird diese Maßnahme anscheinend wèsentlich stärker propagiert als in Deutschland; wenn die Ergebnisse trotzdem zu wünschen übrig lassen, dann deshalb, weil den Eltern der Wert der Impfung vielfach nicht bekannt ist und die Impf-Methode nicht einfach genug ist.

Über die BCG-Schutzimpfung in der Welt berichtet Prof. FERRARI (Tutto il mondo vaccina contro la Tuberculosi, Istituto vaccinogeno antitubercolare, Milano, Profilassi attiva della Tuberculosi, Fase. I e II 1963, Milano). Danach wurde bisher folgende Anzahl von Impfungen mit BCG vorgenommen:

Australien	1 100 000	Belgien	660 000
Kongo	14 000 000	Bulgarien	4 000 000
Canada	1 500 000	Chile	2 320 000
Columbien	4 300 000	Cuba	570 000
Dänemark	?	Ägypten	3 100 000
Finnland	1 600 000	Bundesrep. Deutschland	2 250 000
Japan	128 000 000	Indien	67 300 000
England	2 300 000	Israel	640 000
Italien	200 000	Libanon	?
Lybien	300 000	Norwegen	1 000 000
Niederlande	?	Portugal	1 200 000
Rumänien	6 000 000	Singapor	430 000
Österreich	1 300 000	USA	1 200 000
Brasilien	25 000 000	Schweiz	?
Tschechoslowakei	6 600 000	USSR jährlich	16 000 000
Korea	3 500 000	Vietnam (S)	550 000
Ecuador	1 170 000	Schweden	?
Frankreich	?	Türkei	11 600 000
Griechenland	2 300 000	Venezuela	3 500 000
Iran	6 500 000	Südafrika	?
Jugoslawien	9 000 000	Thailand	13 400 000
Marokko	800 000	Uruguay	?
Polen	2 500 000	San Salvador	350 000

Die Angaben erstrecken sich bis auf vereinzelte auf Ergebnisse seit 1929, nur auf solche aus jüngster Zeit. Nach diesen Angaben sind bis etwa Mitte 1962 rund 350 Millionen BCG-Impfungen gemacht worden. Hierin sind nicht enthalten Angaben über die Zahl der obligatorischen Impfungen in Frankreich, in Mitteldeutschland, in Sowjetrußland (mit jährlich ca. 16 Millionen Impfungen), in China, Formosa, Pakistan usw. usw. Die Zahl *aller* bisher vorgenommenen BCG-Schutzimpfungen wird nach dem Bericht auf etwa *800 Millionen* geschätzt.

Nach ANDERSEN und BENJAMIN (Cinq Millions de Tuberculeux en Inde: BCG+ INH, II, *3*, 1962, Paris) ist für jeden nicht infizierten und BCG-geimpften Inder eine Chance von mindestens 80 % für eine Immunisierung bzw. gutartige Infektionsform zu errechnen.

Zu demselben Ergebnis (80 %) gelangt R. MANDE (Place de la vaccination BCG dans la lutte antituberculeuse, Bruxelles — Medical, 42, *10*, 1962, S 307—322.

HEESEN (briefl. Mitteilung) hat in Rheinland-Pfalz eine Untersuchung darüber angestellt, wieviel der erfolgreich geimpften Kinder im Alter von 0 – 2 Jahren an einer manifesten Organtuberkulose erkrankten.

„Von 50514 bis Ende 1962 mit BCG-geimpften Kindern im Alter von 0 – 2 Jahren sind insgesamt 19 Kinder an einer manifesten Tuberkulose erkrankt. Es erkrankte 1 Kind an einer Meningitis tbc., bei 18 Kindern wurde eine Bronchiallymphknotentbc. festgestellt, davon hatten 2 Kinder zugleich noch eine Lungeninfiltrierung. Der Krankheitsverlauf war bei allen Kindern harmlos, es kam zu einer völligen Rückbildung der Erkrankung. Auch die Meningitis tbc. heilte trotz vorzeitiger Beendigung der Behandlung durch die Eltern folgenlos ab.

Die Erkrankung an manifester Tuberkulose erfolgte

bei 2 Kindern	1/2 Jahr	nach der Impfung		
„ 5 „	2 Jahre	„ „ „		
„ 4 „	3 Jahre	„ „ „	[darunter Meningitis]	
„ 2 „	4 Jahre	„ „ „		
„ 3 „	5 Jahre	„ „ „		
„ 2 „	7 Jahre	„ „ „		
„ 1 Kind	8 Jahre	„ „ „		

Infektionsquelle war bei 18 Kindern in der Familie durch offentuberkulösen Elternteil, bei einem Kind durch offentuberkulösen Mitbewohner im Haus."

Auf 100000 Kinder kommen danach 38 Erkrankungen an Tuberkulose. Während des Jahres 1960 erkrankten in Rheinland-Pfalz 23 0 – 1jährige = 37,1 a. 100000 und 293 1 – 5jährige = 121,5 auf 100000 an Tuberkulose aller Formen. Auf 100000 0 – 2jährige dürften danach etwa 50 – 60 Erkrankungen an Tuberkulose kommen.

Nachdem diese 50514 Kinder aber über 8 Jahre lang beobachtet worden sind, beläuft sich die Morbidität der geimpften Kinder im Mittel dieser 8 Jahre auf etwa 5 je 100000 pro Jahr. Im Durchschnitt dieser 8 Jahre lag aber die Tuberkulose-Erkrankungsziffer der 0 – 2jährigen in Rheinland-Pfalz nicht unwesentlich höher als i. J. 1960. Nimmt man diese für den erwähnten Zeitraum mit etwa 70 a. 100000 0 – 2jährige an, dann ergibt sich für die geimpften Kinder eine um ca. 90 % niedrigere Morbidität als für den Durchschnitt aller 0 – 2jährigen Kinder.

Das Ergebnis der Untersuchungen von HEESEN stimmt im wesentlichen mit den englischen, ostdeutschen, tschechischen und sonstigen Erhebungen überein. Es scheint an der Zeit, daß die maßgebenden Stellen in den deutschen Bundesländern von der Chance, die sich mit der BCG-Schutzimpfung nun doch allmählich aufdrängt, im Interesse der Kinder und Jugendlichen etwas mehr Gebrauch machen als bisher.

Zusammenfassung

(BCG-Schutzimpfung)

In den Ländern der Bundesrepublik sind i. J. 1961 ca. 18 – 20 % der Neugeborenen BCG schutzgeimpft worden. Z. T. wurden dabei (Hamburg) über 80 % der Neugeborenen erfaßt. Es erscheint dringend geboten, die BCG-Schutzimpfung durch geeignete Maßnahmen zu intensivieren.

Summary: BCG Vaccination

In 1961 approximately 18 to 20% of newly born babies were vaccinated with BCG in the States of the German Federal Republic.
In Hamburg, for example, this was carried out on over 80% of newly born babies. It appears urgently necessary to intensify the BCG vaccination by suitable measures.

Résumé: Vaccination preventive au BCG

Dans les pays de la République Fédérale env. 18—20% des nouveaux-nés ont été vaccinés au BCG au cours de l'année 1961, par endroits la vaccination a atteint plus de 80% des nouveaux-nés (Hambourg). Il paraît absolument nécessaire d'intensifier la vaccination au BCG par des mesures appropriées.

Resumen: Vacunación BCG

En las provincias de la República Federal en el año 1961 se ha sometido a la vacunación BCG aproximadamente un 18—20% de los recién nacidos. En ciertas zonas (Hamburgo) se extendió a más de un 80% de los recién nacidos. Se muestra como una urgente necesidad, el aplicar las medidas adecuadas para intensificar la vacunación BCG.

6. Röntgenschirmbilduntersuchungen

Im Jahre 1961 sind im Bundesgebiet 51 654 Neuzugänge an Lungentuberkulose bei den Fürsorgestellen registriert worden. Davon waren rd. 10% Zugezogene aus anderen Berichtskreisen und etwa 6% Wiedererkrankte. Bei dem Rest von etwa 43 500 neuen Ia — Ic-Fällen handelt es sich um erstmalig Erkrankte. Von diesen wurden etwa 7 700 = 17,7% bei freiwilligen und obligatorischen RRU ermittelt, obwohl daran nur ungefähr 12,0% der Bevölkerung oberhalb 15 J. teilgenommen haben.

In Tab. 18 sind die Ergebnisse der RRU in den Bundesländern zusammengestellt. Das höchste Resultat mit 22,8 unbekannten aktiven Tuberkulosen auf 10 000 Aufnahmen wurde in Berlin erzielt, in Bayern wurden 20,2 unbekannte Tuberkulosen je 10 000 Aufnahmen ermittelt.

Niedrige Ergebnisse kamen in Westfalen (7,0), in Rheinland-Pfalz (7,2), in Hessen (7,1 je 10 000 Aufnahmen) zustande.

Die Angaben über die Zahl der ermittelten Personen mit inaktiver Tuberkulose differieren sehr erheblich. Der niedrige Wert für Westfalen läßt darauf schließen, daß die RRU weitgehend Jugendliche erfaßt haben. Merkwürdig ist allerdings die Gleichheit der Zahl der ansteckungsfähigen und der geschlossenen Tuberkulosen.

Obwohl in Bremen 17 unbekannte ansteckungsfähige und 82 nicht bekannte geschlossene Tuberkulosen ausfindig gemacht wurden, sind nur 18 heilstättenbedürftige Erkrankungen gemeldet worden. Es mußte sich danach bei den Ic-Fällen durchweg um äußerst leichte Krankheitsformen gehandelt haben.

In Niedersachsen werden seit bald 15 Jahren RRU durchgeführt, und zwar werden durch diese regelmäßig etwa 20 — 25% aller über 15 Jahre alten Einwohner erfaßt. d. h. daß ein Durchgang 4 — 5 Jahre in Anspruch nimmt. Wenn trotzdem immer noch

Tabelle 18. *Röntgenreihenuntersuchungen in den Ländern der Bundesrepublik Deutschland und in Berlin (W) i. J. 1961*

	Schleswig-Holstein	Hamburg	Bremen	Nieder-sachsen	Nordrhein-Westfalen Rhld.	Nordrhein-Westfalen Westfalen	Rhein-land Pfalz	Hessen	Saarland	Baden-Württem-berg	Bayern	Berlin (W)
Zahl der ausgew. Aufnahmen	376 453	50 174	59 129	1 206 927	508 288	525 197	145 382	420 948	100 013	1 268 117	1 044 190	349 555
Zahl der Nach-untersuchungen	12 511	1 951	2 526	29 515	15 841	11 743	3 461	12 859	842	35 642	31 347	10 515
Befunde: ansteckende Lg. Tbk	156	17	18	Ia — Ic: 2 278	155	.	60	132	27	Ia — Ic: 1 767	752	18,0
davon unbekannt	152	12	17	unbek.:	124	182	38	93	21	unbek.:	551	147
a. 10 000 Aufnahm.	4,0	2,4	2,8	1 732	2,4	3,5	2,6	2,2	2,1	1 456	5,3	4,2
geschlossene Lungen-Tuberkulose	397	94	103	144	730	.	131	437	132	11,5	2 007	931
davon unbekannt	381	73	82	a. 10 000	546	184	67	207	114	a. 10 000	1 557	651
a. 10 000 Aufnahm.	10,1	14,5	13,8	—	10,7	3,5	4,6	4,9	11,4	—	14,9	18,6
inaktive Lungen-Tuberkulose	1 690	514	371	4 394	3 039	1 325	841	3 455	262	9 074	13 110	3 974
a. 10 000 Aufnahm.	44,8	102,7	62,6	36,5	59,8	25,3	58,0	81,2	26,2	71,6	125,8	114,0
heilstättenbedürf. Lungentuberkulosen	427	46	18	986	471	218	134	.	54	986	1 042	—
a. 10 000 Aufnahm.	11,3	9,2	3,0	8,2	9,3	4,2	9,2	.	5,4	7,8	10,0	—
Geschwulstverd.	56	—	104	290	147	155	12	—	—	320	—	31
verdächtige Herzbefunde	—	111	383	—	1 249	450	298	—	—	826	—	—

14,4 unbekannte Tuberkulosen unter 10 000 Aufnahmen entdeckt werden, dann bedeutet dies, daß diese Zeit von 4—5 Jahren zu lang ist, um eine einschneidende Änderung der epidemiologischen Situation zu bewirken. Dies wird erst dann der Fall sein, wenn die Durchgänge nicht mehr als höchstens zwei Jahre Zeit beanspruchen. Dasselbe gilt für Schleswig-Holstein.

Von allen Ländern wird eine Unterteilung der Ergebnisse der RRU in ansteckungsfähige und in geschlossene Tuberkulose vorgenommen, außer von Niedersachsen und Baden-Württemberg, die nur über die Gesamtheit der Ergebnisse berichten. Es wäre zu begrüßen, wenn von diesen beiden Ländern detailliertere Angaben gemacht werden könnten. Im Bereich der Regierungspräsidien Südwürttemberg — Hohenzollern und Nordwürttemberg ist dies bereits geschehen, und zwar wurden in diesen beiden Bezirken unter 740 182 ausgewerteten Aufnahmen 218 unbekannte Ia + Ib-Fälle = 2,9 a. 10 000 Aufnahmen und 681 nicht bekannte geschlossene Tuberkulosen ermittelt = 9,2 a. 10 000 Aufnahmen.

Von Bremen und Nordrhein-Westfalen sind Angaben über die Alters- und Geschlechtsgliederung der neu entdeckten, bisher unbekannten Tuberkulosen gemacht worden. Nachdem jedoch die Zahl der in den einzelnen Altersgruppen durch die RRU erfaßten Personen nicht bekannt ist, können diese Angaben nicht verwertet werden. Dasselbe gilt für Bayern, das entsprechende Angaben in „Die Tuberkulose in Bayern 1962" veröffentlicht. Im Jahre 1961 sind nach diesem Bericht 1 101 371 verwertbare Aufnahmen gemacht worden. Die Ergebnisse der RRU in Bayern in den Jahren 1954 bis 1962 sind im Bericht „Die Tuberkulose in Bayern 1962" veröffentlicht. S. Tab. 19, Seite 98.

Es zeigt sich ein ziemlich beachtliches Steigen und Fallen der Befunde besonders im 1. Durchgang, das sicher keine derartigen epidemiologischen Ursachen hat, sondern wohl auf analoge Schwankungen der Zahl und Gliederung der erfaßten Personen zurückzuführen ist. Im übrigen ist in Bayern, das jährlich ca. 14—15 % der Einwohner über 15 Jahre erfaßt und somit in etwa 6—7 Jahren einen Durchgang vollendet, *keine entscheidende Änderung* der Tuberkulosesituation allein durch die RRU zu erwarten. Das ist nur möglich bei ca. 3—4 Millionen Aufnahmen pro Jahr. Andernfalls wird die Entwicklung wohl eingedämmt, läuft im übrigen aber mehr oder weniger schicksalsmäßig ab.

In Schleswig-Holstein sind im Jahre 1961 533 unbekannte Tuberkulosen ermittelt worden = 14,1 a. 10 000 untersuchte Personen. In 11,3 Fällen auf je 10 000 Untersuchte lag eine heilstättenbedürftige Lungen-Tuberkulose vor.

Die Alters- und Geschlechtsgliederung der durch RRU ermittelten Tuberkulosen ist aus Abb. 21, S. 99 zu ersehen. Es zeigt sich eine mit dem Alter ansteigende Häufigkeit der Erkrankungsfälle, die bei den Männern um das 65.—70. Lebensjahr ein Maximum

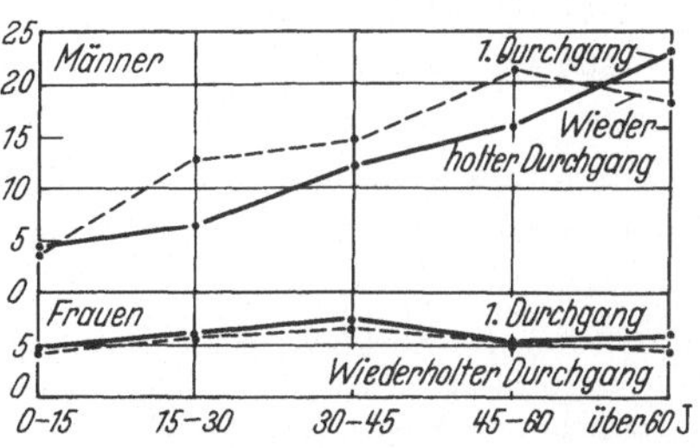

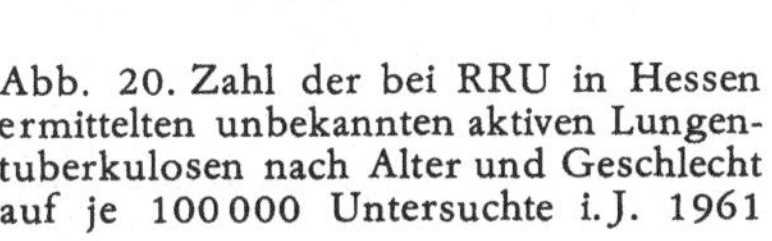
Abb. 20. Zahl der bei RRU in Hessen ermittelten unbekannten aktiven Lungentuberkulosen nach Alter und Geschlecht auf je 100 000 Untersuchte i. J. 1961

Tabelle 19.

Jahr	Verwertbare Aufnahmen	Befunde an bisher unbekannter Tuberkulose der Atmungsorgane							
		insgesamt		davon					
				Ia- und Ib-Fälle		Ic-Fälle		IIa-Fälle	
		Zahl	auf 100 000 Untersuchg.	Zahl	auf 100 000 Untersuchg.	Zahl	auf 100 000 Untersuchg.	Zahl	auf 100 000 Untersuchg.
Erster Durchgang [1]) (Röntgenkataster)									
2. Halbj. 1954	184 320	2 035	1 104	122	66	349	189	1 564	849
1955	767 242	9 077	1 183	699	91	1 901	248	6 477	844
1956	960 455	11 018	1 147	920	96	2 094	218	8 004	833
1957	979 660	10 401	1 062	754	77	1 710	175	7 937	810
1958	1 125 638	12 708	1 129	874	78	2 039	181	9 795	870
1959	871 034	11 763	1 351	809	93	1 776	204	9 178	1 054
1960	445 399	4 879	1 095	272	61	669	150	3 938	884
1961	271 004	2 774	1 024	166	61	398	147	2 210	816
1962	166 632	1 235	741	129	77	179	107	927	557
Zusammen	5 771 384	65 890	1 142	4 745	82	11 115	193	50 030	867
Zweiter Durchgang (Röntgenkataster)									
1959	234 801	2 011	856	136	58	449	191	1 426	607
1960	638 131	6 289	986	358	56	1 024	161	4 907	769
1961	773 186	7 054	912	372	48	1 116	144	5 566	720
1962	712 966	4 994	701	265	37	803	113	3 926	551
Zusammen	2 359 084	20 348	863	1 131	48	3 392	144	15 825	671
Dritter Durchgang (Röntgenkataster)									
1962	27 865	138	495	13	47	28	100	97	348
Gezielte Röntgenreihenuntersuchungen [2])									
1959	83 232	519	624	13	16	68	82	438	526
1960	48 787	335	687	15	31	61	125	259	531
1961	57 181	509	890	13	23	43	75	453	792
1962	86 251	846	981	19	22	94	109	733	850
Zusammen	275 451	2 209	802	60	22	266	96	1 883	684
Erster, zweiter, dritter Durchgang (Röntgenkataster) und gezielte Röntgenreihenuntersuchungen									
Insgesamt	8 433 784	88 585	1 050	5 949	71	14 801	175	67 835	804

findet. In dieser Altersgruppe sind rund 50 vor den RRU unbekannte aktive Tuberkulosen unter je 10 000 Männern ausfindig gemacht worden. Bei den Frauen liegen, wie Abb. 21 zeigt, die Ergebnisse bedeutend niedriger; im Mittel wurden 12,9 Tuberkulosen auf 10 000 Frauen aller Altersklassen ermittelt, gegenüber 19,4 auf je 10 000 Männer.

Wesentlich niedriger liegen die Ergebnisse der RRU in Hessen wie Abb. 20, S. 97 zeigt. Hier entfielen 6,1 unbekannte Tuberkulosen auf je 10 000 Frauen bzw. 10,8 auf

[1]) Bis 1958 einschließlich gezielter Röntgenreihenuntersuchungen.
[2]) Untersuchungen bei Angehörigen ganzer Betriebe oder Behörden, Lehrpersonen (im Rahmen des Schulseuchenerlasses), in Lebensmittelbetrieben Beschäftigten u. a.

je 10 000 Männer im ersten Durchgang und 5,5 auf 10 000 Frauen, bzw. 14,0 auf 10 000 Männer bei wiederholtem Durchgang. Bei den Männern ist ein eindeutiger Anstieg mit dem Alter festzustellen, während bei den Frauen die Ergebnisse praktisch in allen Altersklassen ungefähr gleich sind.

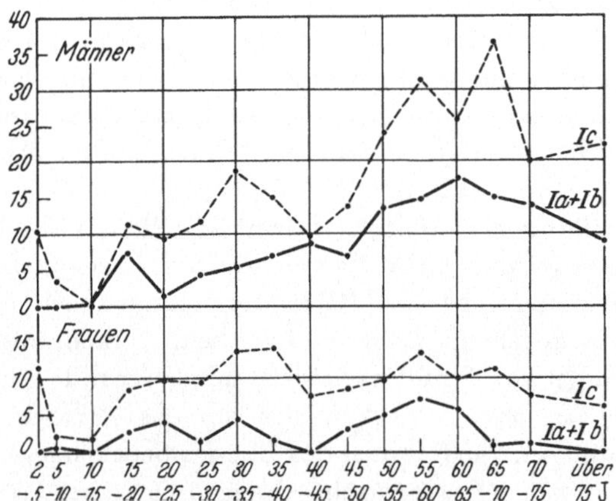

Abb. 21. Ergebnisse der RRU in Schleswig-Holstein i.J. 1961 Zahl der ermittelten Fälle von aktiver Lungentuberkulose auf je 100 000 Untersuchte

Zu welchen Ergebnissen man mit regelmäßiger jährlicher RRU eines Kollektivs gelangen kann, zeigen die Darstellungen in Abb. 22 für die von LIEBSCHNER durch-

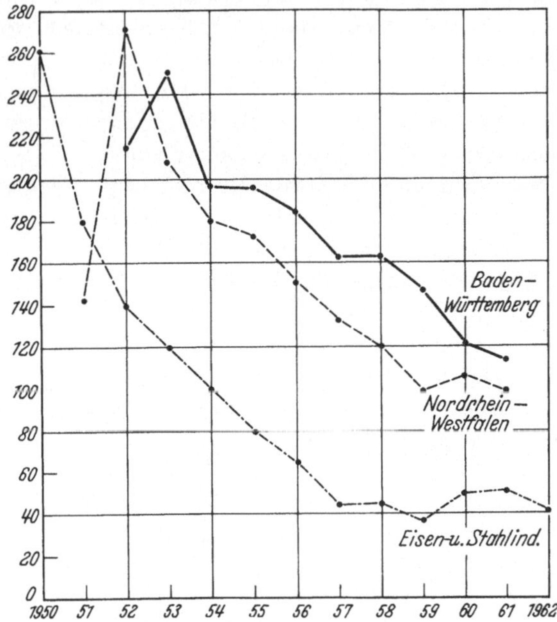

Abb. 22. Ergebnisse der RRU in Baden-Württemberg (obligatorisch), Nordrhein-Westfalen (freiwillig) und in der Eisen- u. Stahlindustrie (jährl. RRU in den Betrieben). Unbekannte aktive Tuberkulosen auf je 100 000 Aufnahmen.

geführte RRU in der Eisen- und Stahlindustrie. Unter den rund 195 000 Aufnahmen wurden i. J. 1962 nur noch 4,2 unbekannte aktive Tuberkulosen je 10 000 Untersuchte gefunden, zu einem Zeitpunkt, an dem in Baden-Württemberg bzw. in Nordrhein-Westfalen noch mindestens 9 – 10 unbekannte Tuberkulosen ermittelt werden. Zu betonen ist allerdings, daß auch LIEBSCHNER mit einem Höchstmaß an Teilnehmern bei jährlicher Wiederholung der RRU immer noch über 4 unbekannte Tuberkulosen ausfindig macht. Es wäre wichtig zu erfahren, in welchem Maße Neueinstellungen an dieser Situation beteiligt sind, zumal der ständige Abfall bis zum Jahre 1957 plötzlich abbricht und ab 1957 annähernd gleiche Ergebnisse erzielt werden.

Nach einer Darstellung der Röntgenschirmbildstelle des Saarlandes ist dort die Beteiligung der Bevölkerung mehr und mehr zurückgegangen. Ab Januar 1963 werden deshalb vorwiegend gezielte RRU durchgeführt. Als Gründe für diesen Rückgang wurden angegeben: Desinteressiertheit, Unkenntnis über Bedeutung der Tuberkulose, Angst vor Strahlenschäden, unzureichende Aufklärung usw. Die gezielten RRU im Saarland erstrecken sich auf das Personal in Betrieben und Schulen und auf Aufgaben im Rahmen des Bundes-Seuchengesetzes. Im Jahr 1962 wurden insgesamt 83 120 RRU gemacht, davon 53 862 bei Männern und 29 258 bei Frauen. Dabei wurden 19 unbekannte ansteckungsfähige Tuberkulosen, 117 geschlossene Tuberkulosen und 179 inaktive Tuberkulosen entdeckt. In 52 Fällen handelte es sich um eine heilstättenbedürftige Erkrankung, d. h. 6,2 Fälle auf je 10 000 Untersuchte. Bei der Bundesbahn des Saarlandes wurden 10 432 Bedienstete erfaßt, wobei sich 13 unbekannte geschlossenen Tuberkulosen ergaben.

Die RRU umfaßten 8,1 % der gesamten Bevölkerung von mehr als 10 Jahren. Die stärkste Beteiligung fiel auf die Altersgruppe der 15 – 19jährigen, von welchen 23,1 % an den RRU teilnahmen. Bis zum 50. Lebensjahr ergab sich eine Beteiligung von 9 – 10,5 %, oberhalb 65 J. lag diese bei unter 5 %. Insgesamt nahmen 10,6 % der Männer, aber nur 5,9 % der Frauen an der RRU teil. Unter diesen Umständen muß den RRU naturgemäß ein größerer Erfolg versagt bleiben.

Die besondere Bedeutung und der Erfolg der RRU liegt in der Erfassung der alten Leute und damit des Personenkreises, der in höherem Maße unbekannte aktive Tuberkulose aufweist. STEINBRÜCK hat mitgeteilt, daß in Mitteldeutschland mit allerdings sehr zahlreichen RRU der Anteil der durch RRU ermittelten Tuberkulosen mit dem Alter steigt und bei den 15–25-jährigen bei etwa 48–50 %, bei den über 65-hährigen bei etwa 60 % liegt. Das Ergebnis kommt natürlich nur bei entsprechenden Beteiligungen der höheren und hohen Altersklassen zustande. Es ergibt sich weiter aus der in Tab. 21 wiedergegebenen Verteilung, daß das Maximum der durch RRU ermittelten Tuberkulosen auf die höheren und höchsten Altersklassen entfällt.

Zusammenfassung

(Röntgenreihenuntersuchungen)

In den Ländern der Bundesrepublik werden jährlich annähernd 6 Millionen Personen – meist ab 14 Jahre – durch freiwillige und obligatorische Röntgenreihenuntersuchungen erfaßt. Im Mittel werden dabei 12 – 15 unbekannte aktive Tuberkulosen je 10 000 Untersuchte gefunden. Das Ergebnis ist bei den obligatorischen RRU meist bedeutend

Tabelle 20. *Neuzugänge an aktiver Lungentuberkulose im Alter von 15 und mehr Jahren nach Geschlecht, Alter und Art der Erfassung im Jahre 1961 in Mitteldeutschland* (Auf 10 000 Lebende jeder Altersgruppe)

Altersgruppen	Auf 10 000 Lebende jeder Altersgruppe						Von der Gesamtzahl der Neuzugänge jed. Diagnose- und Altersgruppe wurden .. % durch VRRU erfaßt		
	ansteckende Lungen-Tbk		akt. nicht- ansteckende Lungen-Tbk		aktive Lungen-Tbk insges.				
	erfaßt								
	durch VRRU	auf and. Weise	durch VRRU	auf and. Weise	durch VRRU	auf and. Weise	ansteckende Lungen-Tbk	aktive nicht- ansteckende Lungen-Tbk	aktive Lungen-Tbk insges.
männlich									
15 bis unter 25 J.	1,36	2,12	3,0	3,4	4,4	5,5	39,1	46,9	44,2
25 ,, ,, 45 ,,	1,96	2,28	5,0	4,0	7,0	6,3	46,3	55,6	52,7
45 ,, ,, 60 ,,	2,10	3,35	8,1	4,9	11,2	8,2	48,1	62,5	57,7
60 ,, ,, 65 ,,	2,89	4,47	10,0	6,1	13,9	10,5	46,6	62,3	56,9
65 J. und darüber	3,23	4,22	7,9	3,8	11,1	8,1	43,3	67,2	57,9
15 J. und darüber	2,48	3,00	6,2	4,2	8,7	7,2	45,2	59,5	54,6
weiblich									
15 bis unter 25 J.	0,88	1,21	3,8	2,8	4,6	4,0	42,2	57,1	53,5
25 ,, ,, 45 ,,	0,86	0,76	3,6	2,3	4,4	3,1	53,3	60,8	59,1
45 ,, ,, 60 ,,	0,41	0,83	2,5	1,4	2,9	2,2	33,1	64,7	57,0
60 ,, ,, 65 ,,	0,87	1,13	3,5	1,2	4,3	2,3	43,4	75,1	65,5
65 J. und darüber	1,18	1,51	3,5	1,4	4,7	2,9	43,9	72,3	62,3
15 J. und darüber	0,80	1,03	3,3	1,8	4,1	2,9	43,9	64,0	58,7

günstiger als bei den auf freiwilliger Basis beruhenden, da an letzteren die höheren Altersklassen nur zu einem kleinen Prozentsatz teilnehmen, die aber in erster Linie die Träger der unbekannten Tuberkulosen sind. Die RRU sind eine der schärfsten Waffen im Kampf gegen die unbekannten Lungentuberkulosen; sie können aber nur dann in vollem Maße zur Wirkung kommen, wenn der Kreis der zu Erfassenden möglichst geschlossen ist und etwa alle 2 Jahre eine Wiederholung stattfindet.

Summary: X-ray field examination

In the States of the German Federal Republic nearly 6 million persons, mostly from 14 years of age onwards have been X-rayed annually either voluntarily or obligatorily. On an average 12 to 15 undetected cases of active tuberculosis were found among each 10 000 persons examined. Results usually are much more advantageous with the obligatory X-ray examination than with the voluntary ones, as with the latter only a small percentage of the higher age classes participate, they being the main carriers of undetected tuberculosis.

The X-ray field examinations are one of the greatest weapons in the fight against undetected pulmonary tuberculosis; it can, however, only be fully effective when the circle of those to be detected is closed and a repetition is carried out at least every two years.

Résumé: Examens radioscopiques

Dans les pays de la République Fédérale environ 6 millions de personnes subissent chaque année — le plus souvent à partir de 14 ans — volontairement ou obligatoirement un examen radiologique de dépistage. En moyenne on découvre de cette façon 12—15 tuberculoses actives sur 10 000 sujets examines. En général les résultats sont sensiblement meilleurs dans les examens radiologiques obligatoires par rapport aux examens volontaires, puisque dans ce dernier groupe les personnes âgées ne représentent qu'un faible pourcentage et que ce sont elles qui sont atteinte en premier lieu de tuberculose inconnue. Les examens radiologiques systématiques sont une des armes les plus puissantes dans la lutte contre les tuberculoses inconnues; toutefois elle ne peut être pleinement efficace que si le cercle des personnes intéressées est aussi fermé que possible et si les examens sont répétés au moins tous les deux ans.

Resumen: Exploraciones radiológicas en serie

En las provincias de la República Federal aproximadamente 6 millones de personas (en general a partir de los 14 años) son sometidas anualmente a exploraciones radiológicas en serie voluntarias u obligatorias. Por término medio se encuentran 12—15 tuberculosis activas desconocidas por 10 000 individuos explorados. El resultado en las exploraciones radiológicas obligatorias es en general considerablemente más favorable que en las voluntarias, porque en estas últimas los individuos de edad elevada participan solamente en un pequeño porcentaje, siendo estos sin embargo los principales portadores de tuberculosis desconocidas. Las exploraciones radiológicas en serie son una de las armas más importantes contra las tuberculosis pulmonares desconocidas; pero sólo pueden alcanzar toda su eficacia cuando la participación en las exploraciones es lo más densa posible y se repiten por lo menos cada 2 años.

7. Rentenzugang und Rentenwegfall in der Rentenversicherung der Arbeiter und der Angestellten i. J. 1961

Bekanntlich ist die Rentenversicherung Jahrzehnte hindurch durch die frühe und z. T. langfristige Berentung ihrer Versicherten stark belastet worden. Sie hatte daher von Anfang an ein großes Interesse an einer systematischen Vorbeugung und Bekämpfung der Tuberkulose.

Im Band 15 der Statistik der deutschen Rentenversicherungen der Arbeiter und Angestellten (herausgegeben vom Verband Deutscher Rentenversicherungsträger, Frankfurt/Main) wird über den derzeitigen Stand der Rentenleistungen folgendes berichtet:

Renten-Neuzugänge und -Wegfall im Jahre 1961 in der Rentenversicherung der Arbeiter (Ar V) und der Angestellten (An V):

	Zugänge	Wegfall	Überschuß an Neuzugängen
Ar V	503 259	416 140	87 119
An V	166 573	124 687	41 886

Die Neuzugänge an tuberkulosekranken berufs- und erwerbsunfähigen Rentnern haben daran folgenden Anteil:

Neuzugänge an Berufs- und Erwerbsunfähigkeitsrenten
wegen Tuberkulose im Jahre 1961

		Berufs-unfähige insgesamt	davon Tbk. aller Formen	%	davon Tbk. der Atmungs-organe	berufsunfähig wegen Tbk über 50 Jahre	berufsunfähig wegen Tbk. unter 30 Jahren
Ar V	m	54 582	1 461	2,7	1 340	53,2 %	10,0 %
	w	48 295	596	1,2	504	51,1 %	12,2 %
An V	m	10 795	235	2,2	213	57,4 %	10,2 %
	w	10 772	203	1,9	162	23,6 %	17,7 %

		Erwerbs-unfähige insgesamt	davon Tbk. aller Formen	%	davon Tbk. der Atmungs-organe	erwerbs-unfähig wegen Tbk. über 50 J.	erwerbs-unfähig wegen Tbk. unter 30 J.
Ar V	m	62 227	4 031	6,5	3 650	53,6 %	10,3 %
	w	41 298	1 256	3,0	991	36,3 %	15,1 %
An V	m	14 825	954	6,4	866	59,0 %	4,9 %
	w	9 793	525	5,4	420	23,4 %	18,3 %

Zum Rentenwegfall bei berufs- und erwerbsunfähigen Tbk.-Kranken kam es im Jahre 1961 wie folgt:

		Rentenwegfall bei berufs- unfähigen Tbk.-Krnk.	davon durch Tod = %	durch Behebung der Berufs- unfähigkeit	Rentenwegfall bei erwerbs- unfähigen Tbk.-Krnk.	davon durch Tod %	durch Behebung der Erwerbs- unfähigkeit
insges. Ar V	m	1 088	11,1 %	44,4 %	5 885	39,2 %	48,3 %
	w	383	5,7 %	46,2 %	2 110	21,3 %	64,8 %
insges. An V	m	159	16,4 %	42,1 %	1 477	42,6 %	48,6 %
	w	189	5,3 %	47,6 %	943	16,0 %	71,2 %

1961 kamen in den Rentenversicherungen der Arbeiter und Angestellten 6 681 Männer wegen Berufs- bzw. Erwerbsunfähigkeit durch Tuberkulose in Zugang. Davon entfielen 54,1 % auf die Altersklasse über 50 und 9,5 % auf die unter 30 Jahren. Bei den Frauen waren von insgesamt 2 580 Rentenneuzugängen wegen Tuberkulose 36,1 % über 50 und 15,3 % unter 30 Jahre alt. Demnach überwog bei den bis zu 30 jährigen Tuberkulose-Kranken die Erwerbs- bzw. Berufsunfähigkeit der Frauen, bei den über 50 jährigen die der Männer.

Das Durchschnittsalter der Männer beim Wegfall der Berufs- bzw. Erwerbsunfähigkeitsrente durch Tod lag bei 55 Jahren, das der Frauen bei 51,3 Jahren.

Zusammenfassung

(Rentenzugang und Rentenwegfall in der Rentenversicherung der Arbeiter und der Angestellten i. J. 1961)

Im Jahre 1961 bildete die Tuberkulose in 2,6 % aller Fälle die Ursache der Berufsunfähigkeit bei Männern und in 1,4 % bei Frauen.

Zur Erwerbsunfähigkeit führte sie bei Männern in 6,5 % und bei Frauen in 3,5 % aller Fälle.

Zum Wegfall der Berufsunfähigkeitsrente kam es bei 11,8 % der Männer und 5,6 % der Frauen durch Tod und bei 44,1 % der Männer und 46,7 % der Frauen durch Behebung der Berufsunfähigkeit.

Die Erwerbsunfähigkeitsrente entfiel bei 39,9 % der Männer und bei 19,7 % der Frauen durch Tod sowie bei 48,4 % der Männer und 66,8 % der Frauen durch Wiederherstellung der Arbeitsfähigkeit.

Summary: Receipt and loss of benefits in income insurance schemes for workers and employees

In the year 1961, tuberculosis was the cause of unfitness for employment in 2.6 % of all cases in men, and 1.4 % of all cases in women.

It led to incapacity for earning a living in 6.5 % of all cases in men, and 3.5 % of all cases in women.

Loss of the benefit paid because of unfitness for work occurred in 11.8 « of the men and 5.8 % of the women because of death, and in 44.1 % of the men and 46.7 % of the women because fitness for employment was attained again.

The benefit paid for incapacity for earning a living no longer applied to 39.9 % of the men and 19.7 % of the women because of death, as also to 48.4 % of the men and 66.8 « of the women because the ability to work was recovered.

Résumé: Augmentation et diminution du nombre des rentes d'invalidité des ouvriers et des employés

Au cours de l'année 1961 la tuberculose représentait dans 2,6 % de tous les cas chez les hommes et dans 1,4 % des cas chez les femmes la cause de l'invalidité professionnelle.

Elle était à l'origine de l'invalidité économique dans 6,5 % de tous les cas chez les hommes et dans 3,5 % chez les femmes.

Le nombre des rentes d'invalidité professionnelle diminuait par décès dans 11,8 % des cas chez les hommes et dans 5,8 % des cas chez les femmes, d'autre part les rentes disparaissaient dans 44,1 % des cas chez les hommes et dans 46,7 % des cas chez les femmes par réhabilitation professionnelle.

Le nombre des rentes d'invalidite économique diminuait par décès dans 39,9 % des cas chez les hommes et dans 19,7 % des cas chez les femmes, d'autre part les rentes disparaissaient dans 48,4 % des cas chez les hommes et dans 66,8 % des cas chez les femmes par réhabilitation de la capacité de travail.

Resumen: Concesión y supresión de rentas en el seguro de rentas de los trabajadores y empleados

En el año 1961 la tuberculosis constituyó en un 2,6 % de todos los casos la causa de incapacidad laboral en los hombres y en un 1,4 % en las mujeres.

Condujo a una incapacidad adquisitiva total en los hombres en un 6,5 % y en las mujeres en un 3,5 % de todos los casos.

En un 11,8 % de los hombres y en un 5,8 % de las mujeres se produjo una pérdida de la renta de incapacidad laboral por fallecimiento, y en un 44,1 % de los hombres y un 46,7 % de las mujeres por supresión de la incapacidad laboral.

La renta de incapacidad adquisitiva total se perdió en un 39,9 % de los hombres y en un 19,7 % de las mujeres por su muerte, y en un 48,4 % de los hombres y un 66,8 % de las mujeres por recuperación de su capacidad de trabajar.

8. Stand der Rehabilitation bei Tuberkulosekranken

Mit den großen Erfolgen, die in Behandlung und Heilung der Erkrankungen an Tuberkulose erzielt worden sind, ist die Zahl der Rekonvaleszenten ständig gewachsen. Wenn es früher nur bei einem Bruchteil der Tuberkulosekranken erforderlich war, diesen nach der Wiederherstellung ihrer Gesundheit zu einer Beschäftigung zu verhelfen, so ist dies heute zu einer umfangreichen und wichtigen Aufgabe geworden. Sie muß überall in Angriff genommen werden, weil der Arzt zu der Erkenntnis gekommen ist, daß seine Wirksamkeit nicht aufhört, wenn die stationäre Behandlung beendet ist, sondern daß dann erst recht eine sorgfältige ärztliche Betreuung erforderlich wird, in die sich der behandelnde Arzt und die Tuberkulosefürsorge zu teilen haben.

Es ist wiederholt darüber verhandelt worden, ob das Wort „Rehabilitation" nicht durch ein gutes deutsches Wort ersetzt werden kann, mitunter wurde das bestritten. Man kann aber das Wort „Wiedereingliederung" ohne weiteres als treffende Kennzeichnung verwenden: Der Tuberkulosekranke war infolge seiner Krankheit „ausgegliedert" aus dem Gang des alltäglichen Lebens wie jeder Kranke, aber oft für lange

Zeit, er war, namentlich wenn er ansteckend krank gewesen ist, aus der sozialen Gemeinschaft und schließlich aus seinem Arbeitsbereich, der seine wirtschaftliche Existenz gesichert hat, ausgegliedert. Mit der Feststellung des Vorliegens einer tuberkulösen Erkrankung gingen alle diese Zusammenhänge mehr oder weniger plötzlich verloren. Es trat eine Unterbrechung ein, weil die Feststellung der Krankheit notwendigerweise deren längere (bis zu 6 Monaten) oder langzeitige (1 Jahr und mehr) Krankenhausbehandlung erforderlich machte. Damit ist nicht selten von einem Tag auf den anderen ein Wechsel der gewohnten Umgebung, ein mehr als in jedem Beruf übliches Leben mit genauer Stundeneinteilung, ein Losreißen von lieb gewordenen Gewohnheiten und eine für den weiteren Verlauf nicht unwichtige Selbstbeobachtung eingetreten. Wenn die Behandlung im Krankenhaus oder in der Heilstätte nicht möglichst rasch und folgerichtig eingeleitet worden ist, läuft der Kranke Gefahr, wegen unzureichender Behandlung länger krank zu sein und schließlich mit keinem oder einem Teilerfolg wieder in ein neu zu beginnendes Leben mit allen seinen Belastungen eintreten zu müssen. Als eine derartige unzureichende Behandlung muß in Deutschland grundsätzlich die *nur ambulante* Behandlung angesehen werden. Es ist hier ohne jede Schwierigkeit möglich, sofort bei Beginn der Krankheit in *stationärer* Beobachtung und Behandlung *einen Heilplan* aufzustellen, zu dessen Einhaltung der Patient erzogen werden muß. Es steht fest, daß dies in der Ambulanz weit schwieriger zu erreichen ist und daher öfters zu Mißerfolgen führt, selbst wenn es in einzelnen Fällen, in denen bestimmte soziale Momente gegen die Entfernung des Kranken aus seiner gewohnten Umgebung sprechen, gelingen sollte, nur mit ambulant durchgeführten Verfahren einen Erfolg zu erzielen. Das sind Ausnahmen, von denen der zuerst behandelnde Arzt so wenig wie möglich Gebrauch machen sollte, wenn er das Wohl seiner Kranken im Auge behält. Ein Vergleich mit den Verhältnissen in den sogen. Entwicklungsländern ist keinesfalls angebracht, denn dort muß mit Rücksicht auf das noch unentwickelte Heilstättenwesen selbstverständlich weit mehr als bei uns auf ambulante Behandlungsverfahren zurückgegriffen werden.

Die „Ausgliederung" aus der gewohnten Umgebung und Beschäftigung bedeutet für jeden Kranken natürlich einen Schock. Die plötzlich veränderte körperliche und psychische Lage erfordert nicht nur hinsichtlich des im Augenblick im Vordergrund stehenden ärztlich-diagnostischen und therapeutischen Faktors großes Geschick, sondern auch so früh wie möglich die Aufstellung eines Planes, wie beim einzelnen Kranken der Genesungswille gefördert werden kann. Dieses Problem aber ist der Beginn jeder Rehabilitation: Ohne den Willen des Kranken, so rasch und so vollständig wie möglich wieder gesund zu werden, bleibt die rein physische Wiederherstellung eine halbe Sache. Die meist langzeitige Kurdauer bei der Tuberkulose, die dabei erzwungene Ruhe läßt im Laufe der Zeit mehr hemmende als genesungfördernde Eigenschaften beim Kranken an die Oberfläche kommen, die schließlich zu einer gewissen „Heilverfahrenslethargie" führen. Diese Wesensänderung soll aber unter allen Umständen vermieden werden. Dies gelingt nur dadurch, daß man dem Kranken eine seinem Zustande angepaßte und ärztlich gelenkte Beschäftigung verschafft, die ihn vom meist müßigen Nachdenken über seine Gesundheit und seine Lage ablenkt.

Bei der Tuberkulosebehandlung ist dies notwendiger als bei vielen anderen Krankheiten, mehr als selbst bei Schwerverletzten, die bewußt an sich feststellen, welche Fähigkeiten bei ihnen noch erhalten geblieben sind, um nach Möglichkeit das frühere

Leben fortzusetzen. Der Kranke muß während des Heilstättenaufenthalts systematisch auf die Genesung vorbereitet werden. Es handelt sich um eine Aufgabe, die bei der Tuberkulose ebenso wichtig ist wie die Einhaltung eines bestimmten chemotherapeutischen Heilplanes oder die Übungsbehandlung nach operativen Eingriffen. Es wird dadurch mit der Genesung der Wunsch erhalten und gekräftigt, die früher ausgeübte Lebensweise fortzusetzen, in die gewohnte soziale Gemeinschaft zurückzukehren und durch eigene Leistung wieder das zu erwerben, was für den Lebensunterhalt benötigt wird. Für Kinder gilt Ähnliches, sie spielen nur dabei eine weniger bewußt-aktive Rolle, aber sie müssen während der Heilbehandlung auch so gefördert werden hinsichtlich der Erhaltung der körperlichen und geistigen Beweglichkeit, daß sie den Anschluß an die Vorkrankheitszeit ohne Schwierigkeit finden.

Wenn eine derartige Planung zum Bestandteil der stationären Tuberkulosebehandlung wird, dann bedeutet sie den ersten Anlauf zur „Wiedereingliederung". Der Kranke soll sich nicht als bemitleidenswerte Nebenfigur, als Belastung für seine Nächsten oder gar nur als unterstützungsberechtiger „Halbgenesener" vorkommen, sondern wieder als Vollmitglied der Gesellschaft, der wieder alles erhalten soll und erwerben kann, was er durch seine Krankheit und deren Dauer verloren hat.

Diesen ärztlichen Erkenntnissen entspricht es, wenn die Rentenversicherung-Neuregelungsgesetze vom 23. 2. 57 (BGBl I, 45) bzw. 1. 1. 57 die Rehabilitation als „Regelaufgabe" der Versicherungsträger vorgesehen haben. Es wird damit der Sinn des Heilverfahrens vervollständigt, durch das der Tuberkulosekranke vor vorzeitiger Berufs- und Erwerbsunfähigkeit bewahrt werden soll. Die Rentenversicherungsträger können durch die neue Gesetzgebung ärztliche Bemühungen um die Rehabilitation in ganz anderer Weise unterstützen, als dies früher der Fall war. Einst hat es sich auf diesem Gebiet um die Bestrebungen einzelner idealistisch gesinnter Ärzte gehandelt, heute können auf Grund gesetzlicher Bestimmungen für den Kreis der sozialversicherten Bevölkerung ebenso auch für Kranke, deren Tuberkulose als Wehrdienstbeschädigung anerkannt ist, Rehabilitationsmaßnahmen in einem vom Arzt für erforderlich gehaltenen Umfang durchgeführt werden. Mehr als bei jeder anderen Maßnahme sind der Arzt und die mit der Rehabilitation beauftragten assistierenden Kräfte darauf angewiesen, daß der Patient Willen und Tatkraft besitzt, die für ihn vorgesehenen Maßnahmen durchzuführen: Ohne die aktive Mitarbeit des Kranken wird jede Bemühung auf diesem Gebiet fruchtlos sein!

Während des Heilstättenaufenthalts hat zunächst der behandelnde Arzt in möglichst oft zu wiederholender Aussprache mit dem Patienten sich über dessen Wünsche hinsichtlich seiner Zukunft zu orientieren. Nicht jeder Arzt wird sich sofort in diese Aufgabe hineinfinden, denn die Ausbildung und Erziehung der Ärzte ist weit mehr auf die diagnostisch-funktionellen Untersuchungsmethoden und die therapeutischen Verfahren ausgerichtet als auf die Durchführung sozialhygienischer Aufgaben, zu denen die Wiedereingliederung chronisch Kranker in Leben und Beruf gehört. Man wird aber kaum bestreiten, daß dieser Zweig ärztlicher Tätigkeit gerade im Tuberkulosesektor eine zunehmende Bedeutung hat.

Als Gehilfen stehen dem Arzt eine Heilstättenfürsorgerin bzw. ein Heilstättenfürsorger zur Verfügung. Die Schaffung dieses Berufszweiges neben der eigentlichen Pflegetätigkeit hat sich im Laufe von etwa 25 Jahren — damals wurden die ersten Versuche unternommen — so bewährt, daß keine Heilstätte mehr eine Fürsorgerin entbehren möchte. Die Fürsorgerin hat sich bei gut eingespielten Arbeitsverhältnissen auf Weisung der Ärzte um die Vermittlung der Beziehungen zwischen dem Kranken und der Außenwelt zu kümmern, wobei Fragen der Rehabilitation eine wichtige Rolle spielen können.

In vielen Heilstätten ist es üblich, daß der Berufsberater des zuständigen Arbeitsamtes regelmäßige Besuche macht, um Kranke, deren spätere Berufstätigkeit in Frage gestellt ist, hinsichtlich ihrer vom Arzt festgestellten Fähigkeiten und der Arbeitsmarktlage beraten zu können, wo sie, falls sie an die frühere Arbeitsstelle nicht zurückkehren können, ihren noch erhaltenen Kräften entsprechend Arbeit und Verdienst finden können, ohne sozial abgleiten zu müssen. Solche Aussprachen haben sich vielfach bewährt. Nach der Entlassung aus einem Heilverfahren fallen diese Aufgaben weitgehend den behandelnden Ärzten in Zusammenarbeit mit der öffentlichen Tuberkulosefürsorge zu.

Die Möglichkeiten der „Wiedereingliederungstherapie" beginnen in der Heilstätte mit der „Beschäftigungstherapie". Kranke, bei denen die klinischen Erscheinungen es irgendwie zulassen, sollten so früh wie möglich, auch schon als Bettlägerige, mit irgend etwas beschäftigt werden, um einer geistigen Abstumpfung vorzubeugen. Um welche Art von Beschäftigung es sich dabei handelt, ist ziemlich gleichgültig. Bei Männern wird nicht selten zum ersten Mal die Befähigung zur Bastelarbeit entdeckt und geweckt, bei Frauen ist dies viel einfacher, weil sie es gewohnt sind, sich mit Handarbeiten zu beschäftigen. Die Beschäftigungstherapie soll für den Kranken keinerlei Belastung, sondern mehr eine Unterhaltung darstellen, die für ihn im Laufe der Zeit ein gewisses Bedürfnis wird. Erst wenn der Krankheitszustand so weit gebessert ist, daß der Arzt raten kann, Belastungsproben durchzuführen, kann mit einer gezielten und sich langsam steigernden Beschäftigung begonnen werden, die auf dem Gebiete des früher ausgeübten Berufs oder auch auf einem neuen Arbeitsgebiet liegen kann, das für den Patienten Anregung bringt. Entlassungsfähig sollte ein Patient erst dann sein, wenn er sich im Bereich der Arbeitstherapie als so belastungsfähig erwiesen hat, daß er ohne Einbuße seines Gesundheitszustandes wenigstens die Hälfte von dem zu leisten vermag, was er außerhalb der Heilstätte vor seiner Erkrankung bewältigen konnte. Er wird auch dann noch schonungsbedürftig sein und sich erst nach der Entlassung langsam wieder in die Verhältnisse der früheren Umwelt gewöhnen müssen und nur eine stufenweise Belastung mit einer regelmäßigen Tätigkeit vornehmen können. Es ist selbstverständlich, daß es in dieser Beziehung jede Möglichkeit der Abstufung gibt, daß vor allem die Belastung körperlich arbeitender Rekonvaleszenten ganz anders zu beurteilen ist, als die der geistig arbeitenden.

Aus den folgenden Berichten verschiedener Rehabilitationsstätten ist ersichtlich, daß die angewandten Methoden unterschiedlich sind, daß man sich noch in einem Stadium der Sammlung von Erfahrungen befindet. Man muß aber betonen, daß der Gedanke, dem Tuberkulosekranken in der Genesung wieder Arbeit und soziale Geltung zu verschaffen, weitgehend durch deutsche Ärzte (DORN, BRIEGER, ALEXANDER) angeregt worden ist, die mit ihren holländischen (BRONKHORST) und englischen (VARRIER-JONES) Kollegen in regem Gedankenaustausch gestanden haben. Wenn jetzt sehr durchdachte und materiell gut ausgestattete Rehabilitationsverfahren aus Norwegen (JENSEN) und aus USA (GOOD) beschrieben werden, so handelt es sich dabei um zeitliche Vorsprünge, die in diesen Ländern infolge der konsequenten

Umsetzung des Rehabilitationsgedankens in die Praxis erzielt worden sind. Das Thema selbst hat in den letzten Jahren immer wieder auf der Tagesordnung der deutschen Tuberkulosekongresse gestanden, besonders ausführlich auf der Tagung der wissenschaftlichen Gesellschaft Südwestdeutscher Tuberkuloseärzte 1956 in Homburg unter Leitung von RICKMANN und zuletzt in Form eines Kolloquiums 1962 in Düsseldorf bei der Tagung der Deutschen Tuberkulosegesellschaft, das von WESSEL geführt worden ist. Das Deutsche Zentralkomitee hat diese Bestrebungen aktiv durch die Herausgabe von Richtlinien für die Beschäftigung von Tuberkulösen an geeigneten Arbeitsplätzen mit einem Teil I für den ärztlichen Bedarf und einem Teil II für das Arbeitsamt und den Arbeitgeber und neuerdings durch das Merkblatt für Tuberkulosegenesene zwecks Eingliederung in das Erwerbsleben unterstützt.

Neben der Einrichtung der Arbeitsheilstätte in Schömberg (Chefarzt Dr. SCHWEN-KENBECHER und Dr. WEISE) für die Zwecke der Wiedereingliederung soll diese Heilstätte (Erwin DORN-Kurheime) auch für die Dauerabsonderung von ansteckend Kranken dienen, die mit der bei ihnen erhaltenen Leistungsfähigkeit sich durch ärztlich bemessene Arbeit — vor allem psychisch — noch einen Zusammenhalt mit der Außenwelt sichern wollen. Es wird damit ein Doppelzweck erfüllt: Chronisch Kranke sollen an einem gewissen Gemeinschaftsleben teilhaben und gleichzeitig — es handelt sich vorwiegend um einzelstehende Personen — abgesondert sein. In Schömberg, das sich ausschließlich als Tuberkulosekurort bezeichnet, kann dieses Ziel in bester Form erreicht werden. Von den wichtigsten Rehabilitationseinrichtungen liegen eingehende Berichte vor, die im Auszug wiedergegeben werden sollen:

Über die einzelnen Rehabilitationseinrichtungen liegen folgende Berichte vor:

Das Kurheim *„Bergisch-Land"* der LVA Rheinprovinz in Wuppertal, Chefarzt Dr. H. OVERRATH, führt die Rehabilitation so durch, daß die Patienten durch Beschäftigung an Arbeitsplätzen in Fabriken in Wuppertal allmählich belastet werden, in der Heilstätte aber ärztlich beobachtet und wirtschaftlich versorgt werden. Als Grundsätze für die Durchführung der Berufsförderungsmaßnahmen gelten:

1. Exakte und objektivierte Bestimmung des verbliebenen körperlichen Leistungsvermögens durch funktionsdiagnostische und arbeitsphysiologische Untersuchungsmethoden. Ermittlung einer die Leistungsgrenze verbindlich kennzeichnenden Meßzahl und Festlegung der zumutbaren Dauerarbeitsleistung als Grundlage aller weiteren Überlegungen im Rahmen der Berufsförderungsmaßnahmen.

2. Gezielte und dosierte allgemeine Trainingsbehandlung zur Rückgewinnung und Steigerung der verbliebenen Leistungsreserven.

3. Interne Arbeitsbelastung in den Werkstätten des Kurheims mit praktischer Tätigkeit und theoretischer Unterweisung sowohl als berufliche Eignungsprüfung als auch zur Vorbereitung auf den externen Arbeitseinsatz.

4. Externe Arbeitsbelastung in Betrieben im Bereich der Stadt Wuppertal entsprechend dem mit dem Arbeitsberater des Arbeitsamtes Wuppertal festgelegten Berufsförderungsziel.

Es kommen dort nur Lungentuberkulosekranke für die Rehabilitation in Frage, die nicht mehr ansteckungsfähig und deren Befund weitgehend stabil sind, wobei den latent aktiven Tuberkulösen besondere Beobachtung geschenkt wird. Bei 97 Lungentuberkulosekranken kam es seit Mai 1960 (Eröffnungstermin) in 4 Fällen zu einer Reaktivierung, in 2 weiteren Fällen ergab die funktionsdiagnostische und arbeitsphysiologische Untersuchung, daß die verbliebene körperliche Leistungsfähigkeit so stark eingeschränkt war, daß praktisch Erwerbsunfähigkeit angenommen werden mußte.

Im Tuberkuloseforschungsinstitut *Borstel,* Leiter Prof. Dr. Dr. FREERKSEN, ist eine Fortbildungsgelegenheit für Damen auf dem Gebiete der Ausbildung

zur Med.-Techn. Assistentin

Chemie-Laborantin u.

Biologie-Laborantin

geboten. Die Schülerinnen werden dort so gefördert, daß sie die staatliche Anerkennung in ihren Fachgebieten erreichen. Im weiteren Sinne handelt es sich dabei um Umschulung für junge Mädchen, die den bisherigen Beruf aufgeben müssen, um durch den Besuch der Kurse die Befähigung zu einem anderen, ihnen gemäßen Beruf zu erreichen.

Dem Sanatorium *„Charlottenhöhe'',* Chefarzt Dr. SCHWENKENBECHER, ist die Arbeits-Heilstätte des Erwin-Dorn-Werks in Schömberg angeschlossen, die seit 1938 systematisch ausgebaut worden ist. Zunächst hat es sich dort um eine Beschäftigungstherapie für chronisch Tuberkulosekranke gehandelt, für die später eine Ansiedlung im Bereich der Heilstätten geplant war. Die Patienten sind je nach ihrem Leistungsgrad mit leichteren Arbeiten, die durch die umliegende Industrie vermittelt worden sind, beschäftigt worden. Außerdem konnten in den Arbeits-Heilstätten Arbeiten „für das Haus" in verschiedenen Berufszweigen ausgeübt werden. Man war bemüht, noch vorhandene Kräfte bei den Kranken zu wecken und nutzbar zu machen, wobei sich gezeigt hat, daß im Laufe der Jahre ohne Umschulungsmöglichkeiten nicht ausgekommen werden konnte. Die Umschulung erstreckte sich auf die Erlernung von

kaufm. Berufen,

Fremdsprachen,

techn. Zeichnern,

Herrenschneiderei,

Möbelschreinerei,

kunstgewerblichen Arbeiten u.

leichteren feinmechanischen Montierungen.

Ausgehend von der Feststellung, daß 40 % der jugendlichen Rentner in der Sozialversicherung an Lungentuberkulose leiden, kam die Forderung nach Beschäftigungsmöglichkeit den seit 1957 geltenden gesetzlichen Bestimmungen entgegen. Für die Umschüler gilt als Grundsatz, daß sie durch den neuerlernten Beruf nach Möglichkeit nicht in schlechtere Einkommensverhältnisse geraten. So wurden Patienten, die vor ihrer Erkrankung Schlosser, Schweißer, Heizungsmonteure und Kesselschmiede waren, als technische Zeichner ausgebildet, Maurer, Zimmerleute und Gerüstebauer zu Bauzeichnern. Frauen, die vorher Arbeiterinnen und Verkäuferinnen waren, wurden zur Stenotypistin oder Kontoristin umgeschult. Der Prozentsatz der erforderlichen Umschulungen wird indessen nur mit 1 % angegeben.

Schon seit 1. 5. 1951 bestehen in dem staatl. Tuberkulosekrankenhaus *Gauting,* Chefarzt Dr. TUCZEK, Rehabiliationseinrichtungen, die sinnvoll und systematisch ausgebaut werden. Es kann dort in Lehrwerkstätten das

Schlosser- und Maschinenbauer-,

Schreiner- und Weber-,

Herrenschneider und Damenschneiderinnenhandwerk,

Mechaniker- und Feinmechaniker-,

Werkzeugmacher- und Dreherhandwerk, sowie

technisches Zeichnen (Fachrichtung Maschinenbau)

erlernt werden. Seit Anfang 1960 wird Umschulung auf Elektromechanik mit Spezialisierung auf Rundfunk- und Fernsehen geplant. Das Unternehmen wurde im Jahre 1959 durch die gesetzliche Verankerung der Eingliederung in das Arbeitsleben wesentlich unterstützt. Die Anstalten besitzen ein Wohnheim für 160 Umschüler, die in 3-Bett-Zimmern untergebracht sind. 1962 sind in Gauting bisher 546 Tuberkulosekranke umgeschult worden, von denen 24,6 % ihre Gesellenprüfung mit „sehr gut", 55 mit „gut", 106 mit „befriedigend" und 6 mit „ausreichend" bestanden haben.

Von ärztlicher Seite wird betont, daß je strenger die medizinische Indikationsstellung war, desto weniger Rückfälle sich ereignet haben. Bei sorgfältiger Auswahl gelang es, die Rückfallzahl von 11—12, auf 4—5 % zu senken.

In *Heidelberg* ist im vergangenen Jahre eine Rehabilitationsstätte des *Adolf-Stöcker-Werkes* in Gemeinschaft mit dem Landesarbeitsamt Baden-Württemberg eröffnet worden, in dem 350 Patienten, vorwiegend Männer, für eine Wiedereingliederung in den Arbeitsprozeß geschult werden. 25 % dieser Kranken sind Tuberkulosekranke, die für eine andere Arbeit umgeschult werden. Es handelt sich dabei nach Angabe von Dir. NEERFORTH von der LVA Baden um 1 % der aus den Heilstätten Entlassenen. In der räumlich und sachlich ausgezeichnet ausgestatteten Rehabilitationszentrale wird nach dem Grundsatz verfahren, daß die Umschulung einen wirtschaftlichen Aufstieg bedeuten soll. Die Tuberkulosekranken arbeiten mit den übrigen Patienten zusammen, die aus den verschiedensten Gründen (z. B. Kriegsverletzungen) umgeschult werden. Wie sorgfältig die Organisation durchgearbeitet ist, zeigt, daß in Heidelberg unter 63 Lehrkräfte auch einige Hochschul-Lehrer sind.

Der Ltd. Arzt des *Waldsanatoriums der Inneren Mission in Lippoldsberg,* Chefarzt Dr. HAIZMANN (170 Betten), drückt sich in seiner Darstellung „Rehabilitation und Tuberkulose" dahingehend aus, daß die Tuberkulose heute zwar viel von ihrem Schrecken verloren habe, dafür aber zu einem ernsten Invaliditätsproblem geworden sei. Mit den erkrankten Personen, muß der Versuch gemacht werden, eine erfolgreiche Wiedereingliederung in den Arbeitsprozeß anzustreben und vorzubereiten. Dabei spielen für den Arzt immunbiologische, seuchenhygienische und geistig-seelische Faktoren die ausschlaggebende Rolle. Die erste Voraussetzung für einen dauerhaften Erfolg ist eine ausreichend lange, dem Einzelfall angemessene Kurdauer. Die zweite ist die sinnvolle und erfolgversprechende Durchführung der Wiederanpassung und die dritte ist die Gelegenheit zur fachlichen Schulung unter Fortdauer der ärztlichen und fürsorgerischen Betreuung, bzw. bei internatsmäßiger Unterbringung. Diese Voraussetzungen sollen ein befriedigendes, expositionsfreies, sozial tragbares Arbeitsgebiet schaffen.

In Lippoldsberg werden technische Zeichner und Teilzeichner ausgebildet, außerdem ein Grundlehrgang für Metallbearbeitung durchgeführt. Die Ausbildung schließt mit einer Abschlußprüfung vor dem Prüfungsausschuß der Industrie- und Handelskammer ab. Die Erfolge waren sehr gut.

Für Studierende bestehen im Tuberkulose-Krankenhaus *Göttingen-Lenglern,* Chefarzt Dr. HOEFER, und in *St. Blasien* (Chefärzte Dr. BRECKE und Dr. MELZER) Gelegenheiten zur Rehabilitation. In *Lenglern* wohnen die Studierenden und werden dort gesundheitlich überwacht, während sie Gelegenheit haben, die Vorlesungen der Universität Göttingen zu besuchen. In *St. Blasien* sind für die dort in größerer Anzahl untergebrachten Studierenden regelmäßig Kurse, Koloquiem und Fortbildungsmöglichkeiten eingerichtet, die zunächst im Sinne eines „Studium generale" gedacht sind, sodaß Erkrankte jeder Art in entsprechender Abstufung, je nach der Schwere des Krankheitsfalles, davor bewahrt werden sollen, in ihre Ausbildung längere Perioden geistigen Stillstandes einschalten zu müssen. Es handelt sich weniger um Fachausbildung, als um die Aufrechterhaltung der geistigen Spannkraft. Daneben besteht aber auch Gelegenheit, daß ältere Studierende sich an Hand einer Bibliothek in ihrem Fachgebiet selbst weiterbilden.

Disziplinschwierigkeiten haben sich in *Lenglern* nicht ergeben. Wenn die Entlassung bevorsteht, wird von der Anstalt rechtzeitig für eine entsprechende Unterkunft in Göttingen gesorgt.

Im Versorgungskrankenhaus *Unterstedt,* Rotenburg/Hann., Leitender Arzt OMR, Dr. LANGER, werden schon seit 10 Jahren Rehabilitationen durchgeführt. Durch Anstellung einer ausgebildeten Beschäftigungstherapeutin werden Beschäftigungen im Sinne eines Arbeitstrainings mit langsam steigender Belastung angestrebt, wobei eine Beteiligung bis zu 33,9 % der Krankenzahl erreicht worden ist. Besonderer Wert muß gerade bei den Versorgungspatienten darauf gelegt werden, daß die Freude am eigenen Werken, das bewußte Erkennen der noch vorhandenen Teilleistungsfähigkeit, wachgehalten wird. In einem 1953 errichteten Werkstattgebäude können

Webarbeiten,
Korbflechterei,
Peddigrohrarbeiten sowie
Leder u. Papierarbeiten

ausgeführt werden. Es wird dort ein sogen. Arbeitstherapie-Groschen gewährt, der als sichtbares Zeichen der Anerkennung für die geleistete Arbeitsstunde gelten soll. Nach den Erfahrungen des Hauses ist die Höhe der Stundenentlohnung in keinem Fall maßgebend für den Erfolg der Behandlungsmethode. Etwa 25—30 Patienten jährlich erfahren eine Berufsumschulung. Durch die Arbeitstherapie wird ein außerordentlich wirksamer und aktionskräftiger Gegenpol gegen die nun einmal unumgänglichen üblichen Unterhaltungen der Patienten durch Fernsehen, Radio, die Flut der Siebengroschenromane usw. geschaffen. Trotzdem wird auch in dieser Heilstätte über den hohen Prozentsatz der Kurabbrüche, teils auch diszipl. Gründen, teils auf Wunsch der Kranken, geklagt.

Im Versorgungskrankenhaus *Wöllershof,* Chefarzt Dr. MARX, wurde 1959 eine Arbeitstherapie-Abteilung eröffnet, in der in 5 geräumigen Werkstätten eine allmähliche Belastung der Patienten mit

Web-, Metall-, Holz- und Buchbinderarbeiten

durchgeführt wurde. Dr. MARX hat festgestellt, daß die Rückfallquote bei Patienten wesentlich höher ist, die ohne diese langsam gesteigerte Anpassung wieder in das Erwerbsleben getreten oder einer Umschulung zugeführt wurden. Dieselbe Beobachtung wurde bei früheren Patienten gemacht, die bereits jahrelang mit inaktiver Tbk untätig als Rentner leben, sich nach Herabsetzung oder Entzug der Rente ohne

Übergang wieder im Arbeitsprozeß im ungewohnten 8-Stunden-Tag der Konkurrenz der Gesunden ausgesetzt sahen. Die jahrelange Entwöhnung von körperlichen Arbeiten und die seelische Inaktivität führt zur Reduktion der Muskulatur, der Organfunktionen und der durch Hypophysenvorderlappen- und Nebennierenrinden-Hormon gesteuerten Reaktionen des Organismus und damit zur Resistenzminderung.

Um die Rehabilitation in einem Zuge zu verwirklichen, finden im Versorgungskrankenhaus Wöllershof regelmäßig Gruppenberatungen durch das Arbeitsamt *Weiden* statt. Neben Arzt und Heilstätten-Fürsorgerin nehmen Berufsberater, ein Schwerbeschädigten-Vermittler und Vertreter der Zweigstelle der Hauptfürsorgestelle, der Landesversicherungsanstalt und gegebenenfalls der Berufsgenossenschaft teil.

Die Bundesanstalt für Arbeitsvermittlung und Arbeitslosenversicherung in Nürnberg hat mitgeteilt, daß vom 1.1.–31.12. 1962 unter 22 218 Behinderten infolge Organerkrankungen und sonstigen Schäden (keine Verletzten) sich 7 604 Personen gefunden haben, für die eine Rehabilitation wegen Tuberkulose der Atmungsorgane notwendig gewesen ist. Von diesen Rekonvaleszenten haben sich 58 % im Alter zwischen 25 und 44 Jahren befunden, 17,6 % waren über 25 Jahre und 24,6 % über 44 Jahre alt.

Die Tuberkulosekranken machen damit keine Ausnahme hinsichtlich des Lebensalters gegenüber den übrigen Rehabilitanden, die in der Mehrzahl ebenfalls unter 25 Jahre alt sind.

Unter den zu vermittelnden Personen waren 16,2 % männlichen und 5,0 % weiblichen Geschlechts. Es ist anzunehmen, daß diese Geschlechtsverteilung sich bei den Tuberkulose-Rekonvaleszenten ähnlich verhält, denn die Vermittlung tuberkulosekrank gewesener Frauen wird mit zunehmendem Alter wahrscheinlich eine Seltenheit sein.

Zusammenfassung

(Stand der Rehabilitation bei Tuberkulosekranken)

Die infolge der wesentlich verbesserten Behandlungsmöglichkeiten erhalten gebliebene Leistungsfähigkeit des einzelnen Kranken soll durch systematische und ärztlich überwachte ihre körperliche und geistige Betätigung gefördert werden, damit die sich in der neuen Gesetzgebung berücksichtigte Wiedereingliederung in den Beruf und das Gemeinschaftsleben erzielt wird.

Summary: Status of rehabilitation of tuberculous patients

Individual patients should be encouraged by systematic and medical supervision to use their remaining ability, due to the vastly improved methods of treatment, by undertaking manual and intellectual work, so that they can be re-incorporated in professional and social life which has been taken into account in the new legislation.

Résumé: Bilan du reclassement social des tuberculeux

La capacité de travail de l'individu qui a pu être sauvegardée grâce aux possibilités thérapeutiques modernes doit être favorisée par le contrôle médical systématique, pour que le reclassement des tuberculeux dans la vie sociale et professionnelle — problème dont la nouvelle législation tient compte — puisse être atteinte.

Resumen: Estado de la rehabilitación de los enfermos tuberculosos

La conservación de la capacidad de rendimiento de los enfermos tuberculosos, a causa de la notable mejoriá de las posibilidades de tratamiento, ha de ser fomentada en el sentido de un estímulo de la actividad corporal e intelectual por medio de una vigilancia médica sistemática, para que se pueda lograr la reincorporación en la vida profesional y social tal como se considera en la nueva legislación.

9. Stationäre und ambulante Behandlung

In der Bundesrepublik hat sich die Zahl der Tuberkulose-Anstalten und -Heime nach Tab. 21 von 290 auf 274 verringert. Der Rückgang ist in erster Linie auf die Auflösung von Anstalten in Niedersachsen zurückzuführen. Die Zahl der Tuberkulose-Betten in diesen Anstalten ist jedoch gegenüber 1960 annähernd gleich geblieben und beläuft sich auf rund 38 600. In 409 allgemeinen Krankenhäusern stehen für die Behandlung der Tuberkulose 11 562 Betten zur Verfügung, so daß sich die Gesamtzahl der Tuberkulose-Betten in der Bundesrepublik am 31. 12. 1961 auf 50 141 beläuft. Gegenüber dem Vorjahr bedeutet dies eine Steigerung von rund 1 000 Betten.

In Tab. 22 ist die Zahl der in stationäre und ambulante Behandlung eingewiesenen Personen aufgeführt. Die Angaben beziehen sich jedoch nur auf die Personen, für die während des Berichtsjahres ein Antrag auf stationäre Behandlung gestellt worden ist. Sie vermögen nichts darüber auszusagen, in welchem Maße diese für eine stationäre Behandlung vorgesehenen Patienten ihre Kur angetreten bzw. durchgeführt haben und wieviele Patienten darüberhinaus noch aus früheren Einweisungen in den Heilstätten stationär behandelt werden. Nach den Angaben von Tab. 22 handelt es sich bei den Eingewiesenen um 27,7 % des Bestandes an Ia- Id-Fällen; nach dem erwähnten Schreiben sind im Jahre 1962 48,4 % des Bestandes stationär behandelt worden, und zwar 81,4 % der Personen mit ansteckungsfähiger Lungentuberkulose, 34,1 % an Personen mit geschlossener Lungentuberkulose und 21,7 % des Bestandes an Personen mit extrapulmonaler Tuberkulose. Hessen hat im Verhältnis zu den anderen Bundesländern einen außerordentlich niedrigen Bestand an aktiven Tuberkulösen.

Legt man der Bewertung durch die Fürsorgestellen den Anteil der in Heilbehandlung eingewiesenen Personen zu Grunde, setzt man also voraus, daß eine aktive Tuberkulose zu einem hohen Prozentsatz auch eine behandlungsbedürftige Tuberkulose ist, dann gewinnt man nach den Angaben von Tab. 22 den Eindruck, daß in einigen Ländern der Bestand nicht unwesentlich überhöht ist. In Hamburg sind nach dieser Tabelle nur 6,5 % der Patienten des Bestandes stationär behandelt worden; ähnlich liegen die Verhältnisse in Berlin, wo auch nur 8,1 % des Bestandes für eine stationäre Behandlung vorgesehen sind. Aus den Statistiken der Rentenversicherungsträger ist zu ersehen, daß von diesen jährlich etwa 60—70 000 abgeschlossene Heilverfahren finanziert werden. Berücksichtigt man darüberhinaus die Heilstätten-Kuren, die, da sie noch nicht abgeschlossen sind, statistisch in diesen Berichten noch nicht enthalten sind, so kann man schätzen, daß z. Zt. noch ungefähr 100 000 Tuberkulose-Patienten pro Jahr stationär behandelt werden. Dies entspricht im Mittel etwa 35 % aller im Bestand erfaßten Personen.

Tabelle 21. *Planmäßige Tuberkulose-Betten 1961* (nach Länderstatistiken)

Land	Tuberkulose-Anstalten				Allgemeine Krankenhäuser			
	Zahl der Tuberkulose-Anstalten und Heime		Zahl der planmäßigen Betten		Zahl der allgem. u. sonstigen Krankenh. mit Tuberkulose-Betten		Zahl der Tuberkulose-Betten dieser Krankenhäuser	
	Erwachsene	Kinder	Erwachsene	Kinder	Erwachsene	Kinder	Erwachsene	Kinder
Schleswig-Holstein	10	4	1 933	457	17	7	543	73
Hamburg	—	—	—	—	3	3	167	65
Niedersachsen	34	5	5 075	530	40		1 633	
Bremen	2	1	298	95	8	2	267	20
Nordrhein-Westfalen	47		5 656	975	147		4 065	550
Hessen	25	4	3 354	397	24		450	
Rheinland-Pfalz	14	3	1 565	302	36	—	780	—
Baden-Württemberg	70	9	7 828	1 256	58	3	1 690	80
Bayern	35	7	7 322	1 100	40	12	675	263
Saarland	3	1	316	120	7	2	191	50
Bundesgebiet	274		33 347	5 232	409		11 562	
West-Berlin	5		1 468		18		743	219

Tabelle 22. *Zahl der in stationäre und ambulante Behandlung überwiesenen Personen in den Jahren 1960 und 1961* (nach den Länderstatistiken)

Land	Stat. Behandlung		a. 100 000 Einw. 1961	in % des Bestandes Ia — Id	ambul. Behandlung		Behandlung gesamt		stat. Behandlung in %	
	1960	1961			1960	1961	1960	1961	1960	1961
Schleswig-Holstein	3 422	3 149	137	19,5	1 648	1 589	5 070	4 738	67,5	67
Hamburg	1 515	1 354	74	6,5	2 351	2 414	3 866	3 768	39,2	36
Niedersachsen	7 531	19 244[1]	292	55,8	5 656	—	13 187	—	57,2	—
Bremen	754	822	117	13,7	232	177	986	999	76,2	83
Nordrhein-Westfalen	23 827	23 463	148	15,9	18 434	17 636	42 261	41 099	56,4	55
Hessen	6 034	6 260	131	31,4	1 162	873	7 196	7 133	84,0	88
Rheinland-Pfalz	6 182	6 480	190	29,5	2 114	1 887	8 296	8 367	74,5	78
Saarland	581	674	64	13,0	394	373	975	1 047	59,6	65
Baden-Württemberg	—	9 651	125	26,4	—	—	—	—	—	—
Bayern	—	—	—	—	—	—	—	—	—	—
Bundesgebiet[2] [3]	49 846	71 097	160	27,7	31 991	24 949[4]	81 837	67 151[4]	61,0	—
West-Berlin	2 426	2 297	104	8,1	2 698	2 546	5 124	4 843	47,4	47

[1] Ende 1961 befanden sich ..... Patienten in stat. Behandlung
[2] ohne Baden-Württemberg und Bayern
[3] 1961 ohne Bayern
[4] ohne Niedersachsen, Baden-Württemberg und Bayern

In Deutschland und allen anderen Ländern, die sich mit Nachdruck der Bekämpfung der Tuberkulose widmen und über Personal und Einrichtungen für stationäre Kuren verfügen, ist man nach wie vor der Ansicht, daß behandlungsbedürftige Tuberkulose stationär behandelt werden muß. Die ambulante Behandlung ist lediglich eine Notmaßnahme und sollte nur für leichte Fälle in Frage kommen.

In diesem Zusammenhang soll auf einen Bericht von A. ZÁDOR und P. GEVICSER (Mschr. Tbk.-Bekpf. 5 (1962) 246 Ergebnisse bei verlängerter Heilstättenbehandlung) verwiesen werden. In diesem wird betont, daß die Dauer der Behandlung mehr als früher von entscheidender Bedeutung ist. Während man in früheren Jahren 6 Monate als das Minimum ansah, werden heute 9—12 Monate als kürzeste Kurdauer angesehen. Die American Trudeau Society empfahl vor einigen Jahren noch eine 18—24-monatige Behandlung mit Antibioticis. Bei Kuren, die in den ersten 3—4 Monaten erfolgreich beeinflußt wurden, rechnet man noch weitere 6—8 Monate Heilanstalts-Behandlung hinzu und weitere 6—12 Monate ambulante tuberkulostatische Behandlung. E. BERNARD (Revue de la Tbc. 22 1 (1958) hält eine Kurdauer von 9 Monaten bei kavernöser Behandlung für unerläßlich, eine Behandlung von weniger als 3 Monaten kann nach ihm nicht als Chemotherapie bezeichnet werden. Nach dem Bericht hielten ZORINI und ALEX bei 80 % von rezidivierten Prozessen die Behandlung für unzureichend.

ALEX und ALEX konnten 80 % Rezidive nach nur 4-monatiger, 42 % nach 5-6-monatiger und 24 % bei 9—12-monatiger Behandlung feststellen.

In einem Aufsatz (Can Tuberculosis be eradicated ? (K. N. C. V. Literaturdienst Band 4 Nr. 2) betont Irving WILLNER, daß intensive Maßnahmen zur Ermittlung der Tuberkulösen und die moderne Therapie Morbiditäts- und Mortalitätsziffern zu reduzieren vermögen und geeignet sind, die Ausgaben für die Tuberkulose zu verringern, die allein in den USA heute noch auf 700 Mill. Dollar pro Jahr geschätzt werden.

Zusammenfassung

(Stationäre und ambulante Behandlung)

In der Bundesrepublik Deutschland standen im Jahre 1961 in 274 Tuberkulose-Anstalten rund 39 000, in 409 allgemeinen Krankenhäusern 11 600 Tuberkulose-Betten zur Verfügung. Im Jahre 1961 dürften 100 000 Personen wegen aktiver Tuberkulose stationär behandelt worden sein, das sind etwa 35 % des Bestandes an Tuberkulösen.

Die stationäre und Langzeitbehandlung der Tuberkulose ist heute noch die Methode der Wahl.

Summary: Treatment of In- and Outpatients

In the German Federal Republic in 1961, the number of beds available for tuberculous patients in 274 lung sanatoriums amounted to 39 000 and in 409 general hospitals to 11 600. During 1961 approximately 100 000 persons were treated as out-patients for active tuberculosis, i. e., approximately 35 % of the total number of tuberculous patients. Long lasting and hospital treatment of tuberculosis even to-day remains the method of choice of combating this disease.

Résumé: Traitement hospitalier et ambulatoire

Au cours de l'année 1961 la République Fédérale Allemande disposait de 39 000 lits dans 274 établissements phtisiologiques et de 11 600 lits dans 409 hôpitaux de médecine générale. On estime qu'au cours de l'année 1961 quelque 100 000 personnes ont été hospitalisées pour tuberculose active, ce qui représente 35 % de la totalité des tuberculeux.

Aujourd'hui encore le traitement hospitalier prolongé de la tuberculose reste la méthode de choix.

Resumen: Tratamiento estacionario y ambulatorio

En la República Federal Alemana se dispuso en el año 1961 de alrededor de 39 000 camas en 274 establecimientos antituberculosos y de 11 600 camas para enfermos tuberculosos en 409 hospitales generales. En el año 1961 fueron sometidas a tratamiento estacionario a causa de tuberculosis activas unas 100 000 personas, es decir aproximadamente un 35 % del número total de afecciones tuberculosas.

El tratamiento estacionario y prolongado de la tuberculosis sigue siendo actualmente el método de elección.

IV. Die Tuberkulose im Ausland

Wie in den vergangenen Jahren soll sich ein Abschnitt des Jahrbuches auch mit der „Tuberkulose im Ausland" befassen. Es soll zunächst auf die Deutschland benachbarten Länder eingegangen werden, sodann auf einige Angaben aus Nordamerika, während über die Lage in Asien, Afrika und Südamerika die vorzüglichen Berichte vom Deutschen Tuberkulosekongreß 1962 in Düsseldorf vorliegen, die von den Herren NEUBAUER – Ljubljana, und NAGAISHI – Kyoto für Asien, JENTGENS – Köln, AUERSBACH – Berlin, KOCH – Accra, SCHAEUFFELE – Bahar Dav, Äthiopien für Afrika, SILVEIRA – Bahia und SCHWARZENBERG – LOBECK für Südamerika erstattet worden sind. Der Kongreßbericht ist als Band 127 H. 1 in „Beiträgen zur Klinik der Tuberkulose" Anfang 1963 erschienen. Es kann aus ihm mehr entnommen werden als aus Literaturauszügen, da die Vortragenden mit großer Erfahrung aus den Berichtsländern aufwarten konnten.

Die Weltlage ist von LOWELL für 1960 überprüft worden: Von 35 Ländern wiesen die Niederlande mit 2,8 auf 100 000 Einw. die niedrigste, die Neger in der südafrikanischen Union mit 102,1 auf 100 000 die höchste Tuberkulosesterblichkeit auf. Unter den europäischen Ländern hatte Portugal mit 46,8 auf 100 000 die höchste Sterblichkeit.

In *allen* Ländern ist in den letzten Jahren eine *Rückläufigkeit* des Geschehens zu erkennen, was aber nicht darüber hinwegtäuschen darf, daß überall, auch in Ländern mit einigermaßen gesicherten Statistiken, nur unterste Werte zahlenmäßig erfaßt werden. Es gibt bislang nur wenige Länder, die den Gang der Tuberkulose tatsächlich unter Kontrolle haben, weil in ihnen die heute bekannten und als erfolgreich gesicherten Maßnahmen konsequent durchgeführt worden sind.

Vergleichende Betrachtungen sind insofern schwierig anzustellen, weil jedes Land die Auszählungen, namentlich der Krankenbestände nach anderen Methoden durchführt.

Nach einem Bericht des Oeuvre Nationale Belge de Défense contre la Tuberculose (Acta Tuberculosea et Pneumologica Belgica, 6, 1961) ist in *Belgien* die Beteiligung an den R.R.U. von 60 % i. J. 1954 auf 25 % bis zum Jahre 1961 zurückgegangen. Von 1954 bis 1961 wurden rund 2450 aktive Tuberkulosen ermittelt, von welchen 1800 (= 14 a. 10 000 Untersuchte) vorher unbekannt waren. Die Ergebnisse der einzelnen Jahre schwanken zwischen 10 und 24 a. 10 000 U. Die Zahl der ermittelten Fälle von inaktiver Tuberkulose belief sich auf rd. 25 700. Hiervon waren bereits 3725 registriert. Insgesamt wurden annähernd 2 800 Tuberkulosen ausfindig gemacht = 219 a. 10 000 Aufnahmen. Die Tätigkeit der Fürsorgestellen gilt als zufriedenstellend, doch sind deren Möglichkeiten durch Personaleinschränkungen aus finanziellen Gründen eingeengt.

Tuberkulintests wurden bei Schülern durchgeführt.

Die BCG-Schutzimpfung wird nur vereinzelt vorgenommen.

Mehrere Sanatorien sind modernisiert worden. Im Jahre 1961 waren von den Fürsorgestellen für 2 691 Tuberkulöse Kuren vorgesehen, davon sind 1933 (72 %) durchgeführt worden. Die stationär behandelten Patienten sind bedeutend älter als früher. Praxis und Erfahrung haben gezeigt, daß es zweckmäßig ist, die Kuren möglichst lange auszudehnen und die Offentuberkulösen von der Familie fernzuhalten. Während des Jahres 1960 wurden 5 647 Tuberkulöse in Präventorien behandelt, und zwar im Mittel 117 Tage. Weitere 6 650 Kranke erfuhren eine stationäre Behandlung in Sanatorien, und zwar mit einer durchschnittlichen Dauer von 194 Tagen.

In *Dänemark* sind (LOWELL) i. J. 1960 1 130 neue Fälle von Tuberkulose bekannt geworden = 24,7 a. 100 000 E; gegenüber dem Vorjahr (1184) bedeutet dies einen Rückgang um 4,5 %. Die Zahl der Sterbefälle belief sich im Jahre 1960 auf 191 (4,2) und 1961 auf 175 = 3,8 a. 100 000 E. Im Bestand waren 1960 7 949 Personen mit Lungentuberkulose erfaßt = 172 a. 100 000 E. Allerdings wird ein Lungenbefund nur dann als aktiv gewertet, wenn Tuberkulosebakterien nachgewiesen werden, bzw. wenn 1.) eine andere Ätiologie unwahrscheinlich. 2.) die Tuberkulinreaktion positiv, 3.) der Lungenprozeß chronisch ist (er muß auf mindestens 2 Aufnahmen innerhalb dreier Monate nachweisbar sein), und 4.) röntgenologische Zeichen der Aktivität, klinische Zeichen und andere Symptome vorhanden sind.

Dänemark verfügt in dem Danish Tuberculosis Index, einer vom dänischen Staat, den nationalen Gesundheitsinstituten der USA und der Weltgesundheitsorganisation finanzierten wissenschaftlichen Institution, über eine vorbildliche Einrichtung, durch deren Arbeit die Tuberkulose in Dänemark völlig unter Kontrolle ist.

In Dänemark ist (STEIN BRÜCK, Z. Tbk 118, (1961) 81) die Infektionsrate unter den Erwachsenen in den letzten Jahren auf 1 — 2 ‰   jährlich zurückgegangen. Unter diesen Umständen war es möglich, in Gebieten mit niedriger Infektionsrate die BCG-Schutzimpfung sowohl der Neugeborenen als auch der Schulanfänger und Schulentlassenen aufzugeben, da das Risiko einer Infektion, bzw. Erkrankung für eine tuberkulinnegative, nichtgeimpfte Person kleiner ist, als das der Erkrankung eines in den letzten Jahren durch virulente Infektion positiv gewordenen Erwachsenen und nur wenig höher, als das Erkrankungsrisiko solcher Personen, die vor mehr als 4 Jahren geimpft worden waren.

In *England* und *Wales* (Report of the Ministry of Health for the year 1961, London, Cmnd 1856) sind i. J. 1961 21 747 Neuzugänge an Tuberkulose aller Formen zu verzeichnen = 47,1 a. 100 000 E. Davon entfallen 13 422 auf die Männer und 8 325 auf die Frauen. Gegenüber dem Vorjahr ist ein Rückgang um rund 1 900 Neuzugänge erfolgt = 7,8 %. Die extrapulmonale Tuberkulose ist mit 2 696 Fällen (= 12,5 %) an der Gesamtzahl beteiligt. Von 1954 bis 1961 ist eine Verringerung der Zahl der Neuzugänge auf annähernd die Hälfte der Zahl der Neuzugänge i. J. 1954 erfolgt. Wie in anderen Ländern zeigt sich in England eine ständige Verschiebung der Tuberkulose nach den höheren Altersklassen hin. Im Jahre 1951 entfielen etwa 34 % aller Neuzugänge an Lungentuberkulosen der Männer auf die Altersklassen von über 45 J. Bis zum Jahre 1961 ist der Anteil dieser Personen auf 51 % angestiegen. Bei den Frauen handelt es sich um 12,6 % i. J. 1951 und um 26,4 % i. J. 1961. Ähnlich ist die Situation bei den extrapulmonalen Tuberkulosen. Die Entwicklung beruht auf der starken Abnahme der Neuerkrankungen der Kinder, Jugendlichen und jungen Erwachsenen und dem nur zögernden Abfall der Neuerkrankungen bei den älteren Personen.

Der Bestand an bekannten Fällen von Tuberkulose wird mit rund 313 000 i. J. 1961 angegeben = 678 a. 100 000 E. (DBR 551 a. 100 000). In England sind in diesem Bestand auch Fälle inaktiver Tuberkulose enthalten.

An Tuberkulose aller Formen starben in England i. J. 1961 3 334 Personen, = 7,2 a. 100 000 E, davon 3 002 an Lungentuberkulose. (In der DBR rd. 8 500 Personen = 16 a. 100 000 E.) In England waren vor dem Tode 2 298 Personen als Tuberkulöse bekannt, weitere 1 036 an Tuberkulose Verstorbene wurden erst mit dem Tode als Tuberkulöse ermittelt; = 31 %.

Die BCG-Schutzimpfung wird seit 1948 in England durchgeführt. In der Zeit von Oktober 1949 bis Dezember 1961 wurde der erforderliche Impfstoff vom staatlichen Seriuminstitut in Kopenhagen wöchentlich nach England geflogen. Seit April 1958 steht auch englischer Impfstoff zur Verfügung, der den gesamten Bedarf deckt. In den ersten Jahren wurden nur bestimmte Personengruppen geimpft (Pflegerinnen, Medizinstudenten und Kontaktpersonen). Ab Ende 1953 wurde die Schutzimpfung der 13jährigen Schüler vorgenommen, und später die der über 10jährigen. Damit stieg die Zahl der BCG-Schutzimpfungen von rd. 44 000 i. J. 1954 über 240 000 i. J. 1958 auf 443 000 i. J. 1961. Die meisten Kinder, die 1954 und in den folgenden Jahren geimpft worden sind, gehören heute der Altersklasse der 15 bis 24jährigen an. In dieser Altersgruppe ist die Zahl der Neuzugänge an Lungentuberkulose von 9 155 i. J. 1954 auf 3 024 i. J. 1961 gefallen. Bis zum Jahre 1960 belief sich der Rückgang der Neuzugänge der 15 bis 24jährigen in England auf 5 591 Personen = 61 %. (Vergleich mit deutschen Ländern: Im gleichen Zeitraum haben in den Ländern Schleswig-Holstein, Hamburg, Niedersachsen, Bremen und Nordrhein-Westfalen die Neuzugänge der 15 bis 24jährigen um 47 % abgenommen.)

1961 wurden im Zusammenhang mit dem „School BCG-Vaccination Scheme" 547 000 Schulkinder mit Tuberkulin getestet, von welchen rd. 76 000 = 13,7 % positiv reagierten. Unter den rund 766 000 13jährigen Schulkindern sind ca. 656 000 tuberkulin-negativ. Von diesen wurden 443 286 = 68,0 % mit BCG geimpft.

Die Zahl der durch Mass Miniature Radiography erfaßten Personen belief sich 1961 auf 3 131 000. Dabei wurden 4 938 behandlungs- bzw. fürsorgebedürftige Tuberkulosen ermittelt = 15,8 a. 10 000 Aufnahmen. Weiterhin wurden 6 069 überwachungsbedürftige Tuberkulöse entdeckt = 19,4 a. 10 000 Aufnahmen. Das höchste Ergebnis mit 80 Tuberkulosen a. 10 000 Untersuchte wurde bei den von praktischen Ärzten überwiesenen Personen ermittelt. Unter Gefängnisinsassen wurden 43 Tuberkulöse je 10 000 Aufnahmen entdeckt. Bei Kontaktpersonen handelte es sich um 34 Fälle a. 10 000. Untersuchungen bei 21 370 Frauen in der Schwangerschaft führten zur Entdeckung von 43 Tuberkulosen = 20 a. 10 000, während der Durchschnitt bei der weiblichen Bevölkerung 13 a. 10 000 betrug.

Nach MOORE (Tubercle 1961, *42*) wurden in Southampton seit 1951 routinemäßig Röntgenuntersuchungen bei Frauen in der Schwangerschaft vorgenommen. Daher wurden bisher bei 8 721 Frauen 44 Tuberkulosen entdeckt, darunter 34 behandlungsbedürftige Fälle = 39 a. 10 000 Frauen. In 29 Fällen handelte es sich um Neuzugänge, 4 wiesen positives Sputum auf.

Bei den Männern ergab sich ein Mittelwert von 18 a. 10 000 Aufnahmen. In England ist die Altersklasse der über 65jährigen Männer mit rd. 10 % an der Gesamtzahl der erkrankten Männer beteiligt. Bei der RRU waren jedoch nur 3,3 % aller Teilnehmer über 65 Jahre alt. Unter diesen Umständen ist das Ergebnis von 47 neuen Tuberkulosen auf je 10 000 Männer von über 65 Jahre recht hoch. Es zeigte sich, daß auch in England die älteren Personen freiwilligen Untersuchungen weitgehend fernbleiben. Besonders trifft dies für die Frauen zu: Nur 3,8% der über 65jährigen beteiligten sich an der RRU, während ihr Anteil an der Gesamtzahl rd. 14% beträgt.

Das Gesundheitsministerium erstrebt eine Intensivierung der Tuberkulosebekämpfung durch:

1. Vollen Einsatz eines umfassenden röntgenologischen Dienstes,
2. ausgedehnte BCG-Schutzimpfungen,
3. Bereitstellung einer ausreichenden Zahl von Betten für alle jene Fälle, die stationäre Behandlung benötigen,
4. umfassende Behandlung mit dem Ziel der Heilung und rascher Beseitigung der Infektiosität,
5. vollständige Erfassung der Kontaktpersonen,
6. sorgfältige Ermittlung und Überwachung aller therapieresistenten Fälle.

Finnland wies noch vor wenigen Jahren neben Portugal eine weit über dem Durchschnitt der europäischen Länder liegende Tuberkulosesterblichkeit auf. Inzwischen ist diese bis zum Jahre 1961 auf 21,6 a. 100 000 E gefallen und entspricht damit ungefähr der Mortalität in West-Berlin, Österreich und der Tschechoslowakei. Die Zahl der Neuzugänge ist in Finnland von 157,3 auf 182,2 je 100 000 E angestiegen (Bundesrepublik Deutschland Rückgang von 139,2 auf 113,4 a. 100 000 E). Die 1959 zwischen beiden Ländern bestehende Differenz von rd. 18 a. 100 000 E hat sich damit auf fast 70 a. 100 000 E vergrößert. Der Bestand an Tuberkulösen betrug Ende 1961 50 474 = 1 128 a. 100 000 E und ist damit annähernd doppelt so hoch wie in Deutschland.

In Acta Tub. et Pneum. Scand. (Vol. XLII. 2. 1962) berichtet HÄRÖ über Ergebnisse der obligatorischen Röntgenreihenuntersuchung in verschiedenen Bevölkerungsgruppen in Finnland. Im Jahre 1958 wurden 137 403 Aufnahmen gemacht und damit 76–79% der über 15 Jahre alten Bevölkerung erfaßt.

Wesentliche Unterschiede in der Teilnahme traten weder nach dem Geschlecht noch dem Gebiet — Stadt, Land — auf; es zeigte sich aber, daß die Intensität der Ergebnisse mit steigendem Alter zunahm. Wahrscheinlich aktive Tuberkulose wurde in 12 Fällen von 10 000 bei den 15 bis 24jährigen und in 60 Fällen bei den über 65-jährigen Männern festgestellt; bei den Frauen 6 bzw. 20 Erkrankungen auf 10 000 Aufnahmen. Hinsichtlich einer zweifelhaften aktiven Tuberkulose ergaben sich bei den Männern 13 bzw. 54 Fälle, bei den Frauen 14 bzw. 74 a. je 10 000 Untersuchte. Narben wurden bei 1,1 bis 9,1% der Männer und 0,9 bis 6,5% der untersuchten Frauen festgestellt. Ab 45 J. war die Erkrankungshäufigkeit der Männer höher als die der Frauen. Personen, die sich als gesund bezeichneten, wiesen in rd. 0,4% (40 a. 10 000) eine wahrscheinliche oder zweifelhafte aktive Tuberkulose auf. Bei Nachuntersuchungen stellte sich ein Teil der Fälle als inaktiv heraus. In den ländlichen Bezirken wurden im Mittel etwa 50% mehr Tuberkulosen entdeckt als in den Städten.

TANI, LAUSTELA und HALTIA (Acta Tub. et. Pneum. Scand. XLII, 4. 1963) berichten über Untersuchungen an 562 Patienten der Tuberkulosefürsorgestelle in *Helsinki,* die während der letzten 2 Jahre intermittierend Tuberkulosebakterien ausschieden. Mit wenigen Ausnahmen können diese Patienten als „gutartige Chroniker" bezeichnet werden. Die Untersuchung erstreckte sich auf Alters- und Geschlechtsverteilung, soziale Faktoren und mangelnde Anpassungsfähigkeit an die Gemeinschaft, auf den röntgenologischen Status, das Vorhandensein von Tuberkulosebakterien im Sputum, Resistenz in vitro gegen verschiedene antituberkulöse Medikamente und auf die Lungenfunktionsprüfung. Die sozialen Hinderungsgründe für eine Rehabilitation wurden ebenfalls überprüft. Die überprüften Personen unterschieden sich in sozialer Hinsicht erheblich von der normalen städtischen Bevölkerung von Helsinki. Nahezu dreiviertel der Patienten zeigten Resistenz gegen die herkömmlichen Medikamente, und ca. 80 % wiesen nach der Lungenfunktionsprüfung reduzierte Arbeitsfähigkeit auf. In 86 % aller Fälle waren soziale Gründe ein Hindernis für eine Rehabilitation. Soweit die Patienten außerhalb von Sanatorien leben, haben sie vielfach Kontakt mit Minderjährigen oder leben in dichtbevölkerten Bezirken unter ungenügenden hygienischen Verhältnissen. 16,5 % hatten keine feste Unterkunft und nur 18 % eine geregelte Arbeit. Insgesamt 43 % der Patienten sind bei Heilstättenkuren nicht durch den Arzt entlassen worden. 501 Patienten wiesen zum Zeitpunkt der Erkrankung positives Sputum auf. Trotz erfolgreicher Behandlung der Tuberkulose besitzen diese Personen keine nennenswerte Arbeitsfähigkeit, zum Teil wegen relativ hohen Alters, weil sie Wohlfahrtsunterstützung beziehen, wegen der Schwere der Krankheit, wegen asozialer Lebensgewohnheiten oder psychischer Störungen. Ein ernsthaftes Problem bilden die Patienten, die aus psychischen Gründen für eine Heilstättenkur ungeeignet sind bzw. wegen Alkohol- oder Narkotika-Mißbrauch oder wegen asozialen Verhaltens. Diese Personen bedürfen zur Heilung ihrer Tuberkulose psychiatrischer Behandlung, evtl. Einweisung in Alkohol-Entziehungsheime. Eine Möglichkeit kann auch in der Einrichtung besonderer psychiatrischer Abteilungen in Tuberkuloseheilstätten bestehen.

Frankreich hat keine Meldepflicht für die Tuberkulose; die Angaben über die Tuberkulose-Morbidität beruhen deshalb weitgehend auf Schätzungen. Nach einem Bericht von LOTTE und ROUILLON (Pediatric–T XVII, *7*, 1962) waren 1959 in den 950 Fürsorgestellen 40 000 neue Tuberkulosefälle gemeldet worden. Im Jahre 1960 ergab sich eine ähnliche Zahl. Von diesen wiesen 22 000 pulmonale Läsionen auf, in 2 000 Fällen handelte es sich um Pleuritiden, in ebenfalls 2 000 um extrapulmonale Tuberkulosen, davon haben 1 400 Personen Lymphknoten-Erkrankungen. Nicht einbezogen sind die latenten Primärinfektionen (positiver Ausfall der Tuberkulinproben ohne klinische oder röntgenologische Zeichen). Diese werden in den Fürsorgestellen gesondert registriert. Im Jahre 1958 handelte es sich um 31 000 Fälle. Ein Drittel bis die Hälfte aller bekannt werdenden Neuerkrankungen entzieht sich der Betreuung durch die Fürsorgestellen. Man schätzt deshalb die effektive Zahl der Neuzugänge im Jahre 1959 auf etwa 80 000 = 180 a. 100 000 E. Damit dürfte sich nach dem Bericht ein Bestand von schätzungsweise 200 000 – 250 000 Tuberkulösen ergeben = 500 – 540 a. 100 000 E. (Bundesrepublik Deutschland 551 a. 100 000 E).

In den Präventorien sind – bei 14 000 Betten – i. J. 1959 ca. 20 000 Aufnahmen von Lungentuberkulösen erfolgt, in Sanatorien (ca. 30 000 Betten) wurden ungefähr 39 000 Tuberkulöse aufgenommen. In den Hospitälern der l'Assistance Publique de Paris sind im Jahre 1959 etwa 16 000 erwachsene Tuberkulöse aufgenommen worden; = 6 % der wegen aller anderen Krankheiten behandelten Personen.

Durch systematische röntgenologische Untersuchungen in den Schulen und Universitäten Frankreichs wurde bei den 6–14jährigen im Mittel eine Erkrankungshäufigkeit (neue Fälle) von 120 a. 100 000 festgestellt, bei den Studenten von 290 a. 100 000.

Im Jahre 1959 ergaben sich bei Untersuchungen für den Tuberkulin-Index folgende Werte: unter 6 Jahren 2—3% positiv, 6 Jahre (Schuleintritt) 6—7%, 6—12 Jahre, bzw. 14 Jahre 20—25%, 12 oder 14 bis 18 oder 20 Jahre 38—40%, Studenten (20—30 J.) 65—68%, ca. 40% bei den Rekruten. Bei diesen Tuberkulintestungen handelt es sich um obligatorische Untersuchungen, die in der Gesamtheit der Schulen, Lyzeen und Universitäten durchgeführt werden.

Als Widerstände gegen eine systematische Bekämpfung werden erwähnt: Geringe Beteiligung an systematischen röntgenologischen Untersuchungen, unzureichende Überwachung und Behandlung der Kranken (3% der früheren Tuberkulösen, 12% der Rückfälle, 8% der chronischen Tuberkulösen entziehen sich jeglicher Beobachtung; 13% der älteren Tuberkulösen, 4% der Rückfälle und 8% der Chroniker haben niemals eine einwandfreie spezifische Behandlung erfahren.),

ungenügende Kurdauer (7% der Tuberkulösen verlassen die Heilstätte, ohne bakterienfrei zu sein),

30% Verweigerungen der Tuberkulintestung oder der röntgenologischen Untersuchung der 6—14jährigen,

30—40% Verweigerungen der BCG-Schutzimpfung der Tuberkulin-negativen, ungenügende Chemoprophylaxe bei den jungen Infizierten,

erhöhte Ansteckungsgefahr besonders durch chronisch Tuberkulöse, die unzureichend behandelt und kontrolliert werden.

In einer ausführlichen Studie befaßt sich FRÉOUR (Colloque National de Démographie, Ed. du Centre National de la Recherche Scientifique, Paris, 1961) mit dem Problem der Tuberkulose in *Bordeaux,* und zwar als Funktion des sozio-ökonomischen Niveaus der Wohnbezirke und der demographischen Verhältnisse der Stadt. Die Untersuchungen erstrecken sich auf den Zeitraum von 1954—1957. In diesen vier Jahren ist die Morbidität der Bevölkerung (rd. 420 000 Einwohner) von 164 a. 100 000 E bis auf 274,3 i. J. 1956 angestiegen und erst von diesem Jahr an gefallen. Sie betrug i. J. 1957 229,9 a. 100 000 E. Die Verteilung der Erkrankungsfälle nach Alter und Geschlecht entspricht der allgemein bekannten Gliederung mit einem Maximum bei den Männern von 50—60 J. und bei den Frauen von 20—30 Jahren. Die niedrigste Morbidität weisen die Kaufleute mit 70 a. 100 000 auf. Dann folgen die Angehörigen des öffentlichen Dienstes mit 125 a. 100 000. An dritter Stelle folgen die Nicht-Berufstätigen mit 166 a. 100 000. Dieser Gruppe gehören in erster Linie die Hausfrauen an. Die freien Berufe weisen eine Tuberkulosemorbidität von 219 a. 100 000 auf. Über doppelt so hoch liegt die Erkrankungshäufigkeit der Angestellten und Künstler mit 480 a. 100 000. Der Höchstwert entfällt auf Arbeiter mit 500 a. 100 000 E. In den Randgebieten der Stadt wurden 190 Erkrankungen a. 100 000 E. festgestellt, gegenüber 250 a. 100 000 in der Stadt selbst. In der überbevölkerten Altstadt mit ungünstigen Lebensbedingungen — ohne Luft und ohne Sonne — erreichte die Morbidität in bestimmten Bezirken 820 a. 100 000. Besonders die Proletarierviertel und die Wohngebiete der Einwanderer wiesen sehr hohe Erkrankungsziffern auf. Dagegen lagen diese in den besseren Vierteln der Stadt bei 50—125 a. 100 000. Man ist jedoch geneigt, anzunehmen, daß nicht so sehr die Wohnlage entscheidend ist, als vielmehr das sozio-ökonomische Niveau, der allgemeine Lebensstil, die die Widerstandskraft der Geißel Tuberkulose gegenüber bedingen."

„Die Kenntnis der demographischen u. soziologischen Aspekte bezüglich der Tuberkulose bildet deshalb einen wichtigen Ausgangspunkt im Kampf gegen die Tuberkulose."

In *Irland* wurden nach den Third Report (National Mass-Radiography Ass. Dublin) von 1951−1960 2056082 Personen durch M.R. erfaßt, davon 265085 i. J. 1960 = 10 % der Bevölkerung (nach Zählung i. J. 1956), darunter befanden sich 700 Fälle von aktiver Tuberkulose = 26 a. 10000 Aufnahmen. Über die Hälfte der neu entdeckten Tuberkulösen war behandlungsbedürftig. Das Ergebnis stimmt mit dem der RRU des Jahres 1959 überein, beide zeigen gegenüber den Verhältnissen i. J. 1958 einen leichten Anstieg (von 23 auf 26 je 10000 Aufnahmen), der im wesentlichen dadurch bedingt ist, daß ab 1959 die RRU mit dem 12. Lebensjahr begonnen wurde.

Im Jahre 1959 waren in Irland 2372 Personen mit Lungentuberkulose registriert, und zwar 1480 Männer (=101 auf je 100000 M) und 892 Frauen (=60 auf 100000 F.). Bei den Männern entfiel die höchste Morbidität — wie in anderen Ländern — auf die Altersgruppe der 55 − 64jährigen, bei den Frauen auf die 15 − 24jährigen.

In Irland leben ca. 2,2 Millionen Personen von über 12 Jahren. Auf je 100000 entfallen 330 aktive Tuberkulosen. Man schätzt, daß etwa 7 260 Personen die Quelle aller Ansteckungen darstellen. Im Jahre 1959 wurden 2372 Fälle mit Lungentuberkulose ermittelt, von diesen wurden 1 642 bakteriologisch untersucht und in 959 Fällen ein positives Sputum festgestellt.

Die Ausrottung der bovinen Tuberkulose macht rasche Fortschritte.

Die ländlichen Bezirke werden durch Röntgenuntersuchungen besonders durchgekämmt, da die Ausrottung der Tuberkulose in der Bevölkerung, die Kontakt mit Rindern hat, besonders wichtig ist; es muß die durch tuberkulosekranke Menschen verursachte Reinfektion von Rinderbeständen verhindert werden.

In *Jugoslawien* stellt die Tuberkulose immer noch ein schwieriges Problem dar. In erster Linie handelt es sich dabei um die Frage der Heilstättenbehandlung (T.I.U.A.T., Paris, *3*, 1962). In Jugoslawien sind z. Zt. 1,5 % der Bevölkerung an aktiver Tuberkulose erkrankt, d. h. rund 200000 Personen bei 13,5 Millionen Einwohner. Für diese stehen nur 20000 Betten zur Verfügung. Dadurch können nur 15 − 20 % der Patienten stationär behandelt werden; die übrigen müssen zu Hause behandelt werden oder es muß auf eine Behandlung verzichtet werden.

Trotzdem ist seit 1960 die Tuberkulose-Sterblichkeit um mehr als 50 % gesunken, aber die Morbidität hat in verschiedenen Gebieten einen Stillstand erreicht und steigt in anderen an. In einigen Provinzen werden 40000 neue Fälle jährlich durch RRU bzw. auf dem Wege über die ärztlichen Praxen ermittelt. 1958 befanden sich in Jugoslawien 220 Tuberkulose-Fürsorgestellen, vor dem Krieg lediglich 50. Jede Fürsorgestelle betreut 30 − 130000 Personen, das bedeutet, daß auf einen Lungen-Facharzt in jeder Klinik etwa 700 Patienten kommen.

Stationäre Behandlung wird nur für relativ kurze Zeitdauer durchgeführt: 1956 wurden 62350 Patienten behandelt, und zwar im Mittel in Spezial-Heilstätten 121 Tage, in Kinderheilstätten 131 Tage und in Tuberkulose-Kliniken 45 Tage. Selbstverständlich müssen diese Patienten ihre Behandlung zu Hause fortsetzen. Dabei leben 70 % der Patienten mit ihren Familien zusammen und 30 bis 40 % teilen Ihr

Bett mit gesunden Personen. 20 % der Patienten haben keinen ausreichenden Lebensunterhalt und schließlich ist die Gesundheitserziehung nicht auf bestem Stand.

Aufgrund dieser Verhältnisse muß in Jugoslawien der ambulanten Behandlung
eine Priorität zukommen. Die Mehrzahl der Patienten wartet 6 Monate bis 2 Jahre
auf die Einweisung in ein Sanatorium und ist weit von der Heilung entfernt, wenn sie
aus der Heilstätte entlassen wird. Ein Teil von ihnen behandelt sich selbst, ohne überwacht zu werden, oder wird in Nacht- bzw. Tagessanatorien überwacht.

Die Folgen einer nicht überwachten Behandlung sind wohlbekannt: Anstieg der
Zahl der chronischen Fälle und der resistenten Formen. Der öffentliche Gesundheitsdienst bemüht sich darum, die Verhältnisse zu bessern. Er wird dabei durch das
Jugoslawische Rote Kreuz unterstützt, das die Initiative im Kampf gegen die Tuberkulose vielfach übernommen hat. Dies gilt besonders bei Fällen der Hausbehandlung. Das Jugoslawische Rote Kreuz führt Kurse für Hausbehandlung von Familien-
mitgliedern der Tuberkulose-Patienten durch. In diesen Kursen wird die Kenntnis
strenger Disziplin, der Einnahme von Medikamenten, der Gesundheitserziehung und
Beschäftigung des Patienten vermittelt. Patienten, welche die Vorschriften für die
häusliche Behandlung befolgen, erhalten eine monatliche Vergütung von 3 000 bis
5 000 Dinar außer ihrem normalen Krankengeld, um zusätzliche Verpflegung be-
schaffen zu können.

Häusliche Behandlung kann anstelle einer stationären Behandlung treten, wenn
folgende Bedingungen erfüllt sind:

1. der Patient muß dieselbe Betreuung und Beaufsichtigung erfahren wie im Hospital, d. h. er muß ein Einzelzimmer, gute Hygiene und Verpflegung haben.
2. Der Patient muß in seiner Lebensführung und Behandlung die bestehenden Vorschriften erfüllen.
3. Die Fürsorgestelle oder ähnliche ärztliche Institutionen müssen für die medizinische Überwachung verantwortlich gemacht werden. Auf dem Lande ist diese Überwachung oft eine Angelegenheit lokaler, nicht spezialisierter Gesundheitszentren.
   Hier arbeiten die Ärzte unter der Führung der nächstgelegenen Tuberkulose-
   Fürsorgestellen.

Bei Erhebungen durch die Tuberkulose-Sektion des Roten Kreuzes wurde ermittelt, daß 70 % der ambulant behandelten Patienten als „geheilt" angesehen werden
können. Die Kosten für die gesamte Behandlung waren 1/3 bis 1/4 so hoch wie die
der Hospitalbehandlung.

Die Art der Behandlung wird von der Tuberkulose-Fürsorgestelle entschieden.
Dabei werden soziale und wirtschaftliche Faktoren ebenso berücksichtigt wie rein
medizinische. Verschiedene Tuberkuloseformen sind von der häuslichen Behandlung ausgenommen: besonders schwere Primärerkrankungen, Miliar-Tuberkulose
und käsige Pneumonie.

Viele Patienten verlassen die Heilstätten auf eigenen Wunsch und bevorzugen die
Fortsetzung der Behandlung zu Hause.

In den *Niederlanden* wurden i. J. 1961 5 351 Neuzugänge festgestellt = 46,0 a.
100 000 E. Der Rückgang gegenüber dem Vorjahr beträgt rund 500 Fälle. An Tuberkulose verstarben 318 Personen = 2,7 a. 100 000 E. Innerhalb von 2 Jahren ist die
Tuberkulosemortalität um 25 % gefallen. Die Zahl der bekannten Tuberkulösen betrug 1960 10 723 = 91 a. 100 000 E. Darunter befanden sich 1857 Fälle von extrapulmonaler Tuberkulose = 17,3 % (Bundesrepublik 14,7 %).

In den Niederlanden bestehen nach MEIJER (If I had TB. in the Netherlands, T.I.U.A.T. Paris) 47 Distrikt- und 75 lokale Fürsorgestellen. Leichte Fälle werden zu Hause behandelt. Die Fürsorgerinnen überprüfen, ob die verschiedenen Medikamente eingenommen werden. Der Hausarzt wird in die Behandlung eingeschaltet. Bei einem Einkommen von unter £ 840,— (ist bei 75 % der holländischen Familien der Fall) werden 80 % des Einkommens für die Dauer von maximal 3 Jahren durch Wohlfahrtseinrichtungen an die Familie gezahlt. Jeder Holländer ist durch Gesetz, ebenso wie seine Familie, obligatorisch versichert, und damit sind die Kosten für ärztliche Hilfe, Sanatoriumsaufenthalt und 75 % der medikamentösen Behandlung gedeckt. Durch Übernahme einer freiwilligen Versicherung, die geringe Kosten verursacht, können die restlichen 20 % gedeckt werden. Wer nicht Angestellter ist oder mehr als £ 840,— verdient, muß selbst eine Versicherung abschließen. Für diese bildet eine Erkrankung an Tuberkulose ein wirtschaftliches Problem, das jedoch mit Unterstützung privater Tuberkulose-Associationen und öffentlicher Einrichtungen gelöst werden kann. Nach Beendigung der Behandlung (die im allgemeinen etwas über 1 Jahr dauert) werden 80 % aller Patienten wieder beschäftigt, und zwar innerhalb von 3 Monaten, nachdem sie als arbeitsfähig erklärt worden sind. Die Masse findet Arbeit innerhalb von 4 Wochen. Den restlichen 20 % wird auf dem Wege der Rehabilitation geholfen.

Nach „23. Jaarverslag 1961 des Centraal Bureaus voor Keuringen op Medisch-Hygienisch Gebied" wurden in den Niederlanden i. J. 1961 rund 800 000 Schirmbilduntersuchungen und Durchleuchtungen (18 000) von Patienten und der Bevölkerung vorgenommen. Bei 5 064 Personen erfolgte eine Nachuntersuchung. Es wurden 95 offene (= 1,2 a. 10 000 Aufnahmen) und 77 aktive geschlossene Tuberkulosen (= 0,96 a. 10 000 Aufnahmen) und 947 Beobachtungsfälle ermittelt. Außerdem wurden 173 Lungentumoren ausfindig gemacht = 2,15 a. 10 000 Untersuchte. (In der Bundesrepublik durch RRU im Mittel 15 unbekannte Tuberkulosen unter 10 000 Aufnahmen). Im Jahre 1952 wurden in den Niederlanden bei Bevölkerungsuntersuchungen etwa die gleiche Zahl von Tuberkulosen entdeckt wie heute in der Bundesrepublik.

Die personelle Besetzung der Röntgentrupps umfaßt 65 Personen, darunter 6 Ärzte. Die Kosten für die Untersuchungen beliefen sich im Jahre 1961 auf insgesamt 1 416 353 Gulden. Nach einem Bericht von Dr. H. WEVER über die Bevölkerungsuntersuchungen in den nördlichen Provinzen der Niederlande werden diese Kosten zum überwiegenden Teil durch freiwillige Beiträge der Bevölkerung aufgebracht.

Über die Entwicklung der Rindertuberkulose in den Niederlanden äußert sich Dr. C. R. N. van JOOST (Zal de tuberculose uitgeroeid worden? Tegen de Tuberculose, 58, 5, 1962). Danach reagierten i. J. 1951 noch 15,8 % der Rinder positiv, 1956/57 lag der Prozentsatz bei 0,21 und 1960/61 bei 0,096. Von 561 262 in den Jahren 1957/58 geschlachteten Rindern wiesen 289 (= 5,15 a. 10 000) einen tuberkulösen Befund auf. Bis 1960/61 ist dieser Anteil auf 1,46 a. 10 000 Rinder zurückgegangen. Die Rindertuberkulose ist dank der energischen Maßnahmen zu einem Kuriosum geworden.

Nach van JOOST zeigt der Tuberkulinindex der Kinder z. Zt. folgendes Bild: 0—5jährige Kinder 1,5 %, 6—12jährige 3 %, 13—18jährige 6 %. Der Anteil der tuberkulinpositiven Rekruten ist von 25 % i. J. 1955 auf 12 % i. J. 1960 gefallen.

Unter den Amsterdamer Kindern von 12—14 Jahren ist die Zahl der Tuberkulin-
positiven von 1925—1960 von 60% auf 6% gesunken.

In der Königlichen Niederländischen Armee und Luftwaffe (Dr. H. J. v. d. GIESSEN:
Rapport présenté à la 23e Session de l'Office International de Documentation de
Médecine Militaire, Athènes, Sept. 1961 (Voir R. J. S. S. Nr. 11, Nov. 1961 et Nr. 12,
Dez. 1961) wird die ärztliche Untersuchung der Rekruten ein Jahr vor dem Eintritt
in die Armee vorgenommen. Unmittelbar nach Dienstantritt erfolgt eine erneute
Untersuchung, wobei auch der Mantoux-Test und eine Röntgenaufnahme gemacht
werden. Während der Jahre 1958 und 1959 wurden während ihrer Militärdienstzeit
178 Tuberkulöse ermittelt. Diese stammten aus folgenden Gruppen:
1. Rekruten, die beim Eintritt in die Wehrmacht negativ reagierten,
2. Rekruten, die beim Dienstantritt positiv reagierten,
3. Rekruten, die schon BCG-geimpft waren.

Unter 13 617 Mantoux-positiven fanden sich 46 Tuberkulosen = 33,8 a. 10 000,
unter 64 849 Mantoux-negativen entwickelten 121 eine Tuberkulose = 18,6 a. 10 000,
weitere 11 stammen aus der Gruppe von 12 547 BCG-geimpften Personen = 8,7 a.
10 000. Die BCG-Impfung ist nunmehr in der niederländischen Armee für das
Sanitätspersonal obligatorisch.

In *Norwegen* wurden i. J. 1960 1 152 Neuerkrankungen festgestellt, = 32,1 a.
100 000 E (Bundesrepublik Deutschland 123,7). Der Bestand an aktiven Tuberkulosen umfaßte 20 212 Fälle = 563 a. 100 000 E; davon waren 4 043 extrapulmonale
Formen. An Tuberkulose sind im Jahre 1960 229 Personen gestorben (= 6,4 a.
100 000 E).

Seit 1947 besteht ein Reihenuntersuchungsgesetz, zu dem alle Einwohner von über
14 Jahren zur Röntgenuntersuchung und alle unter 40jährigen, die negativ auf Tuberkulin reagieren, zur BCG-Impfung aufgerufen werden sollen. Nach HANSEN (Odelca
Mirror 6, 1962) haben die Reihenuntersuchungen i. J. 1943 begonnen und werden
heute für das ganze Land geplant. Sieben fahrbare Einheiten und Feld-Teams sind seit
1948 im ganzen Land tätig. Fünf Teams benutzen Schirmbildkraftwagen, 2 weitere
verwenden Schiffe, die speziell für Schirmbildphotographie ausgerüstet sind. Durch
diese Teams werden jährlich 300 000 bis 400 000 Personen geröntgt und 10—15 000
schutzgeimpft. 14 der 20 Provinzen wurden zweimal durch die Röntgenuntersuchung
erfaßt, drei Provinzen dreimal und eine fünfmal. Bis 1962 wurden insgesamt annähernd 6 Millionen Einwohner des Landes untersucht. Alle Schirmbildfilme werden
zentral in der Entwicklungsanstalt des Zentralamtes in Oslo entwickelt, um eine einheitliche Bildgüte zu erreichen. Die Beurteilung der Filme erfolgt durch zwei Radio-
logen.

In *Österreich* wurden i. J. 1961 6589 Neuzugänge an aktiver Tuberkulose aller
Formen gemeldet (Tuberkulose in Österreich 1961, Bundesgesundheitsblatt 6, 3,
1963). Der Rückgang gegenüber dem Vorjahr beläuft sich auf rund 400 Erkrankungen. In 2306 Fällen handelte es sich um ansteckungsfähige Lungentuberkulosen,
darunter eine relativ hohe Zahl von Rezidivfällen, die als geheilt eingestuft waren und
nach Verschlechterung ansteckungsfähig geworden sind.

Ab 1962 wurden die früher aktiven Erkrankungen von jenen Fällen getrennt registriert, die nur die Charakteristika einer durchgemachten Infektion aufweisen, ohne
jemals „krank" gewesen zu sein.

Der Bestand an Ia- und Id-Fällen (statistische Unterteilung wie in Deutschland) hat sich um rund 2000 auf 43 300 i. J. 1961 verringert, darunter befinden sich 11 600 Offentuberkulöse (249 a. 100 000 M, 89,3 a. 100 000 Frauen).

Im Jahre 1961 sind 1 502 Personen an Tuberkulose gestorben = 21,2 a. 100 000 E. Die Sterblichkeit lag in Wien mit 29,4 a. 100 000 E doppelt so hoch wie in Kärnten mit 14,7 a. 100 000 E. Nur 74,2 % der Todesfälle sind vor dem Tode den Fürsorgestellen bekannt gewesen, 25,8 % wurden erst nach dem Tode als Tuberkulose ermittelt.

In *Polen* ist die Häufigkeit der Tuberkulose sehr hoch (Tubercle, Lond., (1962), *43*, 392). Obgleich die Mortalität von 54 auf 39 je 100 000 Einwohner in den Jahren 1955 bis 1960 gefallen und die Morbidität von 456 auf 288 auf 100 000 E zurückgegangen ist, beläuft sich der Bestand an Tuberkulösen in Polen auf 2 158 auf 100 000 E. (Bundesrepublik Deutschland 551 a. 100 000 E).

In einigen Gebieten ist die Primär-Resistenz angestiegen. Sie beträgt in Polen jetzt etwa 15 %. Die Chemotherapie wird im wesentlichen für entlassene Patients verordnet, die noch offen sind. Viele von diesen haben resistente Stämme entwickelt. Diese Patienten sind als Quellen neuer Infektionen mit resistenten Tuberkulose-Bakterien anzusehen.

In *Schottland* (Scottish Health Statistics 1961, Scottish Home and Health Departement) ist es innerhalb weniger Jahre gelungen, die Morbidität und Mortalität der Tuberkulose stark zu senken. Noch 1950 waren 9 681 Neuzugänge an Tuberkulose aller Formen festgestellt worden = 187 a. 100 000 E. (in der Bundesrepublik Zahl der Neuzugänge i. J. 1950 128 010 = 269 a. 100 000 E). Von diesen Neuzugängen entfielen 1 546 Fälle (= 16,0 %) auf die extrapulmonale Tuberkulose. (Diese Tuberkuloseform hat bei den Männern einen Rückgang um 91 a. 100 000 M. bei den Frauen um 105 a. 100 000 F. zu verzeichnen; i. J. 1961 60 991 Neuzugänge (= 112,8 a. 100 000 E), d. h. fast 43 a. 100 000 mehr als in Schottland.)

Die Zahl der Neuerkrankungen an Tuberkulose der Altersgruppen der 15 bis 25jährigen betrug 1950 1 112 Männer und 1 752 Frauen. Im Jahre 1961 waren es noch 281 Männer und 299 Frauen. In den elf Jahren ist die um fast 50 % höhere Morbidität der 15 — 25jährigen Frauen völlig verschwunden. In der Altersgruppe von 25 — 35 Jahren standen i. J. 1950 802 Neuerkrankungen der Männer 962 solche beim weiblichen Geschlecht gegenüber; bis 1961 ist dieser Unterschied von 20 % ganz zurückgegangen, es erkrankten 239 Männer und 247 Frauen.

Bei den extrapulmonalen Tuberkulosen in Schottland ist auch eine Bevorzugung des weiblichen Geschlechts festzustellen. Im Jahre 1950 entfielen 53,5 % der Neuerkrankungen auf die Frauen, 1961 ist der Anteil auf 64 % gestiegen.

Seit 1950 ist die Tuberkulosemortalität von 53 a. 100 000 E bis auf 9 a. 100 000 E. i. J. 1961 gefallen, (in der Bundesrepublik noch 16 von 100 000 E) Das weibliche Geschlecht war stark begünstigt: Innerhalb 11 Jahren ist die Sterblichkeit der Männer an pulmonaler Tuberkulose auf ein Viertel, die der Frauen auf ein Zehntel des Ausgangswertes abgesunken. (1950 — M: 52, F: 42, 1961 — M: 13, F: 4 a. 100 000 E). An extrapulmonaler Tuberkulose sind 1961 ein Mann, bzw. eine Frau von 100 000 gestorben.

Von erkrankten Kindern und Jugendlichen sind in Schottland 1950 noch 567 Kinder und Jugendliche unter 25 Jahren an Lungentuberkulose gestorben, 1961

2. Im gleichen Zeitraum haben die Neuerkrankungen der 0—25jährigen an Tuberkulose von 4 007 auf 921 abgenommen. (In der Bundesrepublik sind 1950 1 727 Todesfälle unter 25 Jahren an Tuberkulose der Atmungsorgane zu verzeichnen, i. J. 1961 noch 110.

In der Altersklasse von über 65 Jahren kamen i. J. 1950 252 Neuerkrankungen an Lungentuberkulose zur Meldung. 213 über 65jährige sind an pulmonaler Tuberkulose gestorben. 1961 kommen auf 294 Neuerkrankungen dieser Altersstufe 147 Todesfälle.

Der Bestand an Personen mit Tuberkulose aller Organe belief sich Ende 1961 auf 50 744 = 988 a. 100 000 E. Davon entfielen 26 681 Fälle auf die Männer. Das Maximum des Bestandes entfällt auf die Altersgruppen von 25—45 Jahre und nicht wie in der Bundesrepublik — bei den Männern —auf die 60—65jährigen, bei den Frauen auf die 25—35jährigen. Das Maximum von 2 120 auf 100 000 E bedeutet, daß über 2 % aller Frauen dieser Altersstufe eine Morbidität aufweisen, die um beinahe 50 % höher ist als die der gleichaltrigen Männer. Oberhalb 35 Jahre setzt ein bis in die höchste Altersstufe anhaltender Abfall ein. Der Bestand an tuberkulosekranken Männern von über 65 J. liegt 4,8 mal so hoch wie bei den Frauen.

Die außerordentlich günstige Entwicklung des Tuberkulosebefalls innerhalb eines Jahrzehnts zeigt sich auch bei den Tuberkulinziffern der Schulentlassenen. Noch 1953 reagierten 48 % von über 31 000 14—15jährigen auf Tuberkulin positiv. Drei Jahre später war der Anteil auf 28 % abgesunken, er beläuft sich 1961 auf 18 %. In diesen 8 Jahren sind 581 000 Personen mit BCG schutzgeimpft worden, darunter befanden sich 85 000 Neugeborene, die nicht in Kontakt mit Tuberkulösen lebten, 364 000 Schulentlassene und 100 000 Exponierte.

Die Erkrankungshäufigkeit weist den niedrigsten Wert mit 35 Neuerkrankungen a. 100 000 E im nordöstlichen Gebiet auf, das Maximum entfällt mit 68 a. 100 000 E auf Westschottland. In Aberdeen wurden 44 Neuerkrankungen an Lungentuberkulose und 6 a. 100 000 E an extrapulmonaler Tuberkulose festgestellt, in Glasgow dagegen 97 bzw. 13 a. 100 000 E.

Für die stationäre Behandlung der Tuberkulose waren 1952 rund 5 700 Betten verfügbar. 1961 ist eine Herabsetzung auf 2 843, (rd. 50 %) erfolgt. Im Mittel lag die Behandlungsdauer i. J. 1961 für die Lungentuberkulose bei 84 Tagen mit regionalen Unterschieden von 51 bis 125 Tagen. Die extrapulmonale Tuberkulose wurde im Durchschnitt 64 Tage lang behandelt.

Seit 1945 sind durch rd. 5 680 000 Röntgenreihenuntersuchungen (Mass Miniature Radiography-Examinationes) 19 415 aktive Lungentuberkulosen festgestellt worden = 34,2 a. 10 000 Aufnahmen. Die Zahl der Aufnahmen stieg von rd. 34 000 i. J. 1945 auf maximal 1 320 000 i. J. 1957 und lag i. J. 1961 bei 270 000 Aufnahmen. Allein in den Jahren 1957 und 1958 wurden in einer lange und propagandistisch vorbereiteten Großaktion 2 274 000 Personen erfaßt (44 % der gesamten Einwohnerschaft). Das Ergebnis stieg von 60 Tuberkulösen a. 10 000 Aufnahmen i. J. 1945 auf maximal 74 je 10 000 Untersuchte i. J. 1948 und fiel dann stetig auf 19 i. J. 1961 ab. Im Rahmen der Großaktion i. J. 1957/58 wurden 5 500 Tuberkulöse ermittelt (= 24 a. 10 000).

Wenn auch 1957 bedeutend mehr Neuerkrankungen registriert wurden als im Jahr zuvor und ein Jahr danach, und diese Zahl ebenso hoch lag wie i. J. 1951, so wirkte sich die Maßnahme doch insofern epidemiologisch aus, als — wie die Abb. 23 zeigt — die Entwicklung von 1956 bis 1959 nur unterbrochen, in ihrem Verlauf aber nicht wesentlich verändert wurde. Mit einer sich über zwei Jahre erstreckenden und jeweils nur ca. 20—22% der Bevölkerung erfassenden Aktion kann danach keine entscheidende Änderung der Situation herbeigeführt werden.

Trotz der offensichtlichen Erfolge, die Schottland innerhalb weniger Jahre im Kampf gegen die Tuberkulose aufzuweisen hat, äußert sich ein Bericht- — Control of tuberculosis — (a memorandum prepared by the Joint Tuberculosis Council with the Society of Medical Officers of Health) hinsichtlich der weiteren Entwicklung etwas skeptisch. Danach wird ein größerer Teil der Tuberkulösen erst mit dem Tode bekannt, und es wird vermutet, daß noch ca. 50 000 Personen von über 15 Jahren an einer aktiven nicht bekannt

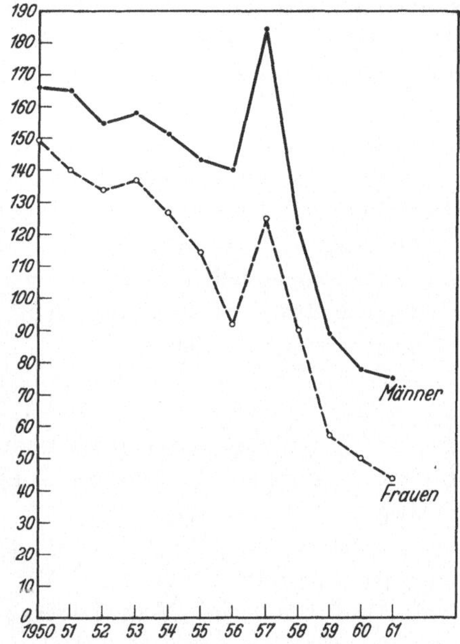

Abb. 23. Neuzugänge an Tuberkulose der Männer und Frauen in Schottland 1950—1961 auf je 100 000.

gewordenen Tuberkulose leiden (bei wenig über 5 Millionen Einwohner).

In *Schweden* sind 1961 3 996 Tuberkulosen in den Fürsorgestellen neu registriert worden (= 53 a. 100 000); darunter befanden sich 1 032 (= 14 a. 100 000) Offentuberkulöse. Die Zahl der neuen extrapulmonalen Tuberkulosen beläuft sich auf 1 270 = 77%, 15% konnten durch Kontroll- oder Umgebungsuntersuchungen ausfindig gemacht werden, die restlichen 8% durch Röntgenreihenuntersuchungen. Gegenüber 1960 ist ein Rückgang um rd. 200 Neuerkrankungen zu verzeichnen (ca. 5%). Die Zahl der neuentdeckten Offentuberkulösen ist seit vier Jahren konstant geblieben, während die an extrapulmonaler Tuberkulose um 20% abgenommen hat. Die Sterblichkeit an Tuberkulose betrug nach Report on the activity in Tuberculosis Institutions and Dispensaries in Sweden during the year 1961 ca. 590 und liegt heute mit 6,5 a. 100 000 E weit unter der deutschen Tuberkulosesterbeziffer. Auf die extrapulmonale Tuberkulose entfielen nur 21 Sterbefälle. Im Bestand waren Ende 1961 50 594 Personen erfaßt = 673 a. 100 000 E, er setzt sich aus 2 875 Offentuberkulösen, 2 838 extrapulmonalen Tuberkulösen und fast 45 000 Fällen von aktiver und überwiegend inaktiver Lungentuberkulose zusammen. Letztere dürfte sich auf schätzungsweise 37 000 Fälle belaufen, sodaß der Bestand an aktiver Tuberkulose höchstens etwa 13 000 Personen umfaßt = 173 a. 100 000 E. Unterhalb 15 Jahren sind 1961 76 Neuerkrankungen an aktiver Tuberkulose festgestellt worden (5 a. 100 000 E). In der Bundesrepublik liegt die Morbidität der 0—15jährigen über 20 mal so hoch! Ein weiterer Gegensatz zur Bundesrepublik besteht insofern, als die Erkrankungshäufigkeit bei den Männern der höchsten Altersklasse (über 70 J.) das Maximum erreicht und bei den Frauen oberhalb von 35 Jahren kein Abfall erfolgt. Zwischen 35 und 45 Jahren liegt die Zahl der Neuerkrankungen bei Männern und

Frauen gleich hoch, bis zum 45. Lebensjahr sind mehr Frauen als Männer neu an Tuberkulose erkrankt; Unterschiede treten erst vom 50. Lebensjahr ab auf, sie sind so gering, daß die Morbidität der Männer nur wenig höher ist als die der Frauen (M: 59 a. 100 000, F: 50 a. 100 000). In der Bundesrepublik liegen dagegen die Neuerkrankungen der Männer um rd. 50 % höher als die der Frauen.

Für die Behandlung von Tuberkulösen standen 5 417 Betten zur Verfügung, 6 547 Tuberkulose-Patienten wurden während des Jahres 1961 entlassen.

1961 sind rd. 172 000 Erstuntersuchungen und 148 000 Kontrolluntersuchungen in den Fürsorgestellen vorgenommen worden. Von rd. 519 000 Röntgenuntersuchungen entfielen 320 000 auf die Klientel der Fürsorgestellen, 189 000 auf Bevölkerungsuntersuchungen.

Nach S. G. HOLMDAHL (Svenska Läkartidningen, *58*, 1961) hat sich die Tuberkulose im Laufe der letzten 10 – 15 Jahre mehr nach höheren Altersgruppen und gewissen Bevölkerungsschichten hin verlagert. Der Einfluß von Fremdarbeitern aus Ländern mit großer Tuberkulosehäufigkeit bedeutet eine Bedrohung für Länder mit niedriger Tuberkulosefrequenz. Am 1. Januar 1960 waren in Schweden 115 000 Fremdarbeiter, davon 42 % Finnen; über 8 000 Fremde waren in Hotels und Restaurants tätig, darunter 50 % Finnen. Von ca. 200 000 naturalisierten Ausländern hatten Ende 1960 3 300 eine offene Tuberkulose = 1,6 %. HOLMDAHL setzt sich dafür ein, die Röntgenreihenuntersuchung auf bestimmte tuberkulosegefährdete Gruppen zu konzentrieren, und zwar auf 1) Logierhaus-Bewohner, 2) Personen mittlerer u. höherer Altersgruppen, die Sozialunterstützung beziehen, 3) Gefängnisinsassen, 4) Asoziale (Alkoholiker, Geschiedene, psychisch Abnormale), 5) Fremdarbeiter, besonders im Gaststättengewerbe.

Aus 52 Sanatorien der *Schweiz* berichtet KAUFMANN in „Blätter gegen die Tuberkulose" (*11*, 1962). Aus 36 Heilstätten mit 4 135 Betten wurden 7 783 Erwachsene entlassen, davon 11,8 % innerhalb der ersten vier Wochen. 10 % der nach mehr als vier Wochen Kur Entlassenen sind Fremdarbeiter. 4 519 Kranke (65,8 %) der nach mehr als vier Wochen ausgeschiedenen Patienten waren erstmals in einer Heilstätte, 2 349 hatten bereits eine Kur mitgemacht. Darunter befanden sich 12 % Rückfälle, 17 % Nachkuren. Das Durchschnittsalter der entlassenen Erwachsenen lag bei 40,7 Jahren.

66,8 % der Tuberkulosekranken konnten voll, 16,9 % teilweise arbeitsfähig entlassen werden, 14,2 % waren nicht arbeitsfähig; 2,1 % sind während der Kur gestorben.

Die mittlere Kurdauer bei der intrathorakalen Tuberkulose betrug 182 Tage, bei den Primärtuberkulosen 137 Tage, bei der Pleuratuberkulose 178 Tage; 13,7 % der Lungentuberkulösen wiesen tuberkulöse Komplikationen anderer Organe auf. 41,4 % der postprimären Lungentuberkulose waren einseitig, 58,6 % doppelseitig; 50,4 % dieser Fälle wiesen Kavernen auf, bei diesen belief sich die mittlere Kurdauer auf 190 Tage. In 19 % aller Fälle wurden chirurgische Eingriffe durchgeführt bzw. eine Kollapstherapie vorgenommen. Annähernd die Hälfte der Eingriffe bildeten Resektionen. Bei Kurbeginn erwiesen sich 35,7 % der intrathorakalen Tuberkulose als bazillär. Von diesen wurden 82,3 % bakterienfrei entlassen, 12,5 % waren zur Zeit der Entlassung noch offen und 5,2 % sind während der Kur gestorben. 45 der insgesamt 4 763 Lungentuberkulösen bzw. etwa 1,8 % der bazillären Fälle verließen die Heilstätte vorzeitig, ohne bakterienfrei geworden zu sein. 44,7 % der Lungentuberkulösen wiesen schwere nichttuberkulöse Komplikationen auf, davon entfielen 6,5 % auf chronischen Alkoholismus, 3,2 % auf schwere Psychopathien und 1,6 % auf Diabetes mellitus.

Wegen extrapulmonaler Tuberkulose sind 819 Personen (11,9 % der entlassenen Erwachsenen) behandelt worden. Nach den betroffenen Organen handelt es sich um 28,3 % Knochen- und Gelenktuberkulosen, um 20,7 % Nieren- und Blasentuberkulosen, um 12,6 % Halsdrüsentuberkulosen und um 10,7 % Patienten mit Morbus Boeck. Die mittlere Kurdauer wird mit 190 Tagen angegeben Bei 22,5 % der Kranken erfolgte ein chirurgischer Eingriff. Bei der Entlassung waren 68,4 % voll, 12,7 % nicht mehr arbeitsfähig. 19 % dieser Patienten wiesen tuberkulöse Erkrankungen mehrerer Organe auf. Schwere nichttuberkulöse Erkrankungen betrafen 17,8 % der Patienten, diese nehmen infolge der Verschiebung nach den höheren Lebensaltern sowohl bei den Patienten mit Lungentuberkulose als auch mit extrapulmonaler Tuberkulose zu.

Nach einem Kuraufenthalt von mehr als 4 Wochen wurden 1 739 Kinder unter 15 Jahren entlassen. Rund 92 % dieser Kinder machten ihre erste Kur, 8,3 % waren bereits früher stationär behandelt worden. Auf die Lungentuberkulose entfallen rund 45 % aller Kurfälle der Kinder. Die Kurdauer betrug im Mittel 157 Tage, wegen extrapulmonaler Tuberkulose sind 83 Kinder (4,8 %) im Mittel 212 Tage lang behandelt worden. Vorbeugende Kuren mit im Mittel 83 Tagen absolvierten 23,1 % der Kinder; 27 % der Kinder wurden im Durchschnitt 121 Tage wegen nichttuberkulöser Erkrankung der Atmungsorgane stationär behandelt. Dabei handelte es sich in erster Linie um chronische Bronchitis und Asthma bronchiale.

97,8 % der entlassenen Kinder waren voll, 1,5 % nicht mehr schulfähig. Es war kein Todesfall zu verzeichnen. Von 549 Kindern, die wegen Primärtuberkulose eine stationäre Kur gemacht hatten, waren 99,3 % voll schulfähig, während 0,7 % als noch nicht schulfähig entlassen worden sind. 74,6 % der 201 wegen postprimärer Lungentuberkulose behandelten Kinder wiesen einseitige, 25,4 % doppelseitige Prozesse auf. Bei 17,4 % dieser postprimären Lungentuberkulosen wurden Kavernen nachgewiesen mit einer mittleren Kurdauer von 209 Tagen. In den meisten Fällen führte die medikamentöse Behandlung allein zum Ziel, lediglich in 12 Fällen erfolgte Kollapsbehandlung.

Bei Eintritt in die Sanatorien wiesen 4,6 % der Kinder mit Lungentuberkulose positiven Bakterienbefund auf. Davon wurden 94,4 % bakterienfrei entlassen.

Rund 9 % der Kinder mit intrathorakaler Tuberkulose wiesen schwere nichttuberkulöse Komplikationen auf, darunter handelt es sich in 4,8 % der Fälle um akute Infektionskrankheiten.

CARDIS vergleicht (Blätter gegen die Tuberkulose, *1*, 1963) einige Behandlungsergebnisse Schweizer Sanatorien aus den Jahren 1950 bis 1961. In dieser Zeit ist die Anzahl der verfügbaren Betten von 5 398 auf 4 135 zurückgegangen. Dabei hat die Zahl der Personen, welche die Sanatorien verlassen haben, sich in diesem Zeitraum nicht verringert, sondern ist von 7 422 auf 7 783 angestiegen. Allerdings waren 1950 nur 4,4 % der Behandelten nichttuberkulös, 1961 bereits 18,7 %. Die mittlere Kurdauer ist in diesem Zeitraum von 256 auf 182 Tage zurückgegangen. Der Anteil der Fremdarbeiter unter den erwachsenen Tuberkulösen belief sich im Jahre 1961 auf 10 %.

Das mittlere Lebensalter der entlassenen Patienten ist von 32,9 Jahren, im Jahre 1950 auf 40,2 Jahren im Jahre 1961 angestiegen.

1950 sind 36,8%, 1961 41,4% Fälle von einseitiger Lungentuberkulose behandelt worden. Der Anteil der Kavernenträger wird 1950 mit 58,2%, 1961 mit 50,4% angegeben. Bei Beginn der Kur waren 1950 44,2% der Erkrankten offentuberkulös, 1961 35,7%. In demselben Zeitraum ist die Sterblichkeit an Tuberkulose aller Formen von 35/100 000 auf 10,6/100 000 abgesunken.

Über die Frage der Unterschätzung der Tuberkulose berichtet BIRKHÄUSER in „Blätter gegen die Tuberkulose" (10, 1962). Nach seiner Auffassung, die auf der Auswertung von Fragebögen beruht, ist man sich in der Öffentlichkeit des ernsten Charakters der Tuberkulose und ihrer Hartnäckigkeit zwar durchaus bewußt, unterschätzt aber die Häufigkeit ihres Vorkommens. Diese Auffassung beruht auf dem nicht-berechtigten Rückschluß von dem Absinken der Sterblichkeit auf die Häufigkeit an Neuerkrankungen. Die Tuberkulose spielt in Europa und den USA bei Kindern nur noch eine geringe Rolle. Die Infektion mit den Tuberkulose-Bakterien tritt jedoch nach wie vor im Laufe der Jahre beim größten Teil der Erwachsenen ein, wobei nur ein Teil der Betroffenen an Tuberkulose erkrankt. Im Gegensatz zu früher wird eine gewisse Zahl von Infizierten erst in höherem Alter krank und scheidet Bakterien aus. Es ist deshalb die systematische Untersuchung der älteren Bevölkerungsteile dringend notwendig.

Leider folgen ältere Menschen Einladungen oder Aufforderungen zu Untersuchungen nur in ungenügender Zahl. Es muß daher nach Möglichkeiten gesucht werden, dieser Schwierigkeiten Herr zu werden.

Von Bedeutung für die weitere Entwicklung ist nicht nur die Tuberkulose der Fremdarbeiter, sondern auch die Auswirkung der zahlreichen ungenügenden Tuberkulose-Behandlungen und damit der Fälle, in welchen eine Resistenz der Bakterien gegen die Medikamente entsteht. Es ist nicht auszuschließen, daß die heute bewährten Mittel im Laufe der Zeit ihre Wirksamkeit allmählich verlieren.

Nach HAEFLIGER [„Blätter gegen die Tuberkulose" 12, (1962)] weist die Durchseuchung der Bevölkerung darauf hin, daß der Abwehrkampf gegen die Tuberkulose noch lange nicht beendet ist und wir immer noch vor einer ernstzunehmenden Tuberkulose-Situation stehen. Nach seinen Erhebungen sind Kinder in der ersten Schulklasse zu 8% mit Tuberkulose infiziert, die 20-jährigen zu rund 40%, und bei den 50jährigen ist eine 100%ige Durchseuchung anzunehmen. In der Schweiz werden Jahr für Jahr etwa 1000 Personen erstmals mit Tuberkulose-Bakterien infiziert.

Nach HAEFLIGER bildet die rechtzeitig ausgeführte BCG-Schutzimpfung einen wesentlichen Schutz vor der Erkrankung an Tuberkulose, während regelmäßige Schirmbilduntersuchungen die Früherfassung fördern. Um die Seuche endgültig auszumerzen, dürften noch Jahrzehnte der Anstrengungen erforderlich sein.

Nach OTT [„Blätter gegen die Tuberkulose" 9, (1962)] besteht in der Schweiz z. Zt. noch ein Reservoir von etwa 58% durch Tuberkulose infizierten Personen. Rund 75% der Erkrankungen an Lungentuberkulose betreffen das Alter unter 50 Jahren, während 75% der Verstorbenen über 50 Jahre alt sind. Da die offene Lungentuberkulose besonders bei den Männern zu 50% in den zahlenmäßig kleineren Altersklassen der über 50 Jahre alten in Erscheinung tritt, ist eine systematische Schirmbilduntersuchung der höheren Altersklassen notwendig.

In der Schweiz waren Ende 1960 ca. 40 000 Personen mit aktiver Tuberkulose vorhanden, von denen sich 10- bis 11 000 in stationärer, 29- bis 30 000 in ärztlicher Kontrolle und Nachbehandlung befanden. Die hohe Rückfallquote von 20—25%

der Heilstätten-Entlassenen bedingt — je nach Art und Ausdehnung des tuberkulösen Prozesses — Kontrollen über viele Jahre.

In seinem Jahresbericht 1962 (Blätter gegen die Tuberkulose, *3*, 1963) berichtet KAUFMANN, daß 1961 in der Schweiz rund 51500 BCG-Schutzimpfungen vorgenommen worden sind, dabei wurde jedoch ein großer Teil der schulärztlichen Impfungen nicht erfaßt. 1962 haben sich 30,3 % der Rekruten vor dem Einrücken einer Tuberkulinprobe unterzogen, und 23,1 % sind BCG-geimpft worden. Einschließlich der Geimpften waren 1962 beim Einrücken 60,9 % der Rekruten Mantoux-positiv.

Nach KAUFMANN wurden 1961 rund 970 000 Schirmbilder gemacht und dabei in der Wohnbevölkerung 520 unbekannte und 180 Tuberkulosekranke mit Rückfällen gefunden. Bei Umgebungsuntersuchungen der Fürsorgestellen, die im Jahre 1961 um 8 % gegenüber dem Vorjahr zugenommen haben, wurden prozentual mehr aktive Tuberkulosekranke gefunden. Den Fürsorgerinnen ist es gelungen, in vermehrtem Maße Umgebungsuntersuchungen der Kranken zu veranlassen. Andererseits ist die Zunahme der amtlich gemeldeten Krankheitsfälle um 10 % darauf zurückzuführen, daß seit 1.3. 1962 eine Ausdehnung der Anzeigepflicht der Ärzte auf geschlossene Lungentuberkulose erfolgt ist.

In der *Sowjetunion* sind nach LAPINA (ref. n. Am. Rev. of Resp. Dis. 87, 2, 1963) von 1946—1960 über 100 Millionen Einwohner mit BCG geimpft worden, davon allein über 10 Millionen i. J. 1960; es wurden 90 % der Neugeborenen geimpft, und 80—85 % der Kinder von 2 Jahren wurden revakziniert. Die Impfung der Neugeborenen in den Städten der USSR ist seit 1948 gesetzlich angeordnet. Es wird die intradermale Methode angewandt. 90—97 % der geimpften Kinder reagieren 1 1/2 — 2 Monate nach der Impfung positiv.

In *Spanien* sind nach LOWELL i. J. 1961 20 892 Neuerkrankungen an Tuberkulose registriert worden = 68,4 a. 100 000 E.; der Bestand an Personen mit aktiver Lungentuberkulose wird für Ende 1961 mit 65 567 angegeben = 215 a. 100 000 Einwohner. Die Sterblichkeit an Tuberkulose belief sich 1959 auf 26,2 je 100 000 Einwohner; weitere Angaben darüber lagen bei Drucklegung noch nicht vor.

In der *Tschechoslowakei* („Die Bekämpfung der Tuberkulose in der Tschechoslowakischen Sozialistischen Republik", Staatlicher Gesundheitsverlag, Prag 1962 — Rudolf KŘIVINKA u. Mitarb.) beruhen Maßnahmen zur Bekämpfung der Tuberkulose auf den Gesetzen über einheitliche Präventiv- und Heilfürsorge sowie über Hygiene- und epidemiologische Betreuung. Nach diesen Gesetzen ist jede Erkrankung, jeder Verdacht einer solchen und jeder Todesfall von aktiver Lungen- oder extrapulmonaler Tuberkulose meldepflichtig. Die Meldung obliegt jedem Arzt, der die Erkrankung oder den Todesfall feststellt. Tuberkulose-Kranke oder Personen, bei denen der Verdacht besteht, daß sie an Tuberkulose leiden bzw. infiziert sein könnten, sind verpflichtet, sich einer ärztlichen Untersuchung, den entsprechenden Proben, der Behandlung sowie gegebenenfalls der Isolierung zu unterziehen. Kranke mit aktiver Tuberkulose sind verpflichtet, sich behandeln zu lassen. Es werden prophylaktische Untersuchungen von Personen in Gemeinschaftsunterkünften vorgenommen. Darüber hinaus erfolgen periodische Untersuchungen aller Personen, die in folgenden Berufen tätig sind: Lebensmittelindustrie und -handel, Wasserwerke, Einrichtungen für Kinder, Institutionen für Massenunterkunft, Gesundheitseinrichtungen, Heilmittelindustrie, Rasier- und Frisierstuben, tierische Produktionen und Reinigungsanstalten.

Der behandelnde Arzt kann im Interesse der Allgemeinheit Isolierung anordnen und zwar im Krankenhaus bzw. in einer entsprechenden Spezialheilanstalt oder gegebenenfalls auch im Haushalt des Erkrankten. Der Kreishygieniker hat das Recht, Personen mit ansteckender Lungentuberkulose vorübergehend oder dauernd die Ausübung eines bestimmten Berufes oder einer Tätigkeit zu verbieten, durch die die Infektion weiterverbreitet werden kann. Er kann außerdem Schutzimpfungen von Personen in der Umgebung des Erkrankten anordnen.

Seit dem Jahre 1948 werden allen Bürgern sämtliche prophylaktische und therapeutische Maßnahmen bei Tuberkulose kostenlos gewährt. Unentgeltlich sind nicht nur Medikamente, sondern auch die viele Monate dauernde Anstaltsbehandlung und chirurgische Eingriffe. Dasselbe gilt für alle orthopädischen Behelfe. Die Tuberkulose-Bekämpfung in der Tschechoslowakei hat grundsätzlich prophylaktische Tendenz. Daher werden weitgehend prophylaktische Methoden wie Schutzimpfungen und Reihenuntersuchungen angewendet.

Das leitende Zentrum in der Tuberkulose-Bekämpfung bildet in jedem Kreis die Tuberkulose-Abteilung der Polikliniken. Diese ambulante Einrichtung bildet mit der klinischen Abteilung des Kreiskrankenhauses eine funktionelle Einheit; es arbeiten 358 solcher Tuberkulose-Abteilungen von Polikliniken, in denen alle prophylaktisch-therapeutische Maßnahmen durchgeführt werden.

1960 waren 1025 Ärzte auf dem Gebiet der Tuberkulose in allen Ressorts der Staatsverwaltung tätig, davon 684 Lungenspezialisten. Jeder in einer Tuberkulose-Einrichtung Tätige wird vor der Aufnahme mit Tuberkulin getestet, bei negativem Ausfall wird er BCG-geimpft. Personen unter 20 Jahren werden in Tuberkulose-Abteilungen nicht beschäftigt, sofern es sich nicht um ehemalige Patienten handelt. Bei allen Mitarbeitern werden zweimal jährlich Röntgenaufnahmen der Lunge vorgenommen.

Ende 1960 standen in der Tschechoslowakei 21 346 Tuberkulose-Betten zur Verfügung. Davon waren 11 781 in 53 Sanatorien und 8442 in Tuberkulose-Abteilungen von Krankenhäusern. 14 dieser Tuberkulose-Sanatorien verfügen über mehr als 300 Betten. Sie sind therapeutisch als Krankenhäuser eingerichtet; Gesellschaftsräume, Klub- und Spielzimmer sowie Werkstätten stehen zur Verfügung. Kindersanatorien sind grundsätzlich therapeutisch-pädagogische Institutionen, damit schulpflichtige Kinder die Schulbildung nicht vernachlässigen. Der Bedarf an Betten für Kindertuberkulose ist beträchtlich zurückgegangen. 1960 betrug die durchschnittliche Behandlungsdauer in Heilanstalten 156 Tage bei 94,4 % Ausnützung der Kapazität. Die durchschnittliche Behandlungsdauer in Tuberkulose-Abteilungen der Krankenhäuser belief sich 1960 auf 64 Tage, 1960 sind 42 135 Fälle von Tuberkulose aus Tuberkulose-Abteilungen der Krankenhäuser und 25 870 aus Heilstätten entlassen worden.

Der BCG-Schutzimpfung wird im Kampf gegen die Tuberkulose große Bedeutung beigemessen. Innerhalb eines Jahres wurden über 2 Millionen Personen im Alter von 1 Jahr bis 20 Jahren geimpft. Seit 1953 wird die BCG-Schutzimpfung bei Neugeborenen und Personen bis zu 30 Jahren angewendet. In den Jahren 1958 bis 1960 sind im Mittel 97 % aller Neugeborenen mit BCG geimpft worden. Die Impfung der Neugeborenen erfolgt im allgemeinen zwischen dem 4. Tag bis spätestens 6 Wochen nach der Geburt. Die Erstimpfung wird von einem Arzt durchgeführt; über Indikation, gegebenenfalls Kontraindikation, entscheidet ein Pädiater. Im 4. bis 6. Monat wird die postvakzinöse Allergie mit Hilfe der Perkutanprobe nach Monrade kontrolliert. Erfolglose Impfungen werden nach dem 6. Monat oder nach Ablauf eines Jahres wiederholt, je nach dem Milieu, in dem das Kind lebt. Weitere Impfkontrollen und eventuelle Nachimpfungen erfolgen im 6., 10., 15., 19., 25., und 30. Lebensjahr. Bei Neugeborenen wird je ein Einstich auf beiden Oberarmen gemacht. Die Gesamtdosis beträgt 0,1 mg Halbtrockengewicht des BCG-Stammes. Während der Massen-Impfaktion im Jahre 1948 wurden in 0,58 % der Fälle Komplikationen festgestellt. Im Jahre 1960 handelte es sich noch um 0,03 %.

1939 wurde in der Tschechoslowakei die Schirmbildphotographie eingeführt. Auf Grund eines Erlasses aus dem Jahre 1955 wurden 100 neue Apparate für Reihenaufnahmen mit ODELCA-Kamera angeschafft. Z. Zt. arbeiten in der Tschechoslowakei 185 Apparate für Schirmbildaufnahmen, davon 166 mit einem Format von 70 x 70 mm. Die Reihenuntersuchungen werden entweder in den Tuberkuloseabteilungen der Polikliniken oder in besonderen Stationen, gegebenenfalls in Autobussen, die in größere Betriebe oder aufs Land fahren, durchgeführt. Es werden nur Personen von über 15 Jahren untersucht. Vorzugsweise handelt es sich dabei um Personen, die mit Tuberkulose in Kontakt kommen, sowie um nach epidemiologischen Gesichtspunkten ausgewählte Bevölkerungsgruppen.

Von 1958 bis 1961 ist die Zahl der durch Schirmbilduntersuchungen erfaßten Personen von 2,2 Mill. auf 4,6 Mill. angestiegen. Damit beläuft sich der Prozentsatz der Untersuchten auf 23 bzw. 46 % aller Einwohner, von über 15 Jahre. 1958 wurden unter 100 000 Aufnahmen 141 aktive bisher nicht bekannte Tuberkulose-Kranke ermittelt; bis zum Jahre 1961 sank das Ergebnis auf 99 auf 100 000 Untersuchte ab.

In 84 speziellen Laboratorien erfolgt die mikrobiologische Diagnostik der Tuberkulose. In den Hygiene- und Seuchenbekämpfungsstationen und den mikrobiologischen Laboratorien der Bezirks- oder Kreisanstalten für Volksgesundheit wird bei allen Kranken, auch den Nichttuberkulösen, das abgenommene Material (Eiter, Liquor, Exsudat usw.) auf Tuberkulose-Bakterien untersucht. Weiterhin wird die Empfindlichkeit der Bakterien gegen INH, Sm und PAS geprüft. In den Laboratorien, die die Resistenz prüfen, werden auch Enzym-Teste durchgeführt. 1960 wurden in der Tschechoslowakei insgesamt über 3 Mill. Kulturproben auf Tuberkulose-Bakterien vorgenommen.

Neben der Anstaltsbehandlung kommt auch ambulante Behandlung der Tuberkulose in Betracht. So standen 1960 fast 86 000 Patienten in ambulanter Behandlung. Meistens werden Kranke, deren Therapie in Anstalten begonnen wurde, ambulant weiterbehandelt. Dasselbe gilt für Fälle, die bei Reihenuntersuchungen ermittelt wurden, aber keinerlei klinische Symptome aufweisen.

Unter den chirurgischen Eingriffen stand 1960 die Lungenresektion mit 1212 Fällen an erster Stelle. Die Operationsmortalität bei Lungenresektionen betrug 2,6 %. Während der letzten beiden Jahre ist die Zahl der operativen Eingriffe zurückgegangen.

Durch Regierungsverordnung aus dem Jahre 1955 wurden die materiellen, kadermäßigen und rechtlichen Voraussetzungen für eine organisierte Rehabilitation geschaffen. Diese wird bei allen Altersgruppen angewendet. Hierzu gehört auch die Schulbildung von schulpflichtigen Kindern in Heilanstalten. Bei älteren Leuten handelt es sich mehr um die Verhütung von Hilflosigkeit als um die Rückgewinnung der Arbeitsfähigkeit. Im Rahmen der Rehabilitation werden Decken, Kartonagen,

Spielzeug und dgl. hergestellt. Darüber hinaus werden Lehrgänge über Haushaltung, Nähen und Kochen, Blumengärtnerei, Geflügel- und Obstzucht, Imkerei, Weinbau und über Reparaturarbeiten im Haushalt durchgeführt.

Die soziale Sicherstellung der Tuberkulose-Kranken ist gesetzlich geregelt. Das Arbeitsverhältnis eines Kranken in stationärer Behandlung darf während der Kurdauer und der darauffolgenden 6 Monate nicht gelöst werden. Krankengeld wird vom ersten Tag der Erkrankung an in voller Höhe bezahlt. Tuberkulose-Kranke werden bei der Zuteilung von Wohnungen bevorzugt.

Besonderes Augenmerk gilt der Bekämpfung der Tuberkulose in der jungen Generation, die vor Tuberkulose-Infektion geschützt werden muß. Die Betreuung der jungen Generation beginnt bei der schwangeren Frau. Die erste röntgenologische Untersuchung erfolgt im 3. Monat der Gravidität, die zweite sobald wie möglich nach der Entbindung.

In jedem Bezirk gibt es an einer Entbindungsanstalt reservierte Betten für Behandlung und Entbindung tuberkulöser Frauen. Neben der Behandlung der tuberkulosekranken Mutter wird der gesunden Entwicklung der Kinder erhöhte Aufmerksamkeit gewidmet. Auf Grund von Untersuchungsbefunden auf Tuberkulose-Bakterien wird entschieden, ob eine Mutter ihr Kind stillen darf oder ob dieses zu isolieren ist.

Auch in der Armee werden energische Maßnahmen zur Bekämpfung der Tuberkulose durchgeführt. Es finden neben Tuberkulin-Proben und BCG-Schutzimpfungen regelmäßige Röntgenuntersuchungen statt. Innerhalb von 10 Jahren ging durch die systematische Prophylaxe die Zahl der Tuberkulose-Erkrankungen in der Armee um 84 % zurück.

Die Durchseuchung der Rinderbestände ist mit ungefähr 20 % noch hoch. Das Ministerium für Landwirtschaft hat einen Plan ausgearbeitet, der die Ausmerzung der Rindertuberkulose bis Ende des Jahres 1968 vorsieht.

In *Ungarn* sind 1959 3 198, 1960 3 097 Personen an Tuberkulose gestorben (LOWELL). Die Sterbeziffer ist damit auf 31,0 je 100 000 Einwohner gesunken. Auch in Ungarn sinkt die Morbidität im Kindesalter stark ab, bei den jüngeren Erwachsenen geht die Zahl der Neuzugänge an Tuberkulose allmählich zurück (Kenéz: Mschr. Tbk.-Bekpf. *5*, 1962). Bei den älteren Jahrgängen ist eine ähnliche Entwicklung noch nicht festzustellen. In der Komitats-Lungenheilstätte in Budagyöngye, Budapest II, ist der Anteil der entlassenen über 50 Jahre alten Männer von 28 % i. J. 1957 auf 57,6 % i. J. 1961 angestiegen.

Der Rückgang der Sterblichkeit in Ungarn betrifft — wie in anderen Ländern — überwiegend jüngere Personen und das mittlere Lebensalter. 1938 waren die über 50jährigen an Tuberkulose Verstorbenen mit 20 %, 1956 mit über 50 % an der Gesamtzahl der Tuberkulose-Sterbefälle beteiligt. KENÉZ hält es für falsch, von Alters-Tuberkulose zu sprechen, da sich diese weder klinisch noch pathologisch grundsätzlich von der Tuberkulose der jüngeren Jahrgänge unterscheidet; es ist richtiger, von Lungen-Tuberkulose in vorgerücktem Alter zu sprechen. 1956 starben in Budapest 671 Personen an Tuberkulose, davon waren 63 % über 50 Jahre alt; in der Provinz starben 2 770 Personen, davon 41 % über 50 Jahre alt. Die Unterschiede sind dadurch bedingt, daß von den in Budapest verstorbenen Tuberkulösen 68 % in Anstalten und 32 % zu Hause gestorben waren, während in der Provinz 80 % zu Hause und 20 % in Anstalten gestorben sind.

1950 waren nur 9 % der an Tuberkulose Verstorbenen in Budapest in Fürsorge-überwachung, in der Provinz belief sich der Anteil auf nur 4 %.

2/3 der in Budapest Verstorbenen waren mehr oder minder lange Zeit in Heil-stätten, in der Provinz dagegen nur 50 %. Kurabbrüche waren in Budapest 3 %, in der Provinz 50 % zu verzeichnen. Der Grund dafür lag darin, daß die selbständigen kleinen Bauern damals für ihre Behandlungskosten aufkommen mußten. Durch das neue Tuberkulose-Gesetz, das die Tuberkulose-Behandlung für jeden Einwohner des Landes kostenlos regelt, ist dieses Problem gelöst worden.

Bezüglich der Unterschiede — bei Neuerkrankungen und bei Sterbefällen — zwi-schen den Geschlechtern wird die Auffassung vertreten, daß gesündere Lebensweise, Verbesserung des hygienischen Lebensstandards, mehr Licht, Luft und Sonne, be-sonders den Frauen zugute kommen, da es kaum anzunehmen ist, daß sich deren Konstitution grundsätzlich geändert habe.

Eine rechtzeitige Erfassung der Tuberkulose kann nur vom Röntgenschirmbild erhofft werden und dieses sollte man deshalb bei geringstem Verdacht veranlassen. Hüstelnde Großeltern stellen immer eine gesteigerte Gefahrenquelle dar. Großan-gelegte Sputum- und Reihenuntersuchungen sollten veranlaßt werden. Grundsätzlich muß bei älteren Personen, die in sanitären Institutionen (Spital, Altersheim) unter-gebracht werden, vor der Aufnahme ein Röntgenbild angefertigt werden. Ambulante Behandlung mit Tuberkulosestaticis sollte nur als Notbehelf vorgenommen werden; jede frisch entdeckte aktive Lungen-Tuberkulose gehört in die Heilstätte. Es wurde festgestellt, daß bei massiven, wiederholten, häuslichen Ansteckungen der BCG-Schutz durchbrochen werden kann; deshalb sollten Bakterienstreuer, auch wenn die Kinder in der Umgebung geimpft sind, in eine Heilstätte eingewiesen werden.

In *Canada* sind 1961 5 966 Neuerkrankungen an Tuberkulose ermittelt worden = 32,7 auf 100 000 Einwohner. Gegenüber dem Vorjahr hat sich die Zahl der Neu-zugänge um rund 400 verringert. Der Bestand belief sich Ende 1960 auf 7 043 Per-sonen = 38,6 auf 100 000 E. 1961 sind 796 Personen an Tuberkulose aller Formen gestorben = 4,2 auf 100 000 E. Die Zahl der bekannten Personen mit inaktiver Tuber-kulose steigt laufend an. Die Anzahl der Reaktivierungen schwankt zwischen 1—2 %.

In *New York* wurden 1961 4 360 Neuerkrankungen an aktiver Tuberkulose regi-striert = 56 auf 100 000 E. 6 842 Bewohner der Stadt (88 auf 100 000 E.) waren Ende 1961 wegen aktiver Tuberkulose in ärztlicher Betreuung. Die Zahl der Sterbefälle belief sich auf 738 gegenüber 810 im Jahre 1960. Die Tuberkulose-Sterblichkeit der Stadt New-York ist damit auf 9,4 je 100 000 E. gesunken.

Bei der Aufnahme von rund 311 000 Patienten in 40 allgemeinen Krankenhausern der Stadt New York wurden durch Röntgenaufnahmen 1 599 aktive Tuberkulosen ermittelt = 514 auf 100 000 dieser Patienten. Darunter befanden sich 976 Tuberku-losefälle (313 je 100 000), die vor der Aufnahme in die Krankenhäuser nicht bekannt gewesen waren.

Spezielle antibakterielle medikamentöse Behandlung wurde 6 990 Personen ver-ordnet. Darunter befanden sich auch Personen mit inaktiver Tuberkulose und eine kleine Zahl von Infizierten, welchen die Behandlung prophylaktisch zuteil wurde. In den Fürsorgestellen werden 4 000 solcher Patienten behandelt. Im New Yorker Be-zirk befinden sich 11 000 E. in medikamentöser Behandlung; hierin sind nicht ein-geschlossen die von Privatärzten und in Privatsanatorien behandelten Patienten. 3 427,

d. h. **etwa** 50 % der an aktiver Tuberkulose erkrankten Einwohner befanden sich Ende 1961 in Hospitälern und Sanatorien.

Bei der Tuberkulose-Testung von rund 57 000 Sekundärschülern wurden 12,5 % als Tuberkulin-positiv befunden.

Man schätzt, daß ein Drittel der Einwohner von New York mit Tuberkulose-Bakterien infiziert ist und es muß damit gerechnet werden, daß die meisten Neuerkrankungen an Tuberkulose in den nächsten Jahren diese schon Infizierten betreffen werden.

In den *USA* ist die Tuberkulose 1960 auf den 16. Platz unter den Todesursachen abgesunken. Zwischen 1939 und 1945 belief sich die Abnahme auf durchschnittlich 3 % pro Jahr, von 1945 bis 1951 sank die Mortalität im Mittel um 10 % ab, von 1951 bis 1953 belief sich der Abfall auf 22 % pro Jahr. Seit 1953 ist die Verringerung der Tuberkulosesterblichkeit zurückgegangen, und zwar betrug diese 17 % von 1953 bis 1954 und etwa 8 % pro Jahr von 1954 bis 1961. Im Jahre 1961 sind 5,7 von je 100 000 E. in den USA an Tuberkulose gestorben. Vom staatlichen Gesundheits-Departement wird die Zahl der Neuerkrankungen an aktiver Tuberkulose auf 53 623 (29 auf 100 000) geschätzt gegenüber 55 494 im Jahre 1960.

1956 wurde der Bestand an aktiven Tuberkulosen in den USA auf 250 000 veranschlagt. Davon waren etwa 60 % dem staatlichen bzw. dem lokalen Gesundheits-Department bekannt. Außerdem rechnete man mit 550 000 inaktiven Tuberkulosen, von denen 250 000 bekannt waren. 1,2 Millionen Personen, die früher an Tuberkulose erkrankt waren, schieden im Laufe der Jahre aus der Überwachung aus. Dieser Personenkreis bildet ein erhebliches Reservoir von potentiellen Erkrankungen. 1960 waren in den USA 58 000 Personen in stationärer Behandlung, weitere 62 000 Personen mit aktiver Tuberkulose befanden sich zu Hause. Wegen aktiver bzw. inaktiver Tuberkulose wurden weitere 210 000 Personen überwacht.

Über Hautteste in Schulen von *San Francisco* berichtet Francis J. CURRY (Journal of the American College of Chest Physicians, Vol. 42, No. *5, 1962*) Seit 1956 wurden in 202 Schulen von San Francisco Tuberkulin-Hautproben in jährlichem Abstand durchgeführt. Es wurden die 1., 7., 10. und 12. Klassen und alle Studierenden, die neu in die Stadt gekommen waren, getestet. Von rund 135 000 Schülern reagierten 5,7 % positiv. Es wurden 212 Tuberkulosen bei Schülern und 105 bei familiären Kontaktfäller ermittelt. Von den 212 Tuberkulosen der Schüler waren 125 Primär-Tuberkulosen, und zwar 106 in den unteren Klassen und 19 in den Oberstufen. Bei 23 Schülern wurde eine extrapulmonale Tuberkulose ermittelt. Fast 80 % der erkrankten Schüler waren Farbige oder Lateinamerikaner. Der Prozentsatz der positiv Reagierenden ging in den Oberstufen von 19,9 im Jahre 1956 auf 12,7 im Jahre 1961, in der Unterstufe von 3,9 auf 2,7 zurück.

Über die Tuberkulose-Infektion unter Universitäts-Studenten berichtet SZENT—GYÖRGYI, Chicago (Am. Review of Respiratory Diseases, Vol. 83, *3*, 1961). Die Untersuchungen erstreckten sich auf rund 4 200 Studenten und fanden im Zeitraum von 1959 bis 1960 statt. 11 % der Gesamtzahl reagierten positiv. Die weißen amerikanischen Studenten wiesen 5,9 % Reagenten auf, während die übrigen Gruppen zu 32,5 % Tuberkulose- infiziert waren. Bei diesen handelt es sich um Nichtamerikaner, um Nichtweiße, um jüngere und ältere Medizinstudenten und um Personen, die auf dem Gebiet der Tuberkulose tätig waren. Nach einer früheren Untersuchung waren 17,5 % der weißen Amerikaner, 43,5 % der amerikanischen Negerstudenten und

61,2 % der außerhalb Amerikas geborenen Studenten positive Reagenten. Der Rückgang der Reaktionen in den Jahren 1955 bis 1960 ist für jede Gruppe eindeutig, jedoch ist die Verbesserung in der Gruppe der weißen Amerikaner rascher erfolgt als bei denen, die außerhalb von Amerika geboren sind.

Über die pulmonale Tuberkulose in den amerikanischen Luftstreitkräften in *Japan, Okinawa* und *Korea* in den Jahren 1958 und 1959 berichtet Colonel H. A. SCHULZE. Danach waren in diesem Zeitraum 44 Militär-Personen pro Jahr an Tuberkulose erkrankt. Die tatsächliche Infektionsrate muß wesentlich höher gewesen sein, da zahlreiche Fälle erst nach der Rückkehr in die USA manifest geworden sind. Nur 1 Patient war in weit fortgeschrittenem Zustand, 21 Tuberkulöse hatten „minimale" Läsionen; ein unverhältnismäßig hoher Anteil der Erkrankungen entfiel auf Neger. Die zivilen Angehörigen der Streitkräfte wiesen eine Erkrankungshäufigkeit von 10 auf 10 000 Personen auf. 36 von 47 Erkrankten waren Orientalen, und zwar hauptsächlich Frauen. Bei der Mehrzahl trat die Krankheit zwischen der ersten und einer weiteren RRU, die vor der Auswanderung nach den USA angefertigt wurde auf.

Ecuador (4,5 Millionen E), verzeichnet i. J. 1959 4 692 Neuerkrankungen = 115,7 a. 100 000 E. Bis zum Jahre 1961 ist deren Zahl auf 5 660 angestiegen = 125,1 a. 100 000 E. Die Sterblichkeit an Tuberkulose ist von 1959 bis 1961 von 32,2 auf 23,9 a. 100 000 E abgesunken.

Sehr hohe Morbiditätsziffern weist *Peru* auf. In diesem Land sind im Jahre 1961 21 442 Neuerkrankungen gemeldet worden = 365,7 a. 100 000 E. Entsprechend hoch ist auch die Tuberkulosemortalität, die i. J. 1959 88,4, i. J. 1960 77,0 a. 100 000 E betrug.

Puerto Rico meldet 1961 1 985 Neuerkrankungen an Tuberkulose = 82,6 a. 100 000 E, die Sterblichkeit lag in diesem Jahr bei 25,9 a. 100 000 E. Dagegen umfaßte der Bestand über 32 000 Personen = 1 335 a. 100 000 E.

In der *Südafrikanischen Union* (16,2 Millionen E) sind im Jahre 1959 59 406 Neuerkrankungen an Tuberkulose festgestellt worden = 382,8 a. 100 000 E. Bis zum Jahre 1960 stieg die Zahl auf 60 237 (379,7 a. 100 000) und sank bis 1961 auf 58 491 (= 360,7 a. 100 000 E). Davon entfielen 1 224 Erkrankungen (39,1) auf die weiße Bevölkerung (3 129 000 Personen), 6 979 = 451,7 auf je 100 000 der Farbigen, 1 055 = 216,6 auf die Asiaten, während von rd. 11 Millionen Bantu-Neger 49 233 = 445,3 an Tuberkulose neu erkrankten. Auch wenn infolge der Rassengesetze in der Südafrikanischen Union die Kontakte zwischen Weißen und Nichtweißen auf ein Minimum beschränkt sind, so sind diese doch nicht gänzlich zu vermeiden, und es ist deshalb wohl als Zeichen einer noch nicht oder nur schwach entwickelten Widerstandskraft der farbigen Bevölkerung zu deuten, wenn diese eine z. Teil über zehnmal so hohe Tuberkulosemorbidität aufweist, als die mit bedeutend höherer Widerstandskraft gegen die Tuberkulose ausgerüstete weiße Bevölkerung. Die weiße Rasse hat — besonders in den letzten 150 Jahren — der Tuberkulose ihren Tribut entrichtet, den diese nun von den Farbigen fordert. *Afrika* ist die letzte Bastion auf dem Wege der Tuberkulose. Nachdem aber heute Mittel zur Verfügung stehen, diese Entwicklung entscheidend zu beeinflussen, liegen die Folgerungen, die sich für die weiße Rasse aus dieser Situation ergeben, auf der Hand.

Bezüglich der Mortalität liegen nur Angaben aus dem Jahre 1958 vor. In diesem Jahr sind im Gebiet der Südafrikanischen Union 4 204 Personen an Tuberkulose gestorben = 66,7 a. 100 000 E. Die Sterblichkeit der Weißen lag danach bei 7,8 a.

100 000 E, die der Asiaten bei 21,6 a. 100 000 E; dagegen starben 107,6 a. 100 000 sonstige Farbige und 169,9 von je 100 000 Bantu-Negern, die damit die bei weitem höchste Tuberkulose-Mortalität aufwiesen.

Die Bevölkerung von *Taiwan* belief sich 1951 auf 8 Millionen Personen und ist bis Ende 1961 auf 11,2 Millionen angestiegen, was einer Zunahme von rd. 30 % entspricht. Seit einigen Jahren macht *Taiwan* in der Industriealisierung große Fortschritte, allerdings beschäftigt sich der größere Teil der Bevölkerung mit Landwirtschaft. 95 % der schulpflichtigen Kinder besuchen die Lehranstalten. Die allgemeinen Gesundheitsbedingungen in Taiwan sind gut. Die mittlere Lebensdauer liegt etwa bei 60 Jahren, die der Frauen bei 65 Jahren.

Die Tuberkulose-Sterbeziffer wird für 1961 mit 45,7 a. 100 000 E angegeben. Die Morbidität beläuft sich etwa auf 2 %, die Infektionsrate beträgt 83,8 %.

In Abb 24 ist die Verteilung der Tuberkulinreagenten wiedergegeben. Danach war i. J. 1952 die Infektionsrate noch sehr hoch und betrug rd. 47 % bei den 14jährigen Schulkindern.

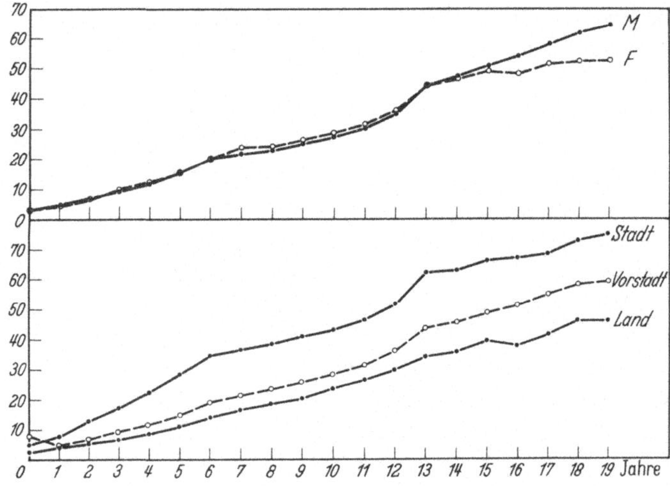

Abb. 24. Tuberkulinpositive Reagenten zwischen 0 und 20 J. auf Taiwan i. J. 1952

Daß erhebliche Unterschiede zwischen der Stadt- und Landbevölkerung bestehen, ist aus dem unteren Teil der Abbildung ersichtlich. Oberhalb von 20 Jahren sind rd. 80 % aller Männer und 70 % der Frauen mit Tuberkulosebakterien infiziert.

Da die Tuberkulose in Taiwan eine große Rolle spielt, werden erhebliche Anstrengungen zu ihrer Bekämpfung unternommen. Die Leitung der Maßnahmen liegt bei der öffentlichen Gesundheitsverwaltung der Provinzialregierung.

Das Programm sieht die jährliche BCG-Impfung von 450 000 Personen vor. Durch Röntgen-Reihenuntersuchungen werden jährlich 400 000 Personen erfaßt, während bei 62 000 Personen Sputumuntersuchungen durchgeführt werden. Im Jahre 1961 waren 26 000 Personen wegen offener Tuberkulose registriert, = 230 a. 100 000 E.

Das Personal der Elementarschulen, Hochschulen und Kindergärten, sowohl in öffentlichen, als auch in Privatschulen, wird jährlich in Röntgen-Reihenuntersuchungen getestet. Diese Maßnahmen begannen i. J. 1956. Durch diese werden jährlich

48 000 bis 55 000 Personen im Schuldienst erfaßt. Dabei wurden i. J. 1955/56 5,7 % Tuberkulöse ermittelt. Inzwischen ist die Erkrankungshäufigkeit beim Schulpersonal bis auf 1,2 % gesunken. Von den Schulbediensteten sind 5 500 Personen als Tuberkulöse registriert.

In 83,2 % der Fälle handelt es sich um Minimal-Erkrankungen, bei 1,8 % um weit fortgeschrittene Fälle. Rund 3 % der Gesamtzahl weisen Tuberkulosebakterien im Sputum auf. Allerdings wird vermutet, daß die tatsächliche Zahl bedeutend höher liegt und zahlreiche Patienten sich der Sputumuntersuchung widersetzen oder diese verhindern. Die Tuberkulose-Patienten werden alle 6 Monate untersucht, um die Entwicklung der Krankheit zu beobachten. Das gesamte Personal der Schulen, und selbstverständlich die Tuberkulösen, befinden sich in Überwachung der örtlichen Tuberkulose- oder Gesundheitszentren. Die Behandlung dieser Kranken erfolgt kostenlos, und zwar werden alle Medikamente, die für die Kur notwendig sind, abgegeben. Die Dauer der Behandlung wird von dem behandelnden Arzt festgelegt und beläuft sich auf mindestens 18 Monate. Leider entziehen sich zahlreiche Patienten der erforderlichen Behandlung. In schweren Fällen erfolgt die Einweisung in stationäre Behandlung, die völlig kostenlos ist. Zusätzlich wird Unterstützung gezahlt.

Im Jahre 1961 wurden in der ersten Tuberkulose-Fürsorgestelle rd. 35 000 Personen durch Röntgen-Reihenuntersuchungen erfaßt; sofern verdächtige Fälle gefunden werden, erfolgt eine genauere Untersuchung mittels Großaufnahme und außerdem wird das Sputum examiniert. Bei diesen Röntgen-Reihenuntersuchungen fanden sich 281 Tuberkulöse, und in 2 171 Fällen bestand Verdacht auf Tbk. In 79 Fällen konnte tatsächlich Tuberkulose nachgewiesen werden. Die meisten Patienten gehören der Altersgruppe zwischen 20 und 50 Jahren an und zwar handelt es sich um 76 % der Gesamtzahl. Bei Untersuchungen im Provinzial-Tuberkulose-Sanatorium wurde festgestellt, daß 419 von 647 Personen Resistenz gegenüber den Medikamenten aufwiesen. Von diesen hatten 358 Tuberkulöse bereits Medikamente benutzt, während 61 vorher noch nicht mit Medikamenten behandelt worden sind. Einige der Patienten wiesen Resistenz gegenüber einem Medikament, andere gegenüber zwei Medikamenten und ein anderer Teil gegenüber allen drei Medikamenten auf.

Die Zahl der Betten für die Behandlung der Tbk ist immer noch zu niedrig. In den meisten Fällen wird deshalb ambulante Behandlung durchgeführt, die das Problem noch schwieriger macht. Die Zahl der Ärzte und Fürsorgerinnen ist ebenfalls zu niedrig. Diese sind nicht in der Lage, alle Patienten, und besonders die Patienten zu überwachen, welche regelmäßig Medikamente erhalten müssen. Es wird angestrebt, soviel Personen anzustellen, daß regelmäßige Besuche bei den Patienten durchgeführt werden können; zumal der Effekt der Behandlung davon abhängig ist, daß die Medikamente regelmäßig genommen werden.

In der *Türkei* ist nach Prof. Dr. T. SAGLAM die Tuberkulose-Sterblichkeit von 915 auf 100 000 E 1950 auf 52 1961 gesunken. Sie belief sich in Istanbul auf 28 je 100 000 E. Die Tuberkulose-Morbidität ist noch recht hoch und liegt zwischen 2 und 3 %.

Auf Grund von Tuberkulintesten, die seit 1952 bei rund 24 Millionen vorgenommen wurden, läßt sich feststellen, daß die Infektionsrate der 0 – 6jährigen bei 13 %, der 7 – 14jährigen bei 35 %, der 15 – 19jährigen bei 57 % und der über 20jährigen bei 86 % liegt. Insgesamt weisen 56 % aller Einwohner eine positive Tuberkulin-Reaktion auf.

Seit 1953 sind 11,2 Millionen E. mit BCG geimpft worden.

In *Australien* (Nat. Association for the Prevention of Tuberculosis and other Chest Diseases, 1962) wurden im Jahre 1961 rund 3 500 Neuerkrankungen an Tuberkulose registriert = 34 auf 100 000 E. Gegenüber dem Vorjahr ist damit ein Rückgang um etwa 12 % erfolgt. Die Zahl der für Tuberkulose-Kranke zur Verfügung stehenden Betten belief sich auf 3 729.

Die Sterblichkeit hat sich von 1 538 = 18,0 auf 100 000 E. 1951 auf 447 1961 = 4,4 auf 100 000 E verringert.

Durch Röntgen-Reihenuntersuchungen wurden 1 567 444 Personen = 15 % der Gesamtbevölkerung erfaßt. Dabei wurden 825 Fälle von aktiver Tuberkulose ermittelt = 52 auf 100 000 E. An inaktiver Tuberkulose wurden 9 516 Fälle ausfindig gemacht = 600 auf 100 000 E. Außerdem wurden weitere 1 100 wahrscheinliche Tuberkulosen entdeckt = 70 auf 100 000 E. Für Maßnahmen gegen die Tuberkulose mußten im Jahre 1961 − 1962 4,5 Millionen Pfund aufgewendet werden.

Zusammenfassung

(Die Tuberkulose im Ausland)

Über die Tuberkulose-Situation in der Welt liegen nur unvollständige Unterlagen vor, da vielfach Statistiken nicht erstellt werden, bzw. da die Tuberkulose nicht meldepflichtig ist. Es besteht jedoch kein Zweifel, daß besonders in den übervölkerten Gebieten der Erde die Tuberkulose noch eine große ja verhängnisvolle Rolle spielt. Es genügt nicht, diesen Ländern nur die Erfahrungen zu übermitteln, die andere Länder im Kampf gegen die Tuberkulose gemacht haben, sondern es sind im Rahmen der Entwicklungshilfe energische Maßnahmen notwendig, um dieser Seuche Herr zu werden, die sich nicht auf Ländergrenzen beschränkt, und die deshalb auch für wirtschaftlich besser gestellte Nationen immer noch eine Gefahr bedeutet.

Summary: Tuberculosis in other countries

It is difficult to form a picture of the world situation, as too few records are at our disposal, due to the fact that often statistics are not recorded as it is not compulsory to report cases. There is, however, no doubt that particularly in over-populated areas tuberculosis plays a large and fateful part. It is not sufficient to only pass on the experience to these countries which other countries have gained in their fight against tuberculosis, but strong measures must be taken within the development aid plan to master this epedemic, which is not confined to frontiers but is also a danger for nations in a better economic position.

Résumé: La tuberculose à l'étranger

On ne possède que de rares données sur la situation de la tuberculose dans le monde, puisque souvent on n'établit pas de statistiques ou que la tuberculose ne fait pas l'objet d'une déclaration obligatoire. Il n'est pourtant pas douteux que surtout dans les régions surpeuplées de la terre la tuberculose joue toujours un rôle important voire désastreux. Il ne suffit pas de communiquer à ces pays les expériences que d'autres pays ont faites dans la lutte contre la tuberculose, mais dans le cadre de l'aide aux pays sous-développés il faut appliquer des mesures énergiques, pour endiguer cette maladie qui ne respecte pas les frontières des pays et représente même pour les pays mieux développés un risque permanent.

Resumen: La tuberculosis en el extranjero

Acerca de la situación de la tuberculosis en el mundo existen solamente escasos datos, ya que en muchos países no se hacen estadísticas o no es obligación declarar la tuberculosis. No existe sin embargo ninguna duda de que, especialmente en las regiones superpobladas de la tierra, la tuberculosis desempeña todavia un papel importante y en parte funesto. No basta con comunicar a estos países las experiencias hechas por otras naciones en la lucha contra la tuberculosis, sino que en el marco de la ayuda para los países subdesarrollados son necesarias enérgicas medidas, con el fin de dominar esta enfermedad que no es detenida por los límites territoriales de los países, y sigue significando por lo tanto un peligro aun para las naciones en mejor situación económica.

V. Stand des Tuberkuloseproblems

Wenn am 31. 12. 1962 in der Bundesrepublik noch ca. 280 000 Personen mit aktiver und rund 730 000 Personen mit inaktiver Tuberkulose registriert gewesen sind, so kann man von einer Überwindung der Tuberkulose bestimmt noch nicht sprechen. Auch die Zahl der Neuzugänge i. J. 1962 mit 57 127 zeigt, daß die Krankheit trotz ihres Rückganges in den letzten Jahrzehnten noch weit verbreitet ist. Ohne daß auf Einzelvorgänge beim Rückgang der *Tuberkulose-Morbidität* und *Mortalität* eingegangen werden soll, kann daran festgehalten werden, daß das Vorkommen in den jüngeren Altersklassen in starkem Abnehmen begriffen ist, während in höheren und höchsten Altersstufen eine wesentliche Änderung nicht zu verzeichnen ist. Der einstige Jugendgipfel der Morbidität und Mortalität ist kaum mehr, am ehesten noch beim weiblichen Geschlecht, zu erkennen. Die *Sterbeziffern* haben sich kaum mehr verändert, bei den Männern ist sogar im hohen Alter ein leichter Anstieg zu verzeichnen. Die *Letalität* der an offener Lungentuberkulose erkrankten Menschen liegt unverändert bei 8 %. Dies bedeutet, daß die mit soviel Zuversicht begonnene Behandlung der Tuberkulose mit chemotherapeutischen Mitteln an eine gewisse Grenze gelangt ist. Leider liegt diese Grenze mit 7 500 Todesfällen i. J. 1962 bzw. mit täglich über 20 im Bundesgebiet an Tuberkulose Verstorbenen noch recht hoch.

Bei dieser Lage besteht kein Grund, an irgendeiner Stelle im Kampf gegen die Tuberkulose nachzulassen. Dieser Kampf, der in Deutschland systematisch etwa mit dem Ende des 1. Weltkriegs begonnen und auf dem Gebiet der Erfassung, Betreuung und Nachfürsorge Tuberkulosekranker immer weiter ausgebaut worden ist, hat sich zunächst auf folgende wesentlichste Methoden der Seuchenbekämpfung beschränkt: Ermittlung, Absonderung ansteckender Kranker, Desinfektion infektiöser Ausscheidungen und Überführung in die vorwiegend konservative Heilbehandlung. Mit Rücksicht auf die damals noch geringen Heilungsmöglichkeiten kam der Aufklärung der Bevölkerung große Bedeutung zu.

Mit den *Fortschritten der Diagnostik und Therapie* haben sich Tuberkulinproben, Reihenröntgenuntersuchungen und BCG-Schutzimpfungen immer mehr eingebürgert. Man ist also von Individual- zu Massenmaßnahmen übergegangen, um so frühzeitig wie möglich Erkrankungen an ansteckender Tuberkulose in der Gesamtbevölkerung zu ermitteln, um Früherkrankungen in den Lungen mittels Röntgen-Strahlen zu erkennen, bevor der Kranke subjektive Symptome aufzuweisen hat, und um vor allem neugeborene Kinder und allenfalls Jugendliche beim Eintritt in das Erwerbsleben durch eine Schutzimpfung vor der Erkrankung zu schützen. Allen diesen Maßnahmen kann zweifellos — wie dies auch in den Jahrbüchern immer wieder betont worden ist — eine Nutzwirkung nicht abgestritten werden. Leider ist aber die Anstellung der Tuberkulinprobe in der allgemeinen ärztlichen Praxis noch heute vielfach unbekannt, im schulärztlichen Dienst hat sie sich allmählich eingebürgert, gesetzlich vorgeschrieben war sie nur in Baden-Württemberg. Die Röntgenreihenuntersuchungen werden in den Ländern Schleswig-Holstein, Niedersachsen, Bayern und Baden-Württemberg auf gesetzlicher Grundlage ausgeführt; in Bremen besteht dafür ein Gesetz, das aber z. Zt. nicht durchgeführt wird. Leider war es infolge von Personalmangel nicht möglich, die Röntgenreihenuntersuchungen in der gewünschten Häufigkeitsfolge (alle 2—3 Jahre) durchzuführen. In Hamburg wurde das geplante Röntgenreihenuntersuchungs-Gesetz u. a. durch einen Einspruch der Ärzteschaft zu Fall gebracht. Wenn auch die Mängel derartiger Massenuntersuchungen nicht unbekannt sind, so kann man doch sagen, daß durch die Untersuchungen bei vielen Tausenden von Bewohnern der Bundesrepublik beginnende Erkrankungen an Lungentuberkulose so rechtzeitig erkannt worden sind, daß den Erkrankten viele Jahre an Krankheitszeit und an schwereren Erkrankungsformen erspart geblieben sind. Je größer aber die Abstände der Durchgänge bei den Volksröntgenuntersuchungen sind, desto weniger wird eine derartige, auf die ganze Bevölkerung erstreckte Untersuchungsmethode wirksam. Weitaus am besten geschützt gegen die Tuberkulosegefahr sind die Lehrerschaft infolge der gesetzlich vorgeschriebenen jährlichen Rö-Kontrollen und die Angehörigen der Heilberufe, die teilweise noch in 1/4jährigen, zumeist in 1/2jährigen Abständen auf das Vorliegen einer Lungentuberkulose untersucht werden. Gegen die Anwendung der BCG-Schutzimpfung haben in Deutschland lange Zeit theoretische Bedenken bestanden: auf Grund der erhobenen Statistiken muß heute ihre Wirksamkeit in entsprechenden Bevölkerungsgruppen (Neugeborene, Kinder in der Umgebung von ansteckenden Kranken, ins Erwerbsleben tretende Jugendliche) jedoch voll anerkannt werden.

Die Tatsache, daß durch chemotherapeutische Behandlung, vor allem mit INH, Frischerkrankungen erfolgreich bis zur Ausheilung behandelt werden können, hat zu der theoretisch sicher berechtigten Forderung geführt, mit Hilfe eines jährlich durchzuführenden Tuberkulinkatasters unter Anwendung neuester Technik bei der Intrakutan-Methode (Sterneedle, Tinetest, bzw. -Hypospray-Injektor) diejenigen Personen herauszufinden, die frisch mit Tuberkulose angesteckt worden sind. Diese sollen dann mit INH behandelt werden. Es ist sogar vorgeschlagen worden, bei exponierten Personen anstelle von BCG-Impfung eine Chemoprophylaxe mit INH vorzunehmen. So einleuchtend diese Planungen sind, so schwer lassen sie sich zweifellos in die Praxis umsetzen. Man kann nicht damit rechnen, daß 100 % der zu Testenden sich zwecks Anstellung der Tuberkulinprobe einfinden. Es wird vielmehr auch hier mit Ausfällen von 25 bis 30 % zu rechnen sein, und außerdem ist die Einhaltung der jährlichen Termine nicht gewährleistet, ferner fehlen z. Zt. die technischen Kräfte, um solche sehr umfangreichen seuchenhygienischen Maßnahmen durchzuführen. Nur wenn ihre 100 %ige Durchführbarkeit und Wirksamkeit hinsichtlich der „Besiegung" der Tuberkulose garantiert ist, sollten Wege zu ihrer Verwirklichung gefunden werden. In einem größeren Versuch sollen derartige prophylaktische Maßnahmen gegen die Tuberkulose ausprobiert werden; von dessen Ausfall wird es abhängen, ob sie teilweise die BCG-Schutzimpfung ersetzen und in gewissem Maße auch an die Stelle der Röntgenreihenuntersuchung treten können.

Vor der Erprobung des Verfahrens aber schon davon zu sprechen, daß nur auf diesem Wege eine „Ausrottung" der Tuberkulose möglich sein wird, ist verfrüht und darf nicht dazu führen, daß die bisher systematisch ausgebauten Bekämpfungsmaßnahmen in irgendeiner Form gelockert werden. Der in der ganzen Welt beobachtete Behandlungserfolg mit der Chemotherapie, der gegenüber den Bemühungen in der Bekämpfung der Tuberkulose in früheren Jahrzehnten einen ungeheuer gro-

10*

ßen Fortschritt darstellt, hat eine grundsätzliche Wandlung in der Krankheitsbekämpfung hervorgerufen. Dieser Lichtseite der Chemotherapie steht eine Schattenseite gegenüber, über die die behandelnden Ärzte in zunehmendem Maße klagen. Die rasche Besserung der tuberkulösen Erkrankungen, die mitunter erfolgt, ohne daß der Patient vorher nennenswerte subjektive Beschwerden gehabt hat, hat vielfach dazu geführt, die Tuberkulosekrankheit zu bagatellisieren. Die Ärzte wissen wohl, daß hierfür kein Anlaß besteht, und daß nach wie vor die Lehre von dem schubweisen Verlauf der Tuberkuloseerkrankung Gültigkeit besitzt, so daß der einzelne Erkrankte mit der Überwindung des ersten Schubes keineswegs die Sicherheit hat, daß er endgültig von seinen Leiden befreit ist. Man darf nicht übersehen, daß die Tuberkulose in ihrem Verlauf wesentlich an die Konstitution des einzelnen Kranken gebunden ist, und daß es zu Beginn einer Erkrankung kaum eine Vorhersage im Sinne eines günstigen oder ungünstigen Ablaufs gibt. Es gehört daher mit zu den Aufgaben der systematischen Bekämpfung der Krankheit, den Kranken selbst darüber aufzuklären, daß der im Beginn der Krankheit erzielte rasche Erfolg nicht gleichbedeutend mit einer endgültigen Ausheilung seiner Krankheit ist. Die Auffassung, daß der Kranke nach einer einmaligen Kur in einer Heilstätte, oder gar in ambulanter fachärztlicher Behandlung, geheilt ist, hat zu einem ernsten erzieherischen Problem geführt: die Kranken wollen den Ärzten nicht mehr glauben, daß sie noch krank sind, auch wenn der augenblickliche Erfolg gut gewesen ist; sie versuchen, die Vorschriften und Ratschläge der Ärzte schon während des Heilverfahrens zu mißachten und fügen damit sich selbst und — für den Fall der Verschlechterung der Erkrankung — auch ihrer Umgebung Schaden zu. Es wird daher für die folgenden Jahre ein wichtiges und ernstes Problem sein, die Patienten zu einer wirksamen Krankheitsdisziplin zu erziehen, die während einer stationären Behandlung und erst recht nach der Entlassung aus dem Heilverfahren einzuhalten ist. Wenn das nicht geschieht, gehen die durch zweckbestimmte Therapie erreichten Vorteile rasch wieder verloren.

Das Deutsche Zentralkomitee zur Bekämpfung der Tuberkulose wird daher in der Zukunft sein Augenmerk besonders auf Fragen der psychischen Führung der Kranken richten und sich bemühen, in seinen Arbeitsausschüssen die dabei entstehenden Fragen einer Lösung entgegenzuführen.

Zusammenfassung

(Stand des Tuberkuloseproblems)

Am 31. 12. 1962 waren in der Bundesrepublik ca. 280 000 Personen mit aktiver und ca. 730 000 Personen mit inaktiver Tuberkulose registriert. Die Zahl der Neuzugänge an aktiver Tuberkulose belief sich im Jahre 1962 auf über 57 000 Fälle. An Tuberkulose sind in diesem Jahr 7 500 Personen gestorben; die Letalität der Offentuberkulösen betrug unverändert 8 %. Unter diesen Umständen liegt kein Grund vor, im Kampf gegen die Tuberkulose nachzulassen.

Man ist in der Bundesrepublik von Individual- zu Massenmaßnahmen übergegangen, indem man sich der Durchführung von Tuberkulinproben, der Röntgenreihenuntersuchungen und der Vornahme von BCG-Schutzimpfungen in zunehmendem Maße bediente, um möglichst frühzeitig Erkrankungen an Tuberkulose zu erkennen und Kinder und Jugendliche vor der Erkrankung zu schützen. Leider führen die mit diesen Maßnahmen gegebenen Möglichkeiten bei weitem nicht zu dem optimalen Ziel, da durch

Personalmangel und äußere Einflüsse der Organisation der erforderlichen Intensität dieser Maßnahmen eine Grenze gesetzt ist.

Die Erfolge der Chemotherapie haben leider vielfach zu einer Bagatellisierung der Tuberkulose Anlaß gegeben. Dazu hat die rasche Besserung der tuberkulösen Erkrankungen wesentlich beigetragen. Für die folgenden Jahre dürfte es deshalb ein wichtiges und ernstes Problem sein, die Tuberkulösen zu einer wirksamen Krankheitsdisziplin zu erziehen, die sowohl während der stationären Behandlung als auch erst recht nach der Entlassung aus dem Heilverfahren einzuhalten ist.

Für die Zukunft ist besonderes Augenmerk auf Fragen der psychischen Führung der Tuberkulösen zu richten.

Summary: Status of the Problem of Tuberculosis

On December 31st, 1962, approximately 280 000 persons were registered in the Federal Republic as suffering from active and approximately 730 000 persons as suffering from inactive tuberculosis. The number of new cases of active tuberculosis in 1962 was more than 57 000 cases. This year 7 500 persons died of tuberculosis, the death rate of patients with open tuberculosis was unchanged with 8%. Under these circumstances there is no reason to discontinue or slacken in the fight against tuberculosis.

In the Federal Republic field measures have been taken instead of individual measures. To an increasing extent tuberculin tests, X-ray field examinations and BCG vaccinations were performed in order to detect cases of tuberculosis as early as possible and to protect children and juveniles against the disease. Unfortunately the possibilities resulting from these measures are not optimal, since the necessary intensity of these measures is limited due to lack of personnel and external influences of organisation.

The good results of chemotherapy unfortunately often led to an underrating of tuberculosis. The rapid improvement of tuberculous patients contributed to this fact. Therefore, it will be an important and serious problem of the years to come, to educate the tuberculous patient towards an effective personal discipline as regards his disease, which must be adhered to both during hospital treatment and particularly after his discharge from treatment.

Particular attention must be paid in future to problems of psychic guidance of tuberculous patients.

Résumé: Etat actuel du problème de la tuberculose

A la date du 31. 12. 1962 env. 280 000 personnes atteintes de tuberculose évolutive et env. 730 000 personnes atteintes de tuberculose non évolutive étaient enregistrées dans la République Fédérale. Le nombre des nouvelles atteintes de tuberculose évolutive était de 57 000 pour l'année 1962. Au cours de cette année 7 500 personnes sont mortes de tuberculose; la létalité des personnes atteintes de tuberculose ouverte est restée stationnaire à 8%. Dans ces conditions il n'existe pas de raison pour relâcher la lutte contre la tuberculose.

Dans la République Fédérale on est passé des mesures individuelles aux mesures collectives en pratiquant à un rythme accru les tests à la tuberculine, les examens radiologiques systématiques et la vaccination par le BCG afin de détecter aussi tôt que possible les atteintes tuberculeuses et afin de protéger les enfants et les adolescents de cette affection. Malheureusement les possibilités ouvertes par ces mesures ne sont pas exploitées d'une façon optimale, puisque le manque de personnel et les influences extérieures auxquelles sont soumises ces organisations s'opposent à ce que les mesures citées soient prises avec l'intensité nécessaire.

Malheureusement les succès de la chimiothérapie ont conduit en bien des endroits à une bagatellisation de la tuberculose. L'amélioration rapide des affections tuberculeuses y était pour beaucoup. Voilà pourquoi au cours des années à venir un problème important et sérieux consistera dans l'éducation des malades qui doivent se soumettre à une discipline rigoureuse pendant le séjour en milieu hospitalier et bien plus encore après la sortie d'hôpital.

A l'avenir on doit être particulièrement attentif aux questions de la direction psychique des tuberculeux.

Resumen : Estado del problema de la tuberculosis

El 31.12. 1962 en la República Federal Alemana se registraron aproximadamente 280 000 personas con tuberculosis activas y aproximadamente 730 000 personas con tuberculosis inactivas. El número de casos nuevos de tuberculosis activa ascendió en el año 1962 a más de 57 000 casos. En ese año fallecieron 7 500 personas de tuberculosis; la letalidad de las tuberculosis abiertas presentó como en el año anterior un valor del 8%. En estas circunstancias no existe ninguna razón, para cejar en la lucha contra la tuberculosis.

En la República Federal Alemana se ha pasado de las medidas individuales a las medidas en masa, sirviéndose en proporción creciente de la realización de pruebas de la tuberculina, de exploraciones radiologicas en serie y de vacunaciones BCG, con el fin de detectar lo más precozmente posible las afecciones tuberculosas, y para proteger contra la enfermedad a niños y adolescentes. Desgraciadamente las posibilidades que se nos ofrecen con estas medidas no alcanzan en mucho la meta óptima, ya que, debido a la falta de personal y a problemas de organización fuera de nuestro dominio, se halla limitada la intensidad con que estas medidas deberian ser aplicadas.

Los éxitos de la quimoterapéutica han dado por desgracia en muchos casos ocasión a una bagatelización de la tuberculosis. A ello ha contribuído principalmente la rápida mejoría de los enfermos tuberculosos. Constituys por lo tanto un importante y serio problema de los años venideros, el educar a los tuberculosos en una efectiva disciplina, que se ha de observar tanto durante el tratamiento hospitalario como sobre todo después de ser dados de alta tras el proceso de curación.

En el futuro hay que dirigir una especial atención a ciertos aspectos de la dirección psiquica de los tuberculosos.

VI. Tabellenwerk

Tabelle I. *Mittlere Wohnbevölkerung der Länder der Bundesrepublik*

Land		Ins-gesamt	0–1	1–5	5–10	10–15	15–20	20–25	25–30	30–35
Schleswig-Holstein	m	1 093 869	19 524	69 454	78 482	83 060	88 531	113 776	76 629	65 863
	w	1 223 572	18 525	66 122	74 179	78 596	81 605	97 575	72 263	69 366
	zus.	2 317 441	38 049	135 576	152 661	161 656	170 136	211 351	148 892	135 229
Hamburg	m	844 332	5 445	44 123	45 820	50 213	60 074	80 071	63 842	56 696
	w	988 014	5 217	41 951	43 387	47 735	58 761	78 783	63 838	60 190
	zus.	1 832 346	10 662	86 074	89 207	97 948	118 835	158 854	127 680	116 886
Niedersachsen	m	3 142 935	59 916	217 199	247 390	246 672	232 144	293 849	224 496	215 086
	w	3 497 920	56 505	204 226	233 854	231 884	218 667	270 013	214 390	218 932
	zus.	6 640 855	116 421	421 425	481 244	478 556	450 811	563 862	438 886	434 018
Bremen	m	332 466	5 722	20 359	21 565	23 101	25 591	31 261	23 930	22 861
	w	373 900	5 379	19 168	20 372	21 908	24 533	30 086	23 944	24 132
	zus.	706 366	11 101	39 527	41 937	45 009	50 124	61 347	47 874	46 993
Nordrhein-Westfalen	m	7 554 905	138 936	521 021	582 129	542 303	524 712	679 677	597 344	608 899
	w	8 346 773	133 219	495 855	556 169	516 835	501 500	656 635	560 724	576 126
	zus.	15 901 678	272 155	1 016 876	1 138 298	1 059 138	1 026 212	1 336 312	1 158 068	1 185 025
Hessen	m	2 274 552	18 261	149 385	165 372	169 810	150 821	205 116	173 632	169 529
	w	2 539 831	17 395	141 644	156 881	161 131	144 170	195 436	163 208	161 271
	zus.	4 814 383	35 656	291 029	322 253	330 941	294 991	400 552	336 840	330 800
Rheinland-Pfalz	m	1 613 786	32 180	121 239	140 902	126 321	106 386	140 560	119 374	120 794
	w	1 803 330	31 044	114 556	133 895	120 561	102 016	135 147	112 395	118 944
	zus.	3 417 116	63 224	235 795	274 797	246 882	208 402	275 707	231 769	239 738
Saarland	m	516 039	4 720	40 447	45 433	41 147	31 376	47 372	41 555	39 901
	w	556 148	4 529	38 418	43 848	39 612	29 894	44 649	38 602	37 732
	zus.	1 072 187	9 249	78 865	89 281	80 759	61 270	92 021	80 157	77 633
Baden-Württemberg	m	3 676 808	33 882	273 086	292 130	271 746	252 086	361 826	313 437	288 214
	w	4 082 346	32 578	260 633	279 919	258 645*	2 40 012	342 190	279 154	266 869
	zus.	7 759 154	66 460	533 719	5 72 049	530 391	492 098	704 016	592 591	555 083
Bayern	m	4 435 119	87 186	319 085	345 831	341 202	316 374	408 728	324 901	319 049
	w	5 080 360	82 809	303 434	329 375	326 726	306 417	395 871	317 511	324 767
	zus.	9 515 479	169 995	622 519	675 206	667 928	622 791	804 599	642 412	643 816
West-Berlin	m	929 005	11 257	37 910	44 583	53 241	71 106	82 235	60 665	53 176
	w	1 268 403	10 522	35 983	42 086	51 012	70 239	81 613	61 866	60 816
	zus.	2 197 408	21 779	73 893	86 669	104 253	141 345	163 848	122 531	113 992

Deutschland und von West-Berlin nach Alter und Geschlecht im Jahre 1961

35–40	40–45	45–50	50–55	55–60	60–65	65–70	70–75	75–80	80–85	85–90	90 und mehr	
59 483	47 147	62 257	72 858	72 185	58 964	44 683	35 760	24 287	13 761	6 892	273	
80 433	67 412	85 924	92 949	84 299	76 815	64 967	50 021	33 615	18 854	9 438	614	
139 916	114 559	148 181	165 807	156 484	135 779	109 650	85 781	57 902	32 615	16 330	887	
50 709	44 186	51 377	64 282	65 777	54 026	39 692	31 300	20 870	15 829			
68 002	61 053	67 534	81 048	77 310	70 413	61 931	46 153	29 938	24 770	} 80 und älter		
118 711	105 239	118 911	145 330	143 087	124 439	101 623	77 453	50 808	40 599			
186 067	138 552	184 164	210 202	207 165	167 442	117 457	89 205	58 788	32 524	12 203	2 414	
246 397	193 646	248 005	262 787	236 197	211 230	171 867	130 260	83 484	45 224	16 517	3 835	
432 464	332 198	432 169	472 989	443 362	378 672	289 324	219 465	142 272	77 748	28 720	6 249	
20 681	16 852	21 882	24 647	23 192	17 264	12 295	9 877	6 561	3 407	1 418		
27 351	22 362	27 288	29 460	26 059	22 401	10 018	14 276	9 160	4 940	2 063	} 85 und älter	
48 032	39 214	49 170	54 107	49 251	39 665	31 313	24 153	15 721	8 347	3 481		
											üb. 90 u. mehr	ohne Angaben
496 833	361 482	449 314	508 411	508 273	386 577	250 126	184 646	121 051	63 323	21 366	3 397	5 085
628 172	479 489	592 152	639 766	575 176	482 104	377 724	275 480	171 115	87 400	30 045	5 789	5 298
1 125 005	840 971	1 041 466	1 148 177	1 083 449	868 681	627 850	460 126	292 166	150 723	51 411	9 186	10 383
149 943	117 056	128 407	156 758	156 866	127 516	87 936	66 461	44 889	25 530	9 462	1 802	
186 712	158 825	169 714	198 062	184 170	159 662	129 312	96 882	63 769	35 683	13 089	2 815	
336 655	275 881	298 121	354 820	341 036	287 178	217 248	163 343	108 658	61 213	22 551	4 617	
101 709	72 003	91 542	105 467	105 495	83 170	56 332	41 237	28 226	14 915	5 071	863	
133 863	99 669	123 154	135 069	123 936	106 578	83 309	60 712	39 468	20 624	6 913	1 477	
235 572	171 672	214 696	240 536	229 431	189 748	139 641	101 949	67 694	35 539	11 984	2 340	
34 962	26 102	27 720	33 442	34 269	26 543	16 237	11 551	7 684	4 110	1 468		
42 536	33 026	35 920	41 874	38 014	31 146	23 302	16 062	10 045	4 946	1 993	} 85 und mehr	
77 498	59 128	63 640	75 316	72 283	57 689	39 539	27 613	17 729	9 056	3 461		
231 546	179 259	199 102	240 077	229 512	184 665	123 317	90 959	63 892	34 373	11 610	2 089	
289 181	248 426	269 579	306 794	274 335	235 220	189 949	140 717	95 222	51 077	18 095	3 751	
520 727	427 685	468 681	546 871	503 847	419 885	313 266	231 676	159 114	85 450	29 705	5 840	
274 084	206 274	261 687	295 195	288 387	231 724	160 630	116 381	77 335	40 890	15 598	4 578	
371 527	292 066	356 160	381 549	348 345	308 005	248 489	180 839	116 902	59 996	23 953	5 619	
645 611	498 340	617 847	676 744	636 732	539 729	409 119	297 220	194 237	100 886	39 551	10 197	
43 484	41 223	60 688	81 490	84 938	68 483	50 780	40 316	26 156	12 830	3 804	640	
71 347	69 611	99 425	124 214	118 445	109 213	98 248	78 317	49 628	25 394	8 476	1 948	
114 831	110 834	160 113	205 704	203 383	177 696	149 028	118 633	75 784	38 224	12 280	2 588	

154

Tabelle II. *Bestand der an aktiver Tuberkulose Erkrankten in Schleswig-Holstein am 31. 12. 1961 nach Alter und Geschlecht;*
absolute und relative Zahlen auf 100 000 Einwohner
(Entnommen und berechnet aus den Länderstatistiken)

| Alter | Geschlecht | Tuberkulose der Atmungsorgane | | | | | | | | Tuberkulose anderer Organe | | | | | | | | | | | | | | Summe | |
| | | Ia | | Ib | | Ic | | Ia–Ic | | Knochen und Gelenke | | Peripher. Lymphkn. | | Haut | | Meningitis | | Urogenital | | Sonstige | | Id gesamt | | Ia–Id gesamt | |
		abs.	rel.	abs.	rel.	abs.	rel.	abs.	rel.	abs.	rel.	abs.	rel.	abs.	rel.	abs.	rel.	abs.	rel.	abs.	rel.	abs.	rel.	abs.	rel.
0–1	m	–		–		11	54,1	11	54,1							1	4,9					1	4,9	12	59,0
	w	–		–		5	26,2	5	26,2							–						–		5	26,2
	zus.	–		–		16	40,6	16	40,6							1	2,5					1	2,5	17	43,1
1–5	m	4	5,6	–		232	325,2	236	330,8	2	2,8	4	5,6			6	8,4			2	2,8	14	19,6	250	350,4
	w	5	7,3	2	2,9	199	292,5	206	302,8	7	10,3	8	11,8			4	5,9			2	2,9	21	30,9	227	333,7
	zus.	9	6,5	2	1,4	431	309,2	442	317,1	9	6,5	12	8,6			10	7,2			4	2,9	35	25,1	477	342,2
5–10	m	4	5,1			338	429,6	342	434,6	21	26,7	17	21,6	2	2,5	10	12,7	1	1,3	9	11,4	60	76,3	402	510,9
	w	5	6,7			260	349,6	265	356,3	13	17,5	10	13,4	2	2,7	8	10,6	1	1,3	1	1,3	35	47,1	300	403,3
	zus.	9	5,9			598	390,7	607	396,6	34	22,2	27	17,6	4	2,6	18	11,8	2	1,3	10	6,5	95	62,1	702	458,6
10–15	m	12	14,6	5	6,1	234	284,1	251	304,7	30	36,4	22	26,7	3	3,6	2	2,4	3	3,6	11	13,4	71	86,2	322	390,9
	w	11	14,1	2	2,6	197	252,7	210	269,4	18	23,1	24	30,8	3	3,8	7	9,0	1	1,3	7	9,0	60	77,0	270	346,4
	zus.	23	14,3	7	4,4	431	268,8	461	287,5	48	29,9	46	28,7	6	3,7	9	5,6	4	2,5	18	11,2	131	81,7	592	369,2
15–20	m	98	115,3	26	30,6	325	382,4	449	528,2	42	49,4	20	23,5	8	9,4	9	10,6	8	9,4	15	17,6	102	120,0	551	648,2
	w	50	63,7	19	24,2	299	380,7	368	468,6	20	25,5	30	38,2	5	6,4	3	3,8	8	10,2	14	17,8	80	101,9	448	570,5
	zus.	148	90,5	45	27,5	624	381,6	817	499,6	62	37,9	50	30,6	13	7,9	12	7,3	16	9,8	29	17,7	182	111,3	999	610,9
20–25	m	173	148,1	34	29,1	517	442,6	724	619,7	39	33,4	11	9,4	5	4,3	3	2,6	22	18,8	14	12,0	94	80,5	818	700,2
	w	100	100,9	31	31,3	516	520,5	647	652,6	29	29,3	30	30,3	9	9,1	6	6,1	23	23,2	15	15,1	112	113,0	759	765,6
	zus.	273	126,4	65	30,1	1 033	478,3	1 371	634,8	68	31,5	41	19,0	14	6,5	9	4,2	45	20,8	29	13,4	206	95,4	1 577	730,2
25–30	m	133	164,9	42	52,1	434	538,1	609	755,0	20	24,8	14	17,4	7	8,7	2	2,5	17	21,1	13	16,1	73	90,5	682	845,5
	w	73	97,0	25	33,2	394	523,5	492	653,7	18	23,9	23	30,6	10	13,3	–	–	21	27,9	29	38,5	101	134,2	593	787,8
	zus.	206	132,1	67	43,0	828	531,0	1 101	706,1	38	24,4	37	23,7	17	10,9	2	1,3	38	24,4	42	26,9	174	111,6	1 275	817,7
30–35	m	110	163,9	47	70,0	492	733,2	649	967,1	19	28,3	6	8,9	7	10,4	–		30	44,7	10	14,9	72	107,3	721	1074,4
	w	82	119,6	30	43,7	386	562,8	498	726,1	18	26,2	15	21,9	8	11,7	3	4,4	23	33,5	12	17,5	79	115,2	577	841,3
	zus.	192	141,5	77	56,7	878	647,1	1 147	845,3	37	27,3	21	15,5	15	11,1	3	2,2	53	39,1	22	16,2	151	111,3	1 298	956,6

155

35–40	m	148	251,2	55	93,4	437	741,8	640	1086,4	21	35,6	9	15,3	5	8,5	—	—	32	54,3	14	23,8	81	137,5	721	1223,9
	w	66	83,9	31	39,4	381	484,2	478	607,5	21	26,7	12	15,3	4	5,1	1	1,3	21	26,7	23	29,2	82	104,2	560	711,7
	zus.	214	155,5	86	62,5	818	594,5	1118	812,5	42	30,5	21	15,3	9	6,5	1	0,7	53	38,5	37	26,9	163	118,5	1281	931,0
40–45	m	136	270,9	47	93,6	379	754,9	562	1119,5	15	29,9	3	6,0	5	10,0	—	—	23	45,8	8	15,9	54	107,6	616	122,0
	w	47	65,6	30	41,9	262	365,7	339	473,2	6	8,4	7	4,8	9	12,6	1	1,4	20	27,9	12	16,8	55	76,8	394	550,0
	zus.	183	150,2	77	63,2	641	501,5	901	739,5	21	17,2	10	8,2	14	11,5	1	0,8	43	35,3	20	16,4	109	89,5	1010	829,0
45 –50	m	181	308,7	75	127,9	521	888,5	777	1325,0	19	32,4	1	1,7	9	15,3	1	1,7	25	42,6	17	29,0	72	122,8	849	1447,8
	w	56	68,9	25	30,8	301	370,5	382	470,2	13	16,0	13	16,0	7	8,6	—	—	15	18,5	15	18,5	63	77,6	445	547,8
	zus.	237	169,4	100	71,5	822	587,7	1159	828,6	32	22,9	14	10,0	16	11,4	1	0,7	40	28,6	32	22,9	135	96,5	1294	925,1
50–55	m	238	330,1	101	140,1	569	789,1	908	1259,3	15	20,8	8	11,1	14	19,4			14	19,4	17	23,6	68	94,3	976	1353,6
	w	63	67,5	37	39,6	243	260,2	343	367,3	9	9,6	9	9,6	8	8,6			11	11,8	12	12,8	49	52,5	392	419,7
	zus.	301	181,9	138	83,4	812	490,6	1251	755,9	24	14,5	17	10,3	22	13,3			25	15,1	29	17,5	117	70,7	1368	826,6
55–60	m	257	355,0	109	150,6	561	775,0	927	1280,6	18	24,9	5	6,9	12	16,6	1	1,4	17	23,5	6	8,3	59	81,5	986	1362,1
	w	63	74,1	33	38,8	192	225,8	288	338,7	20	23,5	9	10,6	16	18,8	1	1,2	15	17,6	14	16,5	75	88,2	363	427,0
	zus.	320	203,3	142	90,2	753	478,4	1215	771,9	38	24,1	14	8,9	28	17,8	2	1,3	32	20,3	20	12,7	134	85,1	1349	857,0
60–65	m	229	381,4	103	171,6	476	792,8	808	1345,8	10	16,7	2	3,3	11	18,3			12	20,0	9	15,0	44	73,3	852	1419,1
	w	59	76,7	28	36,4	163	211,8	250	324,8	15	19,5	7	9,1	17	22,1			3	3,9	7	9,1	49	63,7	299	388,5
	zus.	288	210,2	131	95,6	639	466,4	1058	722,2	25	18,2	9	6,6	28	20,4			15	10,9	16	11,7	93	67,9	1151	840,1
65–70	m	139	307,5	72	159,3	288	637,1	499	1103,9	13	28,8	3	6,6	8	17,7			5	11,1	11	24,3	40	88,5	539	1192,3
	w	52	78,4	20	30,2	157	236,8	229	345,4	7	10,6	4	6,0	14	21,1			1	1,5	8	12,1	34	51,3	263	396,6
	zus.	191	171,3	92	82,5	445	399,0	728	652,8	20	17,9	7	6,3	22	19,7			6	5,4	19	17,0	74	66,4	802	719,2
70–75	m	121	338,1	54	150,9	153	427,5	328	916,4	10	27,9	2	5,6	3	8,4			6	16,8	2	5,6	23	64,3	351	980,6
	w	26	50,9	15	29,4	76	148,8	117	229,1	9	17,6	3	5,9	12	23,5			1	2,0	8	15,7	33	64,6	150	293,7
	zus.	147	169,2	69	79,4	229	263,6	445	512,3	19	21,9	5	5,8	15	17,3			7	8,1	10	11,5	56	64,5	501	576,8
75 und mehr	m	83	183,3	46	101,6	133	293,8	262	578,8	8	17,7	2	4,4	4	8,8			5	11,1	5	11,1	24	53,0	286	631,8
	w	54	85,7	13	20,6	86	136,4	153	242,7	13	20,6	7	11,1	10	15,9			1	1,6	6	9,5	37	58,7	190	301,4
	zus.	137	126,5	59	54,5	219	202,2	415	383,1	21	19,4	9	2,3	14	12,9			6	5,5	11	10,2	61	56,3	476	439,5
Insgesamt	m	2066	187,7	816	74,1	6100	554,1	8982	815,9	302	27,4	129	11,7	103	9,4	35	3,2	220	20,0	163	14,8	952	86,5	9934	902,4
	w	812	66,1	341	27,8	4117	335,2	5270	429,0	236	19,2	211	17,2	134	10,9	34	2,8	165	13,4	185	15,1	965	78,6	6235	507,6
	zus.	2878	123,6	1157	49,7	10217	438,6	14252	611,9	538	23,1	340	14,6	237	10,2	59	3,0	385	16,5	348	14,9	1917	82,3	16169	694,2

Tabelle III. *Bestand der an aktiver Tuberkulose Erkrankten in Hamburg am 31. 12. 1961 nach Alter und Geschlecht;*
absolute und relative Zahlen auf 100 000 Einwohner
(Entnommen und berechnet aus den Länderstatistiken)

| Alter | Geschlecht | Tuberkulose der Atmungsorgane | | | | | | | | Tuberkulose anderer Organe | | | | | | | | | | | | | Summe | |
| | | Ia | | Ib | | Ic | | Ia–Ic | | Knochen und Gelenke | | Peripher. Lymphkn. | | Haut | | Menin-gitis | | Uro-genital | | Sonstige | | Id gesamt | | Ia–Id gesamt | |
		abs.	rel.	abs.	rel.	abs.	rel.	abs.	rel.	abs.	rel.	abs.	rel.	abs.	rel.	abs.	rel.	abs.	rel.	abs.	rel.	abs.	rel.	abs.	rel.
0– 1	m	1	8,3	–	–	6	49,9	7	58,2	–	–	–	–	–	–	–	–	–	–	–	–	–	–	7	58,2
	w	–	–	–	–	4	34,8	4	34,8	–	–	–	–	–	–	–	–	–	–	–	–	–	–	4	34,8
	zus.	1	4,3	–	–	10	42,5	11	46,8	–	–	–	–	–	–	–	–	–	–	–	–	–	–	11	46,8
1– 5	m	6	14,0	1	2,3	156	362,8	163	379,1	9	20,9	1	2,3	–	–	4	9,3	–	–	–	–	14	32,6	177	411,7
	w	6	14,8	4	9,9	130	320,6	140	345,3	9	22,2	1	2,5	–	–	2	4,9	–	–	–	–	12	29,6	152	374,9
	zus.	12	14,4	5	6,0	286	342,3	303	362,7	18	21,5	2	2,4	–	–	6	7,2	–	–	–	–	26	31,1	329	393,8
5–10	m	9	19,3	–	–	363	777,8	372	797,1	16	34,3	8	17,1	2	4,3	–	–	–	–	2	4,3	28	60,0	400	857,1
	w	10	22,6	1	2,3	348	787,0	359	811,9	21	47,5	9	20,4	–	–	2	4,5	–	–	4	9,0	36	81,4	395	893,3
	zus.	19	20,9	1	1,1	711	782,3	731	804,3	37	40,7	17	18,7	2	2,2	2	2,2	–	–	6	6,6	64	70,4	795	874,7
10–15	m	10	19,3	4	7,7	332	641,6	346	668,6	19	36,7	5	9,7	3	5,8	2	3,9	1	1,9	11	21,3	41	79,2	387	747,9
	w	16	32,2	2	4,0	254	510,6	272	546,8	6	12,1	10	20,1	3	6,0	1	2,0	1	2,0	7	14,1	28	56,3	300	603,1
	zus.	26	25,6	6	5,9	586	577,4	618	608,9	25	24,6	15	14,8	6	5,9	3	3,0	2	2,0	18	17,7	69	68,0	687	676,9
15–20	m	54	82,5	18	27,5	312	476,9	384	587,0	10	15,3	14	21,4	13	19,9	3	4,6	5	7,6	16	24,5	61	93,2	445	680,3
	w	36	56,4	9	14,1	315	493,9	360	464,4	12	18,8	16	25,1	12	18,8	10	15,7	6	9,4	25	39,2	81	127,0	441	691,4
	zus.	90	69,7	27	20,9	627	485,3	744	575,9	22	17,0	30	23,2	25	19,4	13	10,1	11	8,5	41	31,7	142	109,9	886	685,8
20–25	m	104	122,0	39	45,8	540	633,6	683	801,4	15	17,6	11	12,9	9	10,6	1	1,2	8	9,4	20	23,5	64	75,1	747	876,5
	w	80	98,4	26	32,0	547	672,9	653	803,3	28	34,4	32	39,4	28	34,4	3	3,7	33	40,6	23	28,3	147	180,8	800	984,2
	zus.	184	110,5	65	39,0	1 087	652,8	1 336	802,3	43	25,8	43	25,8	37	22,2	4	2,4	41	24,6	43	25,8	211	126,7	1 547	929,0
25–30	m	87	141,6	40	65,1	552	898,6	679	1 105,4	20	32,6	7	11,4	11	17,9	–	–	17	27,7	18	29,3	73	118,8	752	1 224,2
	w	75	126,7	26	43,9	591	998,0	692	1 168,6	16	27,0	15	25,3	31	52,4	–	–	25	42,2	26	43,9	113	190,8	805	1 359,4
	zus.	162	134,3	66	54,7	1 143	947,4	1 371	1 136,4	36	29,8	22	18,2	42	34,8	–	–	42	34,8	44	36,5	186	154,2	1 557	1 290,6
30–35	m	143	252,3	72	127,1	634	1 118,8	849	1 498,2	2	3,5	8	14,1	13	22,9	1	1,8	24	42,4	21	37,1	69	121,8	918	1 620,0
	w	88	143,4	42	68,5	582	948,7	712	1 160,6	6	9,8	14	22,8	33	53,8	2	3,3	29	47,3	43	70,1	127	207,0	839	1 367,7
	zus.	231	194,7	114	96,6	1 216	1 030,4	1 561	1 322,7	8	6,8	22	18,6	46	39,0	3	2,5	53	44,9	64	54,2	196	166,1	1 757	1 488,8
35–40	m	168	323,4	47	90,5	769	1 480,3	984	1 894,2	7	13,5	6	11,5	13	25,0	–	–	25	48,1	19	36,6	70	134,7	1 054	2 028,9
	w	119	169,0	44	62,5	667	947,2	830	1 178,7	8	11,4	23	32,7	26	36,9	3	4,3	30	42,6	30	42,6	120	170,4	950	1 349,1
	zus.	287	234,5	91	74,4	1 436	1 173,5	1 814	1 482,5	15	12,3	29	23,7	39	31,9	3	2,5	55	44,9	49	40,0	190	155,3	2 004	1 637,7

40–45	m	142	357,8	50	126,0	575	1449,0	767	1932,9	6	15,1	3	7,6	16	40,3	—	—	5	12,6	7	17,6	37	93,2	804	2026,1
	w	90	165,1	26	47,7	440	807,2	556	1020,1	4	7,3	16	29,4	29	53,2	—	—	18	33,0	14	25,7	81	148,6	637	1168,7
	zus.	232	246,3	76	80,7	1015	1077,6	1323	1404,6	10	10,6	19	20,2	45	47,8	—	—	23	24,4	21	22,3	118	125,3	1441	1529,9
45–50	m	243	326,1	81	142,0	821	1439,6	1145	2007,8	19	33,1	4	7,0	26	45,6	2	3,5	13	22,8	15	26,3	79	138,5	1224	2146,3
	w	109	148,5	42	57,2	460	626,7	611	832,4	14	19,1	8	10,9	48	65,4	1	1,4	19	25,9	24	32,7	114	155,3	725	987,7
	zus.	352	269,9	123	94,3	1281	982,1	1756	1346,3	33	25,3	12	9,2	74	56,7	3	2,3	32	24,5	39	29,9	193	148,0	1949	1494,3
50–55	m	334	509,2	114	173,8	936	1427,1	1384	2110,1	9	13,7	5	7,6	30	45,7	1	1,5	9	13,7	26	39,6	80	122,0	1464	2232,1
	w	99	121,0	25	30,6	399	487,8	523	639,5	29	35,5	10	12,2	61	74,6	1	1,2	7	8,6	17	20,8	125	152,8	648	792,3
	zus.	433	293,8	139	94,3	1335	905,8	1907	1294,0	38	25,8	15	10,2	91	61,7	2	1,4	16	10,9	43	29,2	205	139,1	2112	1433,1
55–60	m	359	555,7	131	202,8	935	1447,2	1425	2205,6	20	31,0	3	4,6	32	49,5	2	3,1	8	12,4	11	17,0	76	117,6	1501	2323,3
	w	69	91,9	37	49,3	324	431,6	430	572,7	1	1,3	6	8,0	45	59,9	1	1,3	8	10,7	18	24,0	79	105,2	509	678,0
	zus.	428	306,4	168	120,3	1259	901,3	1855	1328,0	21	15,0	9	6,4	77	55,1	3	2,1	16	11,5	29	20,8	155	111,0	2010	1439,0
60–65	m	300	594,2	108	213,9	700	1386,5	1108	2194,6	11	21,8	1	2,0	28	55,5	—	—	13	25,7	14	27,7	67	132,7	1175	2327,3
	w	83	120,2	36	52,1	231	334,5	350	506,8	1	1,4	12	17,4	58	84,0	—	—	5	7,2	23	33,3	99	143,3	449	650,1
	zus.	383	320,4	144	120,4	931	778,7	1458	1219,6	12	10,0	13	10,9	86	71,9	—	—	18	15,1	37	30,9	166	138,9	1624	1358,4
65–70	m	205	553,2	74	199,7	420	1133,4	699	1886,2	—	—	1	2,7	15	40,5	—	—	8	21,6	6	16,2	30	81,0	729	1967,2
	w	58	99,3	13	22,2	163	278,9	234	400,4	8	13,7	13	22,2	52	89,0	1	1,7	4	6,8	4	6,8	82	140,3	316	540,8
	zus.	263	275,4	87	91,1	583	610,5	933	977,0	8	8,4	14	14,7	67	70,2	1	1,0	12	12,6	10	10,5	112	117,3	1045	1094,3
70–75	m	127	429,6	57	192,8	226	764,4	410	1386,8	6	20,3	1	3,4	21	71,0	—	—	2	6,8	2	6,8	32	108,2	442	1495,1
	w	35	80,7	20	46,1	96	221,4	151	348,2	5	11,5	6	13,8	34	78,4	—	—	2	4,6	6	13,8	53	122,2	204	470,4
	zus.	162	222,1	77	105,6	322	441,5	561	769,2	11	15,1	7	7,3	55	75,4	—	—	4	5,5	8	11,0	85	116,5	646	885,8
75–80	m	70	365,6	22	114,9	87	454,5	179	935,0	3	15,7	2	10,4	13	67,9	—	—	—	—	2	10,4	20	104,5	199	1039,5
	w	21	76,0	11	39,8	53	191,9	85	307,8	3	10,9	6	21,7	27	97,8	—	—	—	—	3	10,9	39	141,2	124	449,0
	zus.	91	194,6	33	70,6	140	299,4	264	564,8	6	12,8	8	17,1	40	85,5	—	—	—	—	5	10,7	59	126,2	323	690,7
80 und mehr	m	30	227,3	10	75,8	25	265,2	75	568,2	1	7,6	2	15,2	8	60,6	—	—	—	—	2	15,2	13	98,5	88	666,7
	w	21	99,2	18	85,0	35	165,3	74	349,5	1	4,7	4	18,9	25	118,1	—	—	—	—	3	14,2	33	155,9	107	505,4
	zus.	51	148,4	28	81,5	70	203,7	149	433,5	2	5,8	6	17,5	33	96,0	—	—	—	—	5	14,5	46	133,8	195	567,3
Insgesamt	m	2392	281,3	868	102,5	8399	987,6	11659	1370,9	173	20,4	82	9,6	253	29,7	16	1,9	138	16,2	192	22,6	854	100,4	12513	1471,3
	w	1015	102,9	382	38,7	5639	571,6	7036	713,2	172	17,4	201	20,4	512	51,9	27	2,7	187	19,0	270	27,4	1369	138,8	8405	852,0
	zus.	3407	185,5	1250	68,0	14038	764,2	18695	1017,7	345	18,8	283	15,4	765	41,6	43	2,3	325	17,7	462	25,2	2223	121,0	20918	1138,8

Tabelle IV. *Bestand der an aktiver Tuberkulose Erkrankten in Bremen am 31. 12. 1961 nach Alter und Geschlecht;*
absolute und relative Zahlen auf 100 000 Einwohner
(Entnommen und berechnet aus den Länderstatistiken)

Alter	Geschlecht	Tuberkulose der Atmungsorgane								Tuberkulose anderer Organe												Summe	
		Ia		Ib		Ic		Ia–Ic		Knochen und Gelenke		Peripher. Lymphkn.		Haut		Menin-gitis		Uro-genital		Sonstige		Id gesamt		Ia–Id gesamt
		abs.	rel.	abs.	rel.	abs.	rel.	abs.	rel.	abs.	rel.	abs.	rel.	abs.	rel.	abs.	rel.	abs.	rel.	abs.	rel.	abs.	rel.	abs.	rel.
0–1	m	–	–	–	–	2	36,3	2	36,3	–	–	–	–	–	–	–	–	–	–	–	–	–	–	2	36,3
	w	–	–	–	–	3	56,7	3	56,7	–	–	–	–	–	–	–	–	–	–	–	–	–	–	3	56,7
	zus.	–	–	–	–	5	46,3	5	46,3	–	–	–	–	–	–	–	–	–	–	–	–	–	–	5	46,3
1–5	m	1	5,0	–	–	51	253,7	52	258,7	2	9,9	–	–	–	–	3	14,9	–	–	1	5,0	6	29,8	58	288,5
	w	2	10,5	1	5,3	52	273,5	55	289,2	2	10,5	–	–	–	–	5	26,3	–	–	–	–	7	36,8	62	326,0
	zus.	3	7,7	1	2,6	103	263,3	107	273,6	4	10,2	–	–	–	–	8	20,5	–	–	1	2,6	13	33,2	120	306,8
5–10	m	3	14,1	1	4,7	92	432,1	96	450,9	2	9,4	3	14,1	–	–	6	28,2	–	–	3	14,1	14	65,8	110	516,6
	w	4	19,5	3	14,6	84	409,8	91	443,9	3	14,6	7	34,1	–	–	5	24,4	–	–	5	24,4	20	97,6	111	541,5
	zus.	7	16,8	4	9,6	176	421,2	187	447,5	5	12,0	10	23,9	–	–	11	26,3	–	–	8	19,1	34	81,3	221	528,8
10–15	m	6	27,0	1	4,5	122	548,6	129	580,1	13	58,5	5	22,5	1	4,5	5	22,5	1	4,5	3	13,5	28	125,9	157	706,0
	w	6	27,9	5	23,2	91	422,5	102	473,6	7	32,5	11	51,1	–	–	3	13,9	–	–	5	23,2	26	120,7	128	594,3
	zus.	12	27,4	6	13,7	213	486,6	231	527,7	20	45,7	16	36,6	1	2,3	8	18,3	1	2,3	8	18,3	54	123,4	285	651,1
15–20	m	18	68,4	3	11,4	69	262,3	90	342,1	12	45,6	3	11,4	–	–	–	–	4	15,2	5	19,0	24	91,2	114	433,3
	w	16	63,5	4	15,9	104	412,6	124	491,9	7	27,8	9	35,7	–	–	2	7,9	3	11,9	7	27,8	28	111,1	152	603,0
	zus.	34	66,0	7	13,6	173	335,8	214	415,4	19	36,9	12	23,3	–	–	2	3,9	7	13,6	12	23,3	52	100,9	266	516,3
20–25	m	36	111,0	9	27,8	150	462,7	195	601,5	10	30,8	2	6,2	–	–	1	3,1	10	30,8	9	27,8	32	98,7	227	700,2
	w	18	57,4	5	15,9	176	561,2	199	634,5	9	28,7	12	38,3	3	9,6	1	3,2	9	28,7	7	22,3	41	130,7	240	765,3
	zus.	54	84,7	14	21,9	326	511,1	394	617,8	19	29,8	14	22,0	3	4,7	2	3,1	19	29,8	16	25,1	73	114,5	467	732,2
25–30	m	40	160,5	15	60,2	206	826,7	261	1 047,4	11	44,1	4	16,1	1	4,0	–	–	13	52,2	8	32,1	37	148,5	298	1 195,9
	w	21	85,9	5	20,4	175	715,7	201	822,0	7	28,6	14	57,3	2	8,2	–	–	19	77,7	7	28,6	49	200,4	250	1 022,4
	zus.	61	123,6	20	40,5	381	771,7	462	935,8	18	36,5	18	36,5	3	6,1	–	–	32	64,8	15	30,4	86	174,2	548	1 110,0
30–35	m	62	258,6	16	66,7	206	859,3	284	1 184,7	21	87,6	4	16,7	1	4,2	2	8,3	17	70,9	10	41,7	55	229,4	339	1 414,1
	w	30	122,1	6	24,4	189	769,5	225	916,1	12	50,0	10	40,7	4	16,3	–	–	15	61,1	11	44,8	52	211,7	277	1 127,8
	zus.	92	189,6	22	45,3	395	813,9	509	1 048,8	33	68,0	14	28,8	5	10,3	2	4,1	32	65,9	21	43,3	107	220,5	616	1 269,2
35–40	m	49	230,5	6	28,2	231	1 086,7	286	1 345,4	13	61,2	4	18,8	1	4,7	1	4,7	18	84,7	4	18,8	41	192,9	327	1 538,3
	w	41	147,0	5	17,9	186	666,9	232	831,8	7	25,1	6	21,5	3	10,8	–	–	15	53,8	15	53,8	46	164,9	278	996,7
	zus.	90	184,2	11	22,5	417	853,7	518	1 060,4	20	40,9	10	20,5	4	8,2	1	2,1	33	67,6	19	38,9	87	178,1	605	1 238,5

Alter																										
40–45	m	61	376,6	5	30,9	223	1 376,8	289	1 784,3	9	55,6	3	18,5	1	6,2	2	12,3	14	86,4	5	30,9	34	209,9	323	2 055,9
	w	23	110,5	4	19,2	134	644,0	161	773,7	8	38,4	5	24,0	5	24,0	–	–	13	62,5	7	33,6	38	182,6	199	956,4
	zus.	84	227,0	9	24,3	357	964,7	450	1 216,1	17	45,9	8	21,6	6	16,2	2	5,4	27	73,0	12	32,4	72	194,6	522	1 437,6
45–50	m	85	377,4	5	22,2	226	1 003,5	316	1 403,1	7	31,1	1	4,4	1	4,4	1	4,4	10	44,4	10	44,4	30	133,2	346	1 536,3
	w	27	97,3	2	7,2	141	508,3	170	612,8	9	32,4	4	14,4	3	10,8	–	–	11	39,7	18	64,9	45	162,2	215	775,1
	zus.	112	222,8	7	13,9	367	730,2	486	966,9	16	31,8	5	9,9	4	8,0	1	2,0	21	41,8	28	55,7	75	149,2	561	1 116,2
50–55	m	104	427,5	5	20,6	221	908,3	330	1 356,4	14	57,5	2	8,2	1	4,1	2	8,2	8	32,9	8	32,9	35	143,9	365	1 500,2
	w	21	72,2	4	13,8	113	388,6	138	474,5	6	20,6	6	20,6	5	17,2	–	–	5	17,2	7	24,1	29	99,7	167	574,3
	zus.	125	234,0	9	16,9	334	625,3	468	876,2	20	37,4	8	15,0	6	11,2	2	3,7	13	24,3	15	28,1	64	119,8	532	996,0
55–60	m	94	414,7	4	17,6	203	895,7	301	1 328,0	10	44,1	4	17,6	2	8,8	–	–	10	44,1	5	22,1	31	136,8	332	1 464,8
	w	18	71,0	3	11,8	66	260,4	87	343,2	6	23,7	6	23,7	5	19,7	–	–	9	35,5	–	–	26	102,6	113	445,8
	zus.	112	233,3	7	14,6	269	560,3	388	808,1	16	33,3	10	20,8	7	14,6	–	–	19	39,6	5	10,4	57	118,7	445	926,9
60–65	m	88	535,4	5	30,4	108	657,1	201	1 222,9	6	36,5	1	6,1	1	6,1	–	–	4	24,3	2	12,2	14	85,2	215	1 308,1
	w	19	87,3	3	13,8	43	197,5	65	298,6	8	36,8	4	18,4	2	9,2	–	–	3	13,8	11	50,5	28	128,6	93	427,3
	zus.	107	379,4	8	20,9	151	395,3	266	696,3	14	36,6	5	13,1	3	7,9	–	–	7	18,3	13	34,0	42	109,9	308	806,2
65–70	m	45	381,9	6	50,9	82	695,9	133	1 128,7	5	42,7	2	17,0	–	–	–	–	3	25,5	1	8,5	11	93,4	144	1 222,1
	w	13	70,4	2	10,8	24	129,9	39	211,1	5	27,1	4	21,7	3	16,2	–	–	2	10,8	9	48,7	23	124,5	62	335,6
	zus.	58	191,7	8	26,4	106	350,3	172	568,5	10	33,1	6	19,8	3	9,9	–	–	5	16,5	10	33,1	34	112,4	206	680,8
70–75	m	33	349,4	4	42,3	47	497,6	84	889,3	4	42,3	–	–	–	–	–	–	1	10,6	–	–	5	52,9	89	942,2
	w	10	72,4	3	21,8	19	137,8	32	232,1	6	43,5	4	29,0	3	21,8	–	–	2	14,5	–	–	15	108,8	47	340,9
	zus.	43	185,1	7	30,1	66	284,1	116	499,3	10	43,0	4	17,2	3	12,9	–	–	3	12,9	–	–	20	86,1	136	585,4
75–80	m	24	375,2	3	46,9	29	453,3	56	875,4	5	78,2	–	–	–	–	–	–	3	46,9	3	46,9	11	172,0	67	1 047,4
	w	8	89,6	2	22,4	7	78,4	17	190,3	4	44,8	2	22,4	3	33,6	–	–	2	22,4	–	–	11	123,2	28	313,5
	zus.	32	208,8	5	32,6	36	234,8	73	476,2	9	58,7	2	13,0	3	19,6	–	–	5	32,6	3	19,6	22	143,5	95	619,7
80–85	m	16	487,5	1	30,5	14	426,6	31	944,5	2	60,9	–	–	–	–	–	–	–	–	–	–	2	60,9	33	1 005,5
	w	6	127,0	–	–	5	105,8	11	232,9	3	63,5	2	42,3	–	–	–	–	–	–	2	42,3	7	148,2	18	381,0
	zus.	22	274,8	1	12,5	19	237,3	42	524,6	5	62,5	2	25,0	–	–	–	–	–	–	2	25,0	9	112,4	51	637,0
85 und mehr	m	2	162,6	1	81,3	2	162,6	5	406,5	–	–	–	–	–	–	–	–	–	–	–	–	–	–	5	406,5
	w	5	276,7	–	–	1	55,3	6	332,0	–	–	–	–	–	–	–	–	–	–	–	–	–	–	6	332,0
	zus.	7	230,5	1	32,9	3	98,8	11	362,2	–	–	–	–	–	–	–	–	–	–	–	–	–	–	11	362,2
Insgesamt	m	767	230,8	90	27,1	2 284	687,3	3 141	945,2	146	43,9	38	11,4	10	3,0	23	6,9	116	34,9	77	23,2	410	123,4	3 551	1 068,6
	w	288	77,4	57	15,3	1 613	433,6	1 958	526,4	109	29,3	106	28,5	41	11,0	16	4,3	108	29,0	111	29,8	491	132,0	2 449	671,8
	zus.	1 055	149,8	147	20,8	3 897	533,3	5 099	724,0	255	36,2	144	20,4	51	7,2	39	5,5	224	31,8	188	26,7	901	127,9	6 000	851,9

Tabelle V. *Bestand der an aktiver Tuberkulose Erkrankten in Nordrhein-Westfalen am 31. 12. 1961 nach Alter und Geschlecht;* absolute und relative Zahlen auf 100 000 Einwohner
(Entnommen und berechnet aus den Länderstatistiken)

Alter	Geschlecht	Tuberkulose der Atmungsorgane								Tuberkulose anderer Organe														Summe	
		Ia		Ib		Ic		Ia–Ic		Knochen und Gelenke		Peripher. Lymphkn.		Haut		Meningitis		Urogenital		Sonstige		Id gesamt		Ia–Id gesamt	
		abs.	rel.	abs.	rel.	abs.	rel.	abs.	rel.	abs.	rel.	abs.	rel.	abs.	rel.	abs.	rel.	abs.	rel.	abs.	rel.	abs.	rel.	abs.	rel.
0– 1	m	–	–	1	0,7	84	61,1	85	61,8	2	1,5	–	–	–	–	7	5,1	–	–	2	1,5	11	8,0	96	69,8
	w	2	1,5	1	0,8	84	64,0	87	66,3	–	–	–	–	–	–	6	4,6	–	–	4	3,0	10	7,6	97	73,9
	zus.	2	0,7	2	0,7	168	62,5	172	64,0	2	0,7	–	–	–	–	13	4,8	–	–	6	2,2	21	7,8	193	71,8
1– 5	m	20	3,9	7	1,3	1 529	294,4	1 556	299,6	21	4,0	34	6,5	6	1,2	37	7,1	7	1,3	23	4,4	128	24,6	1 684	324,3
	w	9	1,8	6	1,2	1 387	281,4	1 402	284,4	31	6,3	38	7,7	6	1,2	35	7,1	4	0,8	47	9,5	161	32,7	1 563	317,1
	zus.	29	2,9	13	1,3	2 916	288,1	2 958	292,2	52	5,1	72	7,1	12	1,2	72	7,1	11	1,1	70	6,9	289	28,6	3 247	320,8
5–10	m	28	4,5	18	3,1	2 534	433,5	2 580	441,3	76	13,0	106	18,1	8	1,4	46	7,9	12	2,1	34	5,8	282	48,2	2 862	489,6
	w	15	2,7	6	1,1	2 238	402,4	2 259	406,2	80	14,4	112	20,1	14	2,5	41	7,4	9	1,6	51	9,2	307	55,2	2 566	461,4
	zus.	43	3,8	24	2,1	4 772	418,3	3 839	424,2	156	13,7	218	19,1	22	1,9	87	7,6	21	1,8	85	7,5	589	51,6	5 428	475,8
10–15	m	29	5,5	30	5,7	1 073	204,5	1 132	215,7	127	24,2	153	29,2	15	2,9	32	6,1	16	3,0	37	7,1	380	72,4	1 512	288,2
	w	42	8,4	13	2,6	1 179	235,2	1 234	246,2	123	24,5	171	34,1	19	3,8	34	6,8	10	2,0	65	13,0	422	84,2	1 656	330,4
	zus.	71	6,9	43	4,2	2 252	219,5	2 366	230,6	250	24,4	324	31,6	34	3,3	66	6,4	26	2,5	102	9,9	802	78,2	3 168	308,8
15–20	mm	341	61,9	70	12,7	1 292	234,7	1 703	309,3	184	33,4	147	26,7	17	3,1	29	5,3	49	8,9	78	14,2	504	91,5	2 207	400,8
	w	228	43,4	52	9,9	1 310	249,1	1 590	302,3	168	31,9	204	38,8	27	5,1	21	4,0	38	7,2	109	20,7	567	107,8	2 157	410,1
	zus.	569	52,9	122	11,3	2 602	241,7	3 293	305,9	352	32,7	351	32,6	44	4,1	50	4,6	87	8,1	187	17,4	1 071	99,5	4 364	405,4
20–25	m	674	94,4	150	21,0	2 412	337,7	3 236	453,1	210	29,4	105	14,7	41	5,7	14	2,0	97	13,6	128	17,9	595	83,3	3 831	536,4
	w	424	62,8	118	17,5	2 026	300,1	2 568	380,3	135	20,0	222	32,9	71	10,5	14	2,1	111	16,4	162	24,0	715	105,9	3 283	486,2
	zus.	1 098	79,0	268	19,3	4 438	319,4	5 804	417,7	345	24,8	327	23,5	112	8,1	28	2,0	208	15,0	290	20,9	1 310	94,3	7 114	512,0
25–30	m	905	150,9	186	31,0	2 546	424,4	3 637	606,3	199	33,2	107	17,8	37	6,2	16	2,7	116	19,3	137	22,8	612	102,0	4 249	708,4
	w	559	101,6	109	19,8	2 311	420,1	2 979	541,5	148	26,9	179	32,5	69	12,5	17	3,1	202	36,7	175	31,8	790	143,6	3 769	685,1
	zus.	1 464	127,3	295	25,7	4 857	422,4	6 616	575,3	347	30,2	286	24,9	106	9,2	33	2,9	318	27,7	312	27,1	1 402	121,9	8 018	679,2
30–35	m	1 125	189,7	252	42,5	2 777	468,3	4 154	700,5	185	31,2	97	16,4	55	9,3	10	1,7	197	33,2	139	23,4	683	115,2	4 837	815,7
	w	620	109,1	157	27,6	2 004	352,6	2 781	489,3	187	32,9	164	28,9	96	16,9	16	2,8	242	42,6	201	35,4	906	159,4	3 687	648,7
	zus.	1 745	150,3	409	35,2	4 781	411,7	6 935	497,1	372	32,0	261	22,5	151	13,0	26	2,2	439	37,8	340	29,3	1 589	136,8	8 524	734,0
35–40	m	1 291	266,7	228	47,1	2 555	527,7	4 074	841,5	206	42,5	88	18,2	72	14,9	11	2,3	223	46,1	128	26,4	728	150,4	4 802	991,9
	w	635	101,5	129	20,6	1 995	319,0	2 759	441,2	203	32,5	162	25,9	113	18,1	13	2,1	239	38,2	181	28,9	911	145,7	3 670	586,9
	zus.	1 926	173,6	357	32,2	4 550	410,1	6 833	615,9	409	36,9	250	22,5	185	16,7	24	2,2	462	41,6	309	27,9	1 639	147,7	8 472	763,6

Alter	Geschl.																								
40–45	m	1 175	344,5	251	73,6	2 402	704,3	3 828	1 122,5	176	51,6	72	21,1	62	18,2	12	3,5	192	56,3	131	38,4	645	189,1	4 473	1 311,6
	w	534	118,0	158	34,9	1 519	335,6	2 211	488,5	166	36,7	130	28,7	94	20,8	9	2,0	172	38,0	168	37,1	739	163,3	2 950	651,8
	zus.	1 709	215,3	409	51,5	3 921	494,1	6 039	760,9	342	43,1	202	25,5	156	19,7	21	2,6	364	45,9	299	37,7	1 384	174,4	7 423	935,3
45–50	m	1 527	330,1	292	63,1	2 663	575,6	4 482	968,8	140	30,3	59	12,8	82	17,7	7	1,5	158	34,2	134	29,0	580	125,4	5 062	1 094,1
	w	497	81,8	136	22,4	1 455	239,6	2 088	343,8	136	22,4	90	14,8	123	20,3	4	0,7	150	24,7	152	25,0	655	107,8	2 743	451,6
	zus.	2 024	189,2	428	40,0	4 118	384,9	6 570	614,0	276	25,8	149	13,9	205	19,2	11	1,0	308	28,8	286	26,7	1 235	115,4	7 805	729,4
50–55	m	1 986	384,8	351	68,0	3 091	598,9	5 428	1 051,8	155	30,0	53	10,3	83	16,1	7	1,4	147	28,5	114	22,1	559	108,3	5 987	1 160,1
	w	444	68,9	136	21,1	1 165	180,9	1 745	271,0	140	21,7	102	15,8	132	20,5	10	1,6	130	20,2	161	25,0	675	104,8	2 420	375,8
	zus.	2 430	209,5	487	42,0	4 256	366,9	7 173	618,3	295	25,4	155	13,4	215	18,5	17	1,5	277	23,9	275	23,7	1 234	106,4	8 407	724,7
55–60	m	1 961	385,4	375	73,7	2 878	565,6	5 214	1 024,7	154	30,3	33	6,5	82	16,1	2	0,4	112	22,0	77	15,1	460	90,4	5 674	1 115,1
	w	410	71,9	102	17,9	985	172,7	1 497	262,4	103	18,1	77	13,5	137	24,0	5	0,9	88	15,4	100	17,5	510	89,4	2 007	351,8
	zus.	2 371	219,7	477	44,2	3 863	357,9	6 711	621,8	257	23,8	110	10,2	219	20,3	7	0,6	200	18,5	177	16,4	970	89,9	7 681	711,6
60–65	m	1 734	461,4	317	84,3	2 357	627,2	4 408	1 172,9	86	22,9	23	6,1	78	20,8	3	0,8	77	20,5	50	13,3	317	84,3	4 725	1 257,2
	w	294	61,8	130	27,3	834	175,2	1 258	264,3	95	20,0	52	10,9	114	24,0	3	0,6	45	9,5	77	16,2	386	81,1	1 644	345,4
	zus.	2 028	238,1	447	52,5	3 191	374,6	5 666	665,2	181	21,2	75	8,8	192	22,5	6	0,7	122	14,3	127	14,9	703	82,5	6 369	747,7
65–70	m	930	376,8	211	85,5	1 241	502,8	2 382	965,1	59	23,9	15	6,1	37	15,0	2	0,8	45	18,2	20	8,1	178	72,1	2 560	1 037,2
	w	248	66,6	68	18,3	601	161,5	917	264,4	55	14,8	45	12,1	78	21,0	2	0,5	27	7,3	48	12,9	255	68,5	1 172	314,9
	zus.	1 178	190,3	279	45,1	1 842	297,6	3 299	533,0	114	18,4	60	9,7	115	18,5	4	0,6	72	11,6	68	11,0	433	70,0	3 732	603,0
70–75	m	551	299,9	124	67,5	654	356,0	1 329	723,4	37	20,1	6	3,3	31	16,9	—	—	15	8,2	20	10,9	109	59,3	1 438	782,7
	w	169	62,2	53	19,5	345	127,0	567	208,7	56	20,6	25	9,2	57	21,0	—	—	17	6,3	26	9,6	181	66,6	748	275,4
	zus.	720	158,1	177	38,8	999	219,4	1 896	416,4	93	20,4	31	6,8	88	19,3	—	—	32	7,0	46	10,1	290	63,7	2 186	480,0
75–80	m	269	225,1	60	50,2	267	223,4	596	498,7	26	21,8	2	1,7	21	17,6	—	—	12	10,0	8	6,7	69	57,7	665	556,5
	w	128	76,3	33	19,7	181	107,9	342	203,9	32	19,1	15	8,9	35	20,9	1	0,6	5	3,0	17	10,1	105	62,6	447	266,5
	zus.	397	138,2	93	32,4	448	156,0	938	326,5	58	20,2	17	5,9	56	19,5	1	0,3	17	5,9	25	8,7	174	60,6	1 112	387,1
80 und mehr	m	103	122,6	27	32,1	133	158,4	263	313,1	9	10,7	3	3,6	12	14,3	—	—	7	8,3	1	1,2	32	38,1	295	351,2
	w	60	51,0	11	9,4	76	64,7	147	125,1	14	11,9	9	7,7	18	15,3	—	—	2	1,7	5	4,3	48	40,8	195	165,9
	zus.	163	80,9	38	18,9	209	103,7	410	203,4	23	11,4	12	6,0	30	14,9	—	—	9	4,5	6	3,0	80	39,7	490	243,1
Insgesamt	m	14 649	194,1	2 950	39,1	32 488	430,5	50 087	663,7	2 052	27,2	1 103	14,6	739	9,8	235	3,1	1 482	19,6	1 261	16,7	6 872	91,1	56 959	754,8
	w	5 318	64,0	1 418	17,1	21 695	261,2	28 431	342,3	1 872	22,5	1 797	21,6	1 203	14,5	231	2,8	1 491	18,0	1 749	21,1	8 343	100,4	36 774	442,7
	zus.	19 967	126,0	4 368	27,6	54 183	341,8	78 518	495,3	3 924	24,8	2 900	18,3	1 942	12,3	466	2,9	2 973	18,8	3 010	19,0	15 215	96,0	93 733	591,3

Tabelle VI. *Bestand der an aktiver Tuberkulose Erkrankten in Hessen am 31. 12. 1961 nach Alter und Geschlecht;*
absolute und relative Zahlen auf 100 000 Einwohner
(Entnommen und berechnet aus den Länderstatistiken)

| Alter | Geschlecht | Tuberkulose der Atmungsorgane | | | | | | | | Tuberkulose anderer Organe | | | | | | | | | | | | | Summe | |
| | | Ia | | Ib | | Ic | | Ia–Ic | | Knochen und Gelenke | | Peripher. Lymphkn. | | Haut | | Menin-gitis | | Uro-genital | | Sonstige | | Id gesamt | | Ia–Id gesamt | |
		abs.	rel.	abs.	rel.	abs.	rel.	abs.	rel.	abs.	rel.	abs.	rel.	abs.	rel.	abs.	rel.	abs.	rel.	abs.	rel.	abs.	rel.	abs.	rel.
0–1	m	1	2,5	–	–	–	–	1	2,5	–	–	–	–	–	–	1	2,5	–	–	–	–	1	2,5	2	5,1
	w	–	–	–	–	7	18,8	7	18,8	–	–	–	–	–	–	1	2,7	–	–	1	2,7	2	5,4	9	24,2
	zus.	1	1,3	–	–	7	9,2	8	10,5	–	–	–	–	–	–	2	2,6	–	–	1	1,3	3	3,9	11	14,4
1–5	m	2	1,4	–	–	223	153,1	225	154,5	2	1,4	9	6,2	–	–	7	4,8	–	–	1	0,7	19	13,0	244	167,5
	w	1	0,7	–	–	205	149,0	206	149,7	3	2,2	4	2,9	1	0,7	7	5,1	–	–	2	1,5	17	12,4	223	162,1
	zus.	3	1,1	–	–	428	151,1	431	152,2	5	1,8	13	4,6	1	0,4	14	4,9	–	–	3	1,1	36	12,7	467	164,9
5–10	m	4	2,4	1	0,6	357	215,4	362	218,4	13	7,8	19	11,5	–	–	10	6,0	1	0,6	5	3,0	48	29,0	410	247,3
	w	2	1,3	1	0,6	343	218,2	346	220,1	9	5,7	17	10,8	1	0,6	9	5,7	1	0,6	2	1,3	39	24,8	385	245,0
	zus.	6	1,9	2	0,6	700	216,8	708	219,2	22	6,8	36	11,1	1	0,3	19	5,9	2	0,6	7	2,2	87	26,9	795	246,2
10–15	m	2	1,2	1	0,6	203	123,5	206	125,3	14	8,5	19	11,6	3	1,8	7	4,3	5	3,0	5	3,0	53	32,2	259	157,6
	w	5	3,2	2	1,3	207	132,5	214	137,0	22	14,1	27	17,3	4	2,6	8	5,1	2	1,3	1	0,6	64	41,0	278	178,0
	zus.	7	2,2	3	0,9	410	127,9	420	131,0	36	11,2	46	14,3	7	2,2	15	4,7	7	2,2	6	1,9	117	36,5	537	167,5
15–20	m	49	30,1	9	5,5	254	155,8	312	191,5	25	15,3	15	9,2	2	1,2	5	3,1	8	4,9	16	9,8	71	43,6	383	235,0
	w	45	29,0	17	11,0	219	141,2	281	181,2	26	16,8	15	9,7	7	4,5	7	4,5	6	3,9	25	16,1	86	55,4	367	236,6
	zus.	94	29,6	26	8,2	473	148,7	593	186,4	51	16,0	30	9,4	9	2,8	12	3,8	14	4,4	41	12,9	157	49,4	750	235,8
20–25	m	158	75,7	17	8,1	505	242,1	680	325,9	21	10,1	22	10,5	6	2,9	5	2,4	18	8,6	31	14,9	103	49,4	783	375,4
	w	91	46,1	25	12,7	392	198,8	508	257,6	27	13,7	46	23,3	11	5,6	5	2,5	23	11,7	44	22,3	156	79,1	664	336,7
	zus.	249	61,4	42	10,3	897	221,0	1188	292,7	48	11,8	68	16,8	17	4,2	10	2,5	41	10,1	75	18,5	259	63,8	1447	356,5
25–30	m	191	117,6	29	17,9	460	283,2	680	418,6	36	22,2	21	12,9	10	6,2	1	0,6	41	25,2	29	17,9	138	85,0	818	503,6
	w	103	68,0	16	10,6	422	278,6	541	357,1	28	18,5	32	21,1	9	5,9	4	2,6	42	27,7	37	24,4	152	100,3	693	457,4
	zus.	294	93,7	45	14,3	882	281,0	1221	388,9	64	20,4	53	16,9	19	6,1	5	1,6	83	26,4	66	21,0	290	92,4	1511	481,3
30–35	m	261	158,5	27	16,4	579	351,7	867	526,6	34	20,7	20	12,1	9	5,5	2	1,2	62	37,7	36	21,9	163	99,0	1030	625,6
	w	136	83,2	21	12,9	409	250,4	566	346,5	29	17,8	35	21,4	10	6,1	2	1,2	77	47,1	44	26,9	197	120,6	763	467,0
	zus.	397	121,0	48	14,6	988	301,2	1433	436,9	63	19,2	55	16,8	19	5,8	4	1,2	139	42,4	80	24,4	360	109,8	1793	546,6
35–40	m	273	187,0	41	28,1	573	392,5	887	607,6	52	35,6	10	6,8	9	6,2	1	0,7	85	58,2	50	34,2	207	141,8	1094	749,4
	w	139	73,2	23	12,1	470	247,6	632	332,9	33	17,4	24	12,6	12	6,3	–	–	79	41,6	46	24,2	194	102,2	826	435,1
	zus.	412	122,7	64	19,1	1043	310,6	1519	452,3	85	25,3	34	10,1	21	6,3	1	0,3	164	48,8	96	28,6	401	119,4	1920	571,7

40–45	m	251	246,0	26	25,5	519	508,7	796	780,2	25	24,5	10	9,8	11	10,8	1	1,0	59	57,8	39	38,2	145	142,1	941	922,4
	w	118	85,4	17	12,3	365	264,2	500	361,9	20	14,5	26	18,8	18	13,0	—	—	46	33,3	49	35,5	159	115,1	659	476,9
	zus.	369	153,6	43	17,9	884	368,0	1 296	539,6	45	18,7	36	15,0	29	12,1	1	0,4	105	43,7	88	36,6	304	126,6	1 600	666,1
45–50	m	261	184,6	30	21,2	541	382,6	832	588,4	30	21,2	5	3,5	7	5,0	—	—	44	31,1	30	21,2	116	82,0	948	670,5
	w	89	47,8	13	7,0	253	135,8	355	190,5	30	16,1	24	12,9	18	9,7	1	0,5	33	17,7	38	20,4	144	77,3	499	267,8
	zus.	350	106,8	43	13,1	794	242,3	1 187	362,2	60	18,3	29	8,8	25	7,6	1	0,3	77	23,5	68	20,8	260	79,3	1 447	441,6
50–55	m	432	271,2	48	30,1	665	417,5	1 145	718,9	39	24,5	9	5,7	12	7,5	2	1,3	30	18,8	43	27,0	135	84,8	1 280	803,6
	w	97	48,5	21	10,5	294	147,0	412	205,9	29	14,5	26	13,0	30	15,0	2	1,0	23	11,5	47	23,5	157	78,5	569	284,4
	zus.	529	147,2	69	19,2	959	266,9	1 557	433,3	68	18,9	35	9,7	42	11,7	4	1,1	53	14,7	90	25,0	292	81,3	1 849	514,6
55–60	m	495	319,4	68	43,9	709	457,5	1 272	820,8	47	30,3	8	5,2	22	14,2	1	0,6	43	27,7	43	27,7	164	105,8	1 436	926,6
	w	94	52,1	20	11,1	207	114,8	321	178,0	30	16,6	31	17,2	29	16,1	—	—	13	7,2	30	16,6	133	73,7	454	251,7
	zus.	589	175,6	88	26,2	916	273,2	1 593	475,0	77	23,0	39	11,6	51	15,2	1	0,3	56	16,7	73	21,8	297	88,6	1 890	563,6
60–65	m	400	336,6	62	52,2	631	531,0	1 093	919,8	29	24,4	6	5,0	23	19,4	1	0,8	32	26,9	21	17,7	112	94,3	1 205	1014,1
	w	73	47,1	13	8,4	195	125,7	281	181,1	22	14,2	19	12,2	32	20,6	—	—	18	11,6	31	20,0	122	78,6	403	259,8
	zus.	473	172,7	75	27,4	826	301,5	1 374	501,5	51	18,6	25	9,1	55	20,1	1	0,4	50	18,3	52	19,0	234	85,4	1 608	587,0
65–70	m	296	356,1	38	45,7	363	436,7	697	838,5	20	24,1	9	10,8	16	19,2	—	—	18	21,7	13	15,6	76	91,4	773	929,9
	w	101	81,1	19	15,3	135	108,4	255	204,7	20	16,1	17	13,6	19	15,3	—	—	7	5,6	27	21,7	90	72,2	345	276,9
	zus.	397	191,1	57	27,4	498	239,8	952	458,3	40	19,3	26	12,5	35	16,9	—	—	25	12,0	40	19,3	166	79,9	1 118	538,3
70–75	m	188	298,6	21	33,4	162	257,3	371	589,3	17	27,0	4	6,4	6	9,5	—	—	6	9,5	3	4,8	36	57,2	407	646,5
	w	55	59,6	16	17,3	89	96,4	160	173,3	12	13,0	9	9,7	21	22,7	—	—	8	8,7	14	15,2	64	69,3	224	242,7
	zus.	243	156,5	37	23,8	251	161,7	531	342,0	29	18,7	13	8,4	27	17,4	—	—	14	9,0	17	10,9	100	64,4	631	406,4
75–80	m	73	173,0	21	49,8	91	215,7	185	438,4	9	21,3	5	11,8	5	11,8	—	—	5	11,8	3	7,1	27	64,0	212	502,4
	w	56	92,8	12	19,9	65	107,7	133	220,3	19	31,5	6	9,9	5	8,3	—	—	1	1,7	5	8,3	36	59,6	169	280,0
	zus.	129	125,8	33	32,2	156	152,1	318	310,1	28	27,3	11	10,7	10	9,8	—	—	6	5,9	8	7,8	63	61,4	381	371,5
80–85	m	36	156,7	7	30,5	41	178,5	84	365,6	7	30,5	2	8,7	8	34,8	—	—	—	—	3	13,1	20	87,1	104	452,7
	w	25	77,8	4	12,5	23	71,6	52	161,9	6	18,7	3	9,3	6	18,7	—	—	—	—	2	6,2	17	52,9	69	214,8
	zus.	61	110,7	11	20,0	64	116,2	136	246,9	13	23,6	5	9,1	14	25,4	—	—	—	—	5	9,1	37	67,2	173	314,0
85 und mehr	m	6	70,6	4	47,1	7	82,3	17	200,0	5	58,8	—	—	1	11,8	—	—	—	—	—	—	6	70,6	23	270,6
	w	5	39,1	2	15,6	7	54,8	14	109,5	3	23,5	1	7,8	2	15,6	—	—	—	—	—	—	6	46,9	20	156,5
	zus.	11	51,7	6	28,2	14	65,8	31	145,7	8	37,6	1	4,7	3	14,1	—	—	—	—	—	—	12	56,4	43	202,0
Insgesamt	m	3 379	149,8	450	19,9	6 883	305,1	10 712	474,8	425	18,8	193	8,6	150	6,6	44	2,0	457	20,3	371	16,4	1 640	72,7	12 352	547,5
	w	1 235	48,9	242	9,6	4 307	170,4	5 784	228,9	368	14,6	362	14,3	235	9,3	46	1,8	379	15,0	445	17,6	1 835	72,6	7 619	301,5
	zus.	4 614	96,5	692	14,5	11 190	233,9	16 496	344,9	793	16,6	555	11,6	385	8,0	90	1,9	836	17,5	816	17,1	3 475	72,6	19 971	417,5

Tabelle VII. *Bestand der an aktiver Tuberkulose Erkrankten in Rheinland-Pfalz am 31. 12. 1961 nach Alter und Geschlecht; absolute und relative Zahlen auf 100 000 Einwohner* (Entnommen und berechnet aus den Länderstatistiken)

| Alter | Geschlecht | Tuberkulose der Atmungsorgane | | | | | | | | Tuberkulose anderer Organe | | | | | | | | | | | | Summe | |
| | | Ia | | Ib | | Ic | | Ia–Ic | | Knochen und Gelenke | | Peripher. Lymphkn. | | Haut | | Menin-gitis | | Uro-genital | | Sonstige | | Id gesamt | | Ia–Id gesamt | |
		abs.	rel.	abs.	rel.	abs.	rel.	abs.	rel.	abs.	rel.	abs.	rel.	abs.	rel.	abs.	rel.	abs.	rel.	abs.	rel.	abs.	rel.	abs.	rel.
0–1	m	—	—	—	—	14	44,3	14	44,3	—	—	—	—	—	—	—	—	—	—	—	—	—	—	14	44,3
	w	1	3,3	—	—	6	19,5	7	22,8	—	—	—	—	—	—	1	3,3	—	—	—	—	1	3,3	8	26,1
	zus.	1	1,6	—	—	20	32,1	21	33,7	—	—	—	—	—	—	1	1,6	—	—	—	—	1	1,6	22	35,3
1–5	m	2	1,6	8	6,4	332	265,9	342	274,0	8	6,4	15	12,0	—	—	9	7,2	1	0,8	3	2,4	36	28,8	378	302,8
	w	2	1,7	2	1,7	259	219,6	263	223,0	3	2,5	16	13,6	—	—	15	12,7	—	—	4	3,4	38	32,3	301	255,3
	zus.	4	1,6	10	4,1	591	243,5	605	249,2	11	4,5	31	12,8	—	—	24	9,9	1	0,4	7	2,9	74	30,5	679	269,7
5–10	m	10	6,9	4	2,8	674	463,8	688	473,5	30	20,6	35	24,1	7	4,8	15	10,3	2	1,4	9	6,2	98	67,4	786	540,9
	w	5	3,6	6	4,4	523	379,2	534	387,2	29	21,0	28	20,3	3	2,2	8	5,8	3	2,2	10	7,3	81	58,7	615	445,9
	zus.	15	5,3	10	3,5	1 197	422,6	1 222	431,5	59	20,8	63	22,2	10	3,5	23	8,1	5	1,8	19	6,7	179	63,2	1 401	494,7
10–15	m	6	4,9	4	3,3	440	362,1	450	370,3	39	32,1	41	33,7	9	7,4	4	3,3	3	2,5	9	7,4	105	86,4	555	456,7
	w	8	6,9	4	3,4	358	307,6	370	318,0	28	24,1	43	37,0	7	6,0	12	10,3	5	4,3	9	7,7	104	89,4	474	407,3
	zus.	14	5,9	8	3,3	798	335,5	820	344,7	67	28,2	84	35,3	16	6,7	16	6,7	8	3,4	18	7,6	209	87,9	1 029	432,6
15–20	m	53	47,7	21	18,9	229	206,3	303	272,9	24	21,6	21	18,9	4	3,6	2	1,8	3	2,7	6	5,4	60	54,0	363	326,9
	w	36	33,3	20	18,5	265	245,1	321	296,9	21	19,4	27	25,0	3	2,8	5	4,6	9	8,3	17	15,7	82	75,8	403	372,7
	zus.	89	40,6	41	18,7	494	225,4	624	284,7	45	20,5	48	21,9	7	3,2	7	3,2	12	5,5	23	10,5	142	64,8	766	349,5
20–25	m	137	95,8	52	36,7	412	288,1	601	420,2	50	35,0	22	15,4	12	8,4	5	3,5	24	16,8	30	21,0	143	100,0	744	520,2
	w	80	57,1	32	22,9	401	286,4	513	366,4	31	22,1	49	35,0	12	8,6	7	5,0	32	22,9	40	28,6	171	122,1	684	488,6
	zus.	217	76,7	84	29,7	813	287,2	1 114	393,6	81	28,6	71	25,1	24	8,5	12	4,2	56	19,8	70	24,7	314	110,9	1 428	504,5
25–30	m	196	170,5	81	70,5	441	383,7	718	624,7	42	36,5	14	12,2	5	4,4	3	2,6	37	32,2	23	20,0	124	107,9	842	732,6
	w	93	84,2	56	50,7	436	395,0	585	530,0	29	26,5	33	29,9	24	21,7	4	3,6	46	41,7	28	25,4	164	148,6	749	678,5
	zus.	289	128,3	137	60,8	877	389,2	1 303	578,3	71	31,5	47	20,9	29	12,9	7	3,1	83	36,8	51	22,6	288	127,8	1 591	706,1
30–35	m	288	243,9	107	90,6	645	546,2	1 040	880,6	40	33,9	23	19,5	10	8,5	5	4,2	67	56,7	32	27,1	177	149,9	1 217	1 030,5
	w	131	109,7	62	51,9	472	395,3	665	557,0	34	28,5	39	32,7	20	16,8	1	0,8	77	64,5	40	33,5	211	176,7	876	733,7
	zus.	419	176,4	169	71,2	1 117	470,3	1 705	717,9	74	31,2	62	26,1	30	12,6	6	2,5	144	60,6	72	30,3	388	163,4	2 093	881,3
35–40	m	261	257,2	122	120,2	672	662,2	1 055	1039,5	41	40,4	17	16,8	15	14,8	1	1,0	81	79,8	25	24,6	180	177,4	1 235	1 216,9
	w	124	91,9	58	43,0	460	340,8	642	475,7	37	27,4	35	25,9	11	8,2	5	3,7	61	45,2	44	32,6	193	143,0	835	618,7
	zus.	385	162,8	180	76,1	1 132	478,8	1 697	717,7	78	33,0	52	22,0	26	11,0	6	2,5	142	60,1	69	29,2	373	157,8	2 070	875,5

40—45	m	247	357,6	111	160,7	556	805,0	914	1 323,4	42	60,8	19	27,5	9	13,0	—	—	58	84,0	38	55,0	166	240,4	1 080	1 563,7
	w	87	92,2	50	53,0	402	426,1	539	571,3	30	31,8	37	39,2	25	26,5	1	1,1	60	63,6	33	35,0	186	197,1	725	768,4
	zus.	334	204,4	161	98,6	958	586,2	1 453	889,2	72	44,1	56	34,3	34	20,8	1	0,6	118	72,2	71	43,4	352	215,4	1 805	1 104,6
45—50	m	294	308,1	112	117,4	627	657,1	1 033	1 082,5	32	33,5	12	12,6	11	11,5	—	—	57	59,7	30	31,4	142	148,8	1 175	1 231,3
	w	84	66,3	50	39,5	340	258,4	474	374,2	33	26,1	23	18,2	38	30,0	—	—	37	29,2	32	25,3	163	128,7	637	502,8
	zus.	378	170,2	162	73,0	967	435,4	1 507	678,2	65	29,4	35	15,8	49	22,1	—	—	94	42,3	62	27,9	305	137,3	1 812	815,8
50—55	m	421	395,8	161	151,3	684	643,0	1 266	1 190,1	35	32,9	14	13,2	22	20,7	1	0,9	44	41,4	33	31,0	149	140,1	1 415	1 330,1
	w	78	58,0	48	35,7	297	220,9	423	314,6	47	35,0	21	15,6	41	30,5	1	0,7	41	30,5	30	22,3	181	134,6	604	449,3
	zus.	499	207,2	209	86,8	981	407,4	1 689	701,4	82	34,1	35	14,5	63	26,2	2	0,8	85	35,3	63	26,2	330	137,0	2 019	838,4
55—60	m	465	444,3	166	158,6	646	617,2	1 277	1 220,1	29	27,7	5	4,8	22	21,0	—	—	40	38,2	34	32,5	130	124,2	1 407	1 344,3
	w	72	59,0	50	40,9	241	197,3	363	297,2	33	27,0	18	14,7	41	33,6	—	—	25	20,5	39	31,9	156	127,7	519	425,0
	zus.	537	236,8	216	95,2	887	391,1	1 640	723,1	62	27,3	23	10,1	63	27,8	—	—	65	28,7	73	32,2	286	126,1	1 926	849,3
60—65	m	434	546,0	163	205,1	582	732,2	1 179	1 483,2	32	40,3	4	50,0	19	23,9	—	—	20	25,2	20	25,2	95	119,5	1 274	1 602,8
	w	57	54,9	32	30,8	207	199,3	296	285,0	30	28,9	15	14,4	33	31,8	—	—	11	10,6	24	23,1	113	108,9	409	393,8
	zus.	491	267,8	195	106,4	789	430,4	1 475	804,5	62	33,8	19	10,4	52	28,4	—	—	31	16,9	44	24,0	208	113,5	1 683	918,0
65—70	m	218	400,5	86	158,0	248	455,6	552	1 014,2	18	33,1	4	7,3	7	12,9	—	—	12	22,0	6	11,0	47	86,4	599	1 100,5
	w	48	58,9	31	38,0	120	147,1	199	244,0	19	23,3	11	13,5	34	41,7	—	—	8	9,8	16	19,6	88	107,9	287	351,9
	zus.	266	195,6	117	86,0	368	270,6	751	552,3	37	27,2	15	11,0	41	30,2	—	—	20	14,7	22	16,2	135	99,3	886	651,5
70—75	m	126	318,4	54	136,4	131	331,0	311	785,7	17	42,9	3	7,6	2	5,1	—	—	5	12,6	2	5,1	29	73,3	340	858,9
	w	44	74,2	24	40,4	49	82,6	117	197,2	9	15,2	4	6,7	21	35,4	—	—	7	11,8	8	13,5	49	82,6	166	279,8
	zus.	170	171,9	78	78,9	180	182,0	428	432,7	26	26,3	7	7,1	23	23,3	—	—	12	12,1	10	10,1	78	78,8	506	511,6
75—80	m	65	239,2	35	128,8	51	187,7	151	555,8	8	29,4	3	11,0	3	11,0	—	—	8	29,4	1	3,7	23	84,7	174	640,4
	w	29	75,7	10	26,1	35	91,4	74	193,2	7	18,3	2	5,2	8	20,9	—	—	2	5,2	4	10,4	23	60,1	97	253,3
	zus.	94	143,6	45	68,7	86	131,4	225	343,7	15	22,9	5	7,6	11	16,8	—	—	10	15,3	5	7,6	46	70,3	271	414,0
80—85	m	21	148,0	7	49,3	18	126,8	46	324,1	4	28,2	—	—	2	14,1	—	—	3	21,1	1	7,0	10	70,5	56	394,6
	w	9	45,7	2	10,2	13	66,0	24	121,9	5	25,4	3	15,2	10	50,8	—	—	2	10,2	1	5,1	21	106,6	45	228,5
	zus.	30	88,5	9	26,6	31	31,5	70	206,6	9	26,6	3	8,9	12	35,4	—	—	5	14,8	2	6,0	31	91,5	101	298,0
85 und mehr	m	—	—	4	79,4	3	59,6	7	139,0	—	—	—	—	—	—	—	—	—	—	1	19,9	1	19,9	8	158,9
	w	1	12,8	—	—	3	38,4	4	51,2	2	25,6	3	38,4	1	12,8	—	—	—	—	—	—	6	76,8	10	128,0
	zus.	1	7,8	4	31,1	6	46,7	11	85,6	2	15,6	3	23,3	1	7,8	—	—	—	—	1	7,8	7	54,5	18	140,1
Insgesamt	m	3 244	201,8	1 298	80,8	7 405	460,7	11 947	743,3	491	30,5	252	15,7	159	9,9	45	2,8	465	28,9	303	18,9	1 715	106,7	13 662	850,0
	w	989	54,8	537	29,8	4 887	270,9	6 413	355,5	427	23,7	407	22,6	332	18,4	60	3,3	426	23,6	379	21,0	2 031	112,6	8 444	468,1
	zus.	4 233	124,1	1 835	53,8	12 292	360,3	18 360	538,2	918	26,9	659	19,3	491	14,4	105	3,1	891	26,1	682	20,0	3 746	109,8	22 106	648,0

Tabelle VIII. *Bestand der an aktiver Tuberkulose Erkrankten im Saarland am 31. 12. 1961 nach Alter und Geschlecht;
absolute und relative Zahlen auf 100 000 Einwohner*
(Entnommen und berechnet aus den 4 Länderstatistiken)

| Alter | Geschlecht | Tuberkulose der Atmungsorgane | | | | | | | | Tuberkulose anderer Organe | | | | | | | | | | | | | Summe | |
| | | Ia | | Ib | | Ic | | Ia–Ic | | Knochen und Gelenke | | Peripher. Lymphkn. | | Haut | | Menin-gitis | | Uro-genital | | Sonstige | | Id gesamt | | Ia–Id gesamt | |
		abs.	rel.	abs.	rel.	abs.	rel.	abs.	rel.	abs.	rel.	abs.	rel.	abs.	rel.	abs.	rel.	abs.	rel.	abs.	rel.	abs.	rel.	abs.	rel.
0–1	m	–	–	–	–	6	55,1	6	55,1	–	–	–	–	–	–	–	–	–	–	–	–	–	–	6	55,1
	w	1	9,9	–	–	4	39,7	5	49,7	–	–	–	–	–	–	–	–	–	–	–	–	–	–	5	49,7
	zus.	1	4,8	–	–	10	47,7	11	52,5	–	–	–	–	–	–	–	–	–	–	–	–	–	–	11	52,5
1–5	m	1	2,5	1	2,5	104	255,4	106	260,3	1	2,5	5	12,3	–	–	1	2,5	1	2,5	–	–	8	19,6	114	279,9
	w	1	2,6	–	–	100	258,8	101	261,4	1	2,6	3	7,8	–	–	3	7,8	–	–	1	2,6	8	20,7	109	282,1
	zus.	2	2,5	1	1,3	204	257,1	207	260,4	2	2,5	8	10,1	–	–	4	5,0	1	1,3	1	1,3	16	20,2	223	281,0
5–10	m	1	2,2	–	–	164	358,9	165	361,1	7	15,3	4	8,8	–	–	2	4,4	–	–	2	4,4	15	32,8	180	393,9
	w	–	–	–	–	146	331,1	146	331,1	5	11,3	16	36,3	–	–	5	11,3	–	–	–	–	26	59,0	172	390,0
	zus.	1	1,1	–	–	310	345,2	311	346,3	12	13,4	20	22,3	–	–	7	7,8	–	–	2	2,2	41	45,7	352	392,0
10–15	m	1	2,4	2	4,8	63	152,3	66	159,6	5	12,1	4	9,7	–	–	1	2,4	–	–	1	2,4	11	26,6	77	186,1
	w	2	5,0	2	5,0	62	155,7	66	165,7	5	12,6	10	25,1	1	2,5	1	2,5	–	–	4	10,0	21	52,7	87	218,5
	zus.	3	3,7	4	4,9	125	154,0	132	162,6	10	12,3	14	17,2	1	1,2	2	2,5	–	–	5	6,2	32	39,4	164	202,0
15–20	m	20	63,6	10	31,8	86	273,6	116	369,1	6	19,1	8	25,5	–	–	2	6,4	1	3,2	5	15,9	22	70,0	138	439,0
	w	8	26,5	5	16,6	69	228,7	82	271,8	2	6,6	8	26,5	–	–	–	–	1	3,2	6	19,9	17	56,3	99	328,1
	zus.	28	45,5	15	24,3	155	251,6	198	321,4	8	13,0	16	26,0	–	–	2	3,2	2	3,2	11	17,9	39	63,3	237	834,7
20–25	m	35	73,8	15	31,6	149	314,2	199	419,7	10	21,1	4	8,4	1	2,1	2	4,2	2	4,2	4	8,4	23	48,5	222	468,2
	w	27	60,0	18	40,0	125	277,6	170	377,5	5	11,1	13	28,9	–	–	1	2,2	5	11,1	8	17,8	32	71,1	202	448,6
	zus.	62	67,1	33	35,7	274	296,4	369	399,1	15	16,2	17	18,4	1	1,1	3	3,2	7	7,6	12	13,0	55	59,5	424	458,6
25–30	m	45	107,8	12	28,8	106	254,1	163	390,7	8	19,2	2	4,8	2	4,8	2	4,8	1	2,4	10	24,0	25	59,9	188	450,6
	w	22	56,7	6	15,5	82	211,3	110	283,4	13	33,5	13	33,5	2	5,2	1	2,6	6	15,5	11	28,3	46	118,5	156	401,9
	zus.	67	83,2	18	22,3	188	233,4	273	339,0	21	26,1	15	18,6	4	5,0	3	3,7	7	8,7	21	26,1	71	88,2	344	427,1
30–35	m	63	157,7	27	67,6	128	320,4	218	545,8	12	30,0	6	15,0	–	–	–	–	4	10,0	10	25,0	32	80,1	250	625,9
	w	42	110,6	22	57,9	81	213,3	145	381,8	16	42,1	14	36,9	–	–	1	2,6	10	26,3	17	44,8	58	152,7	203	534,5
	zus.	105	134,8	49	62,9	209	268,2	363	465,9	28	35,9	20	25,7	–	–	1	1,3	14	18,0	27	34,7	90	115,5	453	581,4
35–40	m	62	177,2	19	54,3	114	325,9	195	557,5	13	37,2	2	5,7	1	2,9	–	–	9	25,7	9	25,7	34	92,2	229	654,7
	w	46	107,6	18	42,1	93	217,5	157	367,2	7	16,4	7	16,4	1	2,3	–	–	3	7,0	9	21,1	27	63,2	184	430,4
	zus.	108	138,9	37	47,6	207	266,3	352	452,8	20	25,7	9	11,6	2	2,6	–	–	12	15,4	18	23,2	61	78,5	413	531,3

Alter		I		II		III		IV		V		VI		VII		VIII		IX		X		XI		Insgesamt	
40—45	m	65	248,5	34	130,0	101	386,1	200	764,6	8	30,6	—	—	1	3,8	—	—	4	15,3	10	38,2	23	87,9	223	852,5
	w	17	51,2	7	21,1	52	156,6	76	228,9	9	27,1	5	15,1	2	6,0	1	3,0	5	15,1	9	27,1	31	93,4	107	322,3
	zus.	82	138,2	41	69,1	153	257,8	276	465,0	17	28,6	5	8,4	3	5,1	1	1,7	9	15,2	19	32,0	54	91,0	330	556,0
45—50	m	82	295,8	35	126,3	131	472,5	248	894,6	6	21,6	1	3,6	2	7,2	—	—	1	3,6	15	54,1	25	90,2	273	984,8
	w	17	47,3	18	50,1	45	125,2	80	222,5	10	27,8	1	2,8	4	11,1	—	—	3	8,3	8	22,2	26	72,3	106	294,8
	zus.	99	155,5	53	83,2	176	276,4	328	515,1	16	25,1	2	3,1	6	9,4	—	—	4	6,3	23	36,1	51	80,1	379	595,2
50—55	m	161	483,9	54	162,3	171	514,0	386	1 160,3	11	33,1	4	12,0	—	—	—	—	5	15,0	13	39,1	33	99,2	419	1 259,4
	w	18	43,0	11	26,3	43	102,7	72	171,9	10	23,9	3	7,2	2	4,8	—	—	2	4,8	7	16,7	24	57,3	96	229,2
	zus.	179	238,2	65	86,5	214	284,8	458	609,5	21	27,9	7	9,3	2	2,7	—	—	7	9,3	20	26,6	57	75,9	515	685,3
55—60	m	203	598,7	62	182,8	146	430,6	411	1 212,1	6	17,7	1	2,9	3	8,8	—	—	4	11,8	8	23,6	22	64,9	433	1 277,0
	w	18	47,5	11	29,1	29	76,6	58	153,2	5	13,2	2	5,3	—	—	—	—	—	—	12	31,7	19	50,2	77	203,4
	zus.	221	307,9	73	101,7	175	243,8	469	653,5	11	15,3	3	4,2	3	4,2	—	—	4	5,6	20	27,9	41	57,1	510	710,6
60—65	m	145	555,3	45	172,3	101	386,8	291	1 114,3	7	26,8	2	7,7	1	3,8	—	—	3	11,5	7	26,8	20	76,6	311	1 190,9
	w	13	41,9	11	35,5	38	122,6	62	200,1	4	12,9	1	3,2	1	3,2	—	—	1	3,2	3	9,7	10	32,3	72	232,3
	zus.	158	276,7	56	98,1	139	243,4	353	618,1	11	19,3	3	5,3	2	3,5	—	—	4	7,0	10	17,5	30	52,5	383	670,7
65—70	m	80	502,5	27	169,6	56	351,8	163	1 023,9	2	12,6	—	—	—	—	—	—	1	6,3	1	6,3	4	25,1	167	1 049,1
	w	18	78,4	9	39,2	17	74,0	44	191,7	2	8,7	2	8,7	4	17,4	—	—	—	—	4	17,4	12	52,3	56	243,9
	zus.	98	252,1	36	92,6	73	187,8	207	532,4	4	10,3	2	5,1	4	10,3	—	—	1	2,6	5	12,9	16	41,2	223	573,6
70—75	m	42	377,1	22	197,5	27	242,4	91	816,9	4	35,9	1	9,0	—	—	—	—	—	—	1	9,0	6	53,9	97	870,8
	w	10	63,6	8	50,9	15	95,4	33	209,9	2	12,7	1	6,4	4	25,4	—	—	—	—	—	—	7	44,5	40	254,4
	zus.	52	193,6	30	111,7	42	156,4	124	461,7	6	22,3	2	7,4	4	14,9	—	—	—	—	1	3,7	13	48,4	137	510,1
75—80	m	21	285,7	9	122,4	21	285,7	51	693,8	2	27,2	—	—	1	13,6	—	—	—	—	—	—	3	40,8	54	734,6
	w	6	61,9	6	61,9	3	31,0	15	154,8	2	20,6	—	—	—	—	—	—	—	—	—	—	2	20,6	17	175,5
	zus.	27	158,5	15	88,0	24	140,9	66	387,3	4	23,5	—	—	1	5,9	—	—	—	—	—	—	5	29,3	71	416,7
80—85	m	6	157,2	5	131,0	2	52,4	13	340,7	1	26,2	—	—	—	—	—	—	—	—	—	—	1	26,2	14	366,9
	w	1	21,4	5	107,0	2	42,8	8	171,2	—	—	—	—	1	21,4	—	—	—	—	—	—	1	21,4	9	192,6
	zus.	7	82,5	10	117,8	4	47,1	21	247,4	1	11,8	—	—	1	11,8	—	—	—	—	—	—	2	23,6	23	270,9
85 und mehr	m	2	149,9	1	75,0	1	75,0	4	299,9	2	149,9	—	—	—	—	—	—	—	—	—	—	2	149,9	6	449,8
	w	—	—	—	—	2	109,8	2	109,8	—	—	—	—	—	—	—	—	—	—	—	—	—	—	2	109,8
	zus.	2	63,4	1	31,7	3	95,1	6	190,2	2	63,4	—	—	—	—	—	—	—	—	—	—	2	63,4	8	253,6
Ins-gesamt	m	1 035	198,7	380	73,0	1 577	321,9	3 092	539,6	111	21,3	44	8,4	12	2,3	10	1,9	36	6,9	96	18,4	309	59,3	3 401	652,9
	w	267	47,5	157	27,9	1 008	179,3	1 432	254,8	98	17,4	99	17,6	22	3,9	13	2,3	36	6,4	99	17,6	367	65,3	1 799	320,0
	zus.	1 302	120,2	537	49,6	2 585	247,9	4 524	417,7	209	19,3	143	13,2	34	3,1	23	2,1	72	6,6	195	18,0	676	62,4	5 200	480,1

Tabelle IX. *Bestand der an aktiver Tuberkulose Erkrankten in Baden-Württemberg am 31. 12. 1961 nach Alter und Geschlecht; absolute und relative Zahlen auf 100 000 Einwohner*
(Entnommen und berechnet aus den Länderstatistiken)

Alter	Geschlecht	Tuberkulose der Atmungsorgane								Tuberkulose anderer Organe														Summe	
		Ia		Ib		Ic		Ia–Ic		Knochen und Gelenke		Peripher. Lymphkn.		Haut		Meningitis		Urogenital		Sonstige		Id gesamt		Ia–Id gesamt	
		abs.	rel.	abs.	rel.	abs.	rel.	abs.	rel.	abs.	rel.	abs.	rel.	abs.	rel.	abs.	rel.	abs.	rel.	abs.	rel.	abs.	rel.	abs.	rel.
0–1	m	2	2,8	—	—	11	15,2	13	17,9	—	—	—	—	—	—	—	—	—	—	—	—	—	—	13	17,9
	w	—	—	—	—	17	24,6	17	24,6	—	—	—	—	—	—	—	—	—	—	1	1,4	1	1,4	18	26,0
	zus.	2	1,4	—	—	28	19,8	30	21,2	—	—	—	—	—	—	—	—	—	—	1	0,7	1	0,7	31	21,9
1–5	m	23	6,8	1	0,3	450	133,1	474	140,2	5	1,5	10	3,0	—	—	9	2,7	—	—	5	1,5	29	8,6	503	148,7
	w	12	3,7	—	—	474	147,6	486	151,4	6	1,9	11	3,4	—	—	14	4,4	—	—	2	0,6	33	10,3	519	161,7
	zus.	35	5,3	1	0,2	924	140,2	960	145,6	11	1,7	21	3,2	—	—	23	3,5	—	—	7	1,1	62	9,4	1 022	155,0
5–10	m	9	3,1	—	—	824	287,1	833	290,2	40	13,9	35	12,2	2	0,7	13	4,5	1	0,3	17	5,9	108	37,6	941	327,9
	w	13	4,7	1	0,4	734	268,1	748	273,2	16	5,8	34	12,4	1	0,4	15	5,5	3	1,1	11	4,0	80	29,2	828	302,5
	zus.	22	3,9	1	0,2	1 558	277,8	1 581	281,9	56	9,9	69	12,3	3	0,5	28	5,0	4	0,7	28	5,0	188	33,5	1 769	415,5
10–15	m	13	5,0	1	0,4	491	188,8	505	194,2	44	16,9	46	17,7	4	1,5	9	3,6	5	1,9	19	7,3	127	48,8	632	243,0
	w	18	7,3	3	1,2	494	199,2	515	207,7	35	14,1	48	19,4	4	1,6	19	7,7	9	3,6	13	5,2	128	51,6	643	259,0
	zus.	31	6,1	4	0,8	985	193,9	1 020	200,8	79	15,5	94	18,5	8	1,6	28	5,5	14	2,8	32	6,3	255	50,2	1 275	251,0
15–20	m	110	40,0	11	4,0	497	180,7	618	224,5	28	10,2	26	9,5	3	1,1	5	1,8	16	5,8	23	8,4	101	36,7	719	261,4
	w	85	32,3	9	3,4	465	176,5	559	212,2	35	13,3	45	17,1	10	3,8	9	3,4	18	6,8	30	11,4	147	55,8	706	268,0
	zus.	195	36,2	20	3,7	962	178,5	1 177	218,6	63	11,7	71	13,2	13	2,4	14	2,6	34	6,3	53	9,8	248	46,1	1 425	264,6
20–25	m	350	98,2	34	9,5	1 053	295,6	1 437	403,4	60	16,8	41	11,5	9	2,5	11	3,1	42	11,8	52	14,6	215	60,4	1 652	463,7
	w	174	50,6	19	5,5	938	272,6	1 131	328,7	44	12,8	78	22,7	13	3,8	6	1,7	48	14,0	75	21,8	264	76,7	1 395	405,4
	zus.	524	74,8	53	7,6	1 991	284,3	2 568	366,7	104	14,9	119	17,0	22	3,1	17	2,4	90	12,9	127	18,1	479	68,4	3 047	435,7
25–30	m	392	139,2	42	14,9	1 006	357,2	1 440	511,4	66	23,4	37	13,1	10	3,6	8	2,8	64	22,7	51	18,1	236	83,8	1 676	595,3
	w	197	72,7	24	8,9	932	343,9	1 153	425,5	60	22,1	74	27,3	13	4,8	6	2,2	83	30,6	78	28,8	314	115,9	1 467	541,3
	zus.	589	106,6	66	11,9	1 938	350,7	2 593	469,2	126	22,8	111	20,1	23	4,2	14	2,5	147	26,6	129	23,3	550	99,5	3 143	568,8
30–35	m	500	184,6	54	19,9	1 010	372,8	1 564	577,4	64	23,6	36	13,3	10	3,7	5	1,8	111	41,0	77	28,4	303	111,9	1 867	689,2
	w	216	79,2	21	7,7	840	307,9	1 077	394,8	54	19,8	72	26,4	20	7,3	2	0,7	107	39,5	81	29,7	336	123,2	1 413	518,0
	zus.	716	131,7	75	13,8	1 850	340,3	2 641	485,8	118	21,7	108	19,9	30	5,5	7	1,3	218	40,1	158	29,1	639	117,5	3 280	603,3
35–40	m	571	248,1	59	25,6	977	424,6	1 607	698,4	64	27,8	29	12,6	7	3,0	4	1,7	133	57,8	74	32,2	311	135,2	1 918	833,5
	w	227	76,2	31	10,4	840	282,0	1 098	368,5	51	17,1	59	19,8	21	7,0	2	0,7	113	49,1	93	37,2	339	113,8	1 437	482,3
	zus.	798	151,1	90	17,0	1 817	344,1	2 705	512,3	115	21,8	88	16,7	28	5,3	6	1,1	246	46,6	167	31,6	650	123,1	3 355	635,4

Alter																									
40—45	m	467	306,0	70	45,9	778	509,8	1 315	861,7	57	37,4	10	6,6	10	6,6	—	—	93	60,9	57	37,4	227	148,8	1 542	1 010,5
	w	154	75,1	30	14,6	593	289,3	777	379,1	51	24,9	34	16,6	18	8,8	2	1,0	84	41,0	99	48,3	288	140,5	1 065	519,6
	zus.	621	173,7	100	28,0	1 371	383,4	2 092	585,0	108	30,3	44	12,3	28	7,8	2	0,6	177	49,5	156	43,6	515	144,0	2 607	729,1
45—50	m	597	259,5	76	33,0	927	402,9	1 600	695,4	63	27,4	12	5,2	15	6,5	1	0,4	66	28,7	72	31,3	229	99,5	1 829	794,9
	w	178	60,0	29	9,8	572	192,9	779	262,7	57	19,2	33	11,1	28	9,4	2	0,7	55	18,5	74	25,0	249	84,0	1 028	346,6
	zus.	775	147,1	105	19,9	1 499	284,6	2 379	451,7	120	22,8	45	8,5	43	8,2	3	0,6	121	23,0	146	27,7	478	90,8	2 857	542,5
50—55	m	832	339,6	78	31,8	1 179	481,2	2 089	852,7	57	23,3	14	5,7	23	9,4	—	—	86	35,1	60	24,5	240	98,0	2 329	950,6
	w	159	53,6	26	8,8	520	175,1	705	237,5	51	17,2	40	13,5	25	8,4	2	0,7	37	12,5	88	29,6	243	81,8	948	319,3
	zus.	991	182,9	104	19,2	1 699	313,5	2 794	515,6	108	19,9	54	10,0	48	8,9	2	0,4	123	22,7	148	27,3	483	89,1	3 277	604,7
55—60	m	880	387,9	122	53,8	1 199	528,5	2 201	970,2	51	22,5	13	5,7	27	11,9	—	—	54	23,8	39	17,2	184	81,1	2 385	1 051,4
	w	148	56,9	32	12,3	398	152,9	578	222,0	41	15,8	38	14,6	34	13,1	2	0,8	49	18,8	52	20,0	216	83,0	794	305,0
	zus.	1 028	211,0	154	31,6	1 597	327,8	2 779	570,5	92	18,9	51	10,5	61	12,5	2	0,4	103	21,1	91	18,7	400	82,1	3 179	652,6
60—65	m	703	418,3	114	67,8	951	565,9	1 768	1 052,1	37	22,0	11	6,5	21	12,5	—	—	39	23,2	29	17,3	137	81,5	1 905	1 133,7
	w	125	56,6	29	13,1	373	168,9	527	238,6	39	17,7	27	12,2	26	11,8	—	—	28	12,7	45	20,4	165	74,7	692	313,4
	zus.	828	212,9	143	36,8	1 324	340,5	2 295	590,2	76	19,5	38	9,8	47	12,1	—	—	67	17,2	74	19,0	302	77,7	2 597	667,8
65—70	m	462	400,6	82	71,1	549	475,8	1 093	947,3	26	22,5	8	6,9	11	9,5	—	—	14	12,1	20	17,3	79	68,5	1 172	1 015,8
	w	127	72,7	43	24,6	278	159,0	448	256,3	44	25,2	24	13,7	14	8,0	—	—	11	6,3	25	14,3	118	67,5	566	323,8
	zus.	589	203,0	125	43,1	827	285,0	1 541	531,1	70	24,1	32	11,0	25	8,6	—	—	25	8,6	45	15,5	197	67,9	1 738	599,0
70—75	m	276	314,1	40	45,5	315	358,5	631	718,0	27	30,7	3	3,4	9	10,2	—	—	9	10,2	11	12,5	59	67,1	690	785,2
	w	97	74,2	22	16,8	191	146,0	310	237,0	39	29,8	16	12,2	13	9,9	—	—	14	10,7	18	13,8	100	76,5	410	313,5
	zus.	373	170,6	62	28,4	506	231,4	941	430,3	66	30,2	19	8,7	22	10,1	—	—	23	10,5	29	13,3	159	72,7	1 100	503,0
75—80	m	160	265,3	40	66,3	171	283,6	371	615,3	12	19,9	4	6,6	7	11,6	—	—	9	14,9	6	10,0	38	63,0	409	678,3
	w	61	89,5	23	26,7	119	138,2	203	235,7	26	30,2	9	10,4	12	13,9	—	—	7	8,1	8	9,3	62	72,0	265	307,7
	zus.	221	150,9	63	43,0	290	198,0	574	392,0	38	26,0	13	8,9	19	13,0	—	—	16	10,9	14	9,6	100	68,3	674	460,3
80 und mehr	m	59	144,6	10	24,5	96	235,3	165	404,5	10	24,5	3	7,4	4	9,8	—	—	3	7,4	—	—	20	49,0	185	453,5
	w	49	81,0	13	21,5	71	117,4	133	219,8	18	29,8	6	9,9	5	8,3	—	—	3	5,0	3	5,0	35	57,9	168	277,7
	zus.	108	106,6	23	22,7	167	164,9	298	294,2	28	27,6	9	8,9	9	8,9	—	—	6	5,9	3	3,0	55	54,3	353	348,5
Ins-gesamt	m	6 406	176,9	834	23,0	12 484	344,7	19 724	544,6	711	19,6	338	9,3	172	4,7	65	1,8	745	20,6	612	16,9	2 643	72,9	22 367	617,5
	w	2 040	50,7	355	8,8	3 849	220,1	11 244	279,6	667	16,6	648	16,1	257	6,4	81	2,0	669	16,6	796	19,8	3 118	77,5	14 362	357,2
	zus.	8 446	110,5	1 189	15,6	21 333	279,1	30 968	405,2	1 378	18,0	986	12,9	429	5,6	146	1,9	1 414	18,5	1 408	18,4	5 761	75,3	36 729	480,6

Tabelle X. *Bestand der an aktiver Tuberkulose Erkrankten in Bayern am 31. 12. 1961 nach Alter und Geschlecht;*
absolute und relative Zahlen auf 100 000 Einwohner
(Entnommen und berechnet aus den Länderstatistiken)

| Alter | Geschlecht | Tuberkulose der Atmungsorgane | | | | | | | | Tuberkulose anderer Organe | | | | | | | | | | | | Summe | |
| | | Ia | | Ib | | Ic | | Ia–Ic | | Knochen und Gelenke | | Peripher. Lymphkn. | | Haut | | Menin-gitis | | Uro-genital | | Sonstige | | Id gesamt | | Ia–Id gesamt | |
		abs.	rel.	abs.	rel.	abs.	rel.	abs.	rel.	abs.	rel.	abs.	rel.	abs.	rel.	abs.	rel.	abs.	rel.	abs.	rel.	abs.	rel.	abs.	rel.
0–1	m	1	1,2	–	–	41	48,0	42	49,1	1	1,2	3	3,5	–	–	1	1,2	–	–	–	–	5	5,9	47	55,0
	w	–	–	–	–	20	24,7	20	24,7	1	1,2	2	2,5	–	–	2	2,5	–	–	–	–	5	6,2	25	30,8
	zus.	1	0,6	–	–	61	36,6	62	37,2	2	1,2	5	3,0	–	–	3	1,8	–	–	–	–	10	6,0	72	43,2
1–5	m	2	0,6	–	–	657	207,8	659	208,4	14	4,4	28	8,9	3	0,9	19	6,0	–	–	1	0,3	65	20,6	724	229,0
	w	3	1,0	–	–	651	217,0	654	218,0	7	2,3	28	9,3	5	1,7	17	5,7	–	–	–	–	57	19,0	711	237,0
	zus.	5	0,8	–	–	1 308	212,3	1 313	213,1	21	3,4	56	9,1	8	1,3	36	5,8	–	–	1	0,2	122	19,8	1 435	232,9
5–10	m	3	0,9	–	–	924	266,1	927	267,0	50	14,4	86	24,8	6	1,7	17	4,9	–	–	6	1,7	165	47,5	1 092	314,5
	w	5	1,5	–	–	813	246,0	818	247,6	49	14,8	74	22,4	2	0,6	18	5,4	1	0,3	5	1,5	149	45,1	967	292,6
	zus.	8	1,2	–	–	1 737	256,3	1 745	257,5	99	14,6	160	23,6	8	1,2	35	5,2	1	0,1	11	1,6	314	46,3	2 059	303,8
10–15	m	12	3,6	3	0,9	495	147,4	510	151,9	69	20,6	70	20,8	5	1,5	9	2,7	4	1,2	6	1,8	163	48,6	673	200,5
	w	16	5,0	3	0,9	430	133,7	449	139,6	48	14,9	59	18,3	16	5,0	6	1,9	1	0,3	12	3,7	142	44,2	591	183,8
	zus.	28	4,3	6	0,9	925	140,7	959	145,9	117	17,8	129	19,6	21	3,2	15	2,3	5	0,8	18	2,7	305	46,4	1 264	192,3
15–20	m	128	38,9	7	2,1	399	121,3	534	162,3	48	14,6	19	5,8	5	1,5	2	0,6	13	4,0	9	2,7	96	29,2	630	191,5
	w	103	32,3	22	6,9	415	130,2	540	169,4	29	9,1	34	10,7	10	3,1	5	1,6	18	5,6	9	2,8	105	32,9	645	202,4
	zus.	231	35,7	29	4,5	814	125,7	1 074	165,4	77	11,9	53	8,2	15	2,3	7	1,1	31	4,8	18	2,8	201	31,0	1 275	196,8
20–25	m	343	81,9	50	11,9	839	200,4	1 232	294,3	36	8,6	28	6,7	7	1,7	7	1,7	35	8,4	11	2,6	124	29,6	1 356	323,9
	w	199	48,7	22	5,4	787	192,7	1 008	246,8	30	7,3	42	10,3	10	2,4	7	1,7	36	8,8	30	7,3	155	37,9	1 163	284,7
	zus.	542	65,5	72	8,7	1 626	196,6	2 240	270,8	66	8,0	70	8,5	17	2,1	14	1,7	71	8,6	41	5,0	279	33,7	2 519	304,6
25–30	m	389	121,0	33	10,3	793	246,6	1 215	377,8	29	9,0	23	7,2	10	3,1	4	1,2	47	14,6	10	3,1	123	38,2	1 338	416,7
	w	230	73,2	22	7,0	773	245,9	1 025	326,1	41	13,0	47	15,0	13	4,1	6	1,9	64	20,4	22	7,0	193	61,4	1 218	387,5
	zus.	619	97,3	55	8,6	1 566	246,3	2 240	352,3	70	11,0	70	11,0	23	3,6	10	1,6	111	17,5	32	5,0	316	49,7	2 556	402,0
30–35	m	548	175,1	43	13,7	1 009	322,3	1 600	511,1	56	17,9	18	5,7	11	3,5	1	0,3	73	23,3	17	5,4	176	56,2	1 776	567,3
	w	251	76,8	30	9,2	867	265,2	1 148	351,2	52	15,9	41	12,5	21	6,4	4	1,2	67	20,5	22	6,7	207	63,3	1 355	414,5
	zus.	799	124,9	73	11,4	1 876	293,1	2 748	429,4	108	16,9	59	9,2	32	5,0	5	0,8	140	21,9	39	6,1	383	59,8	3 131	489,2
35–40	m	687	251,8	69	25,3	1 046	383,4	1 802	660,6	64	23,5	11	4,0	17	6,2	2	0,7	111	40,7	25	9,2	230	84,3	2 032	744,9
	w	278	73,6	36	9,5	854	226,2	1 168	309,4	43	11,4	39	10,3	19	5,0	4	1,1	76	20,1	38	10,1	219	58,0	1 387	367,4
	zus.	965	148,4	105	16,1	1 900	292,2	2 970	456,7	107	16,5	50	7,7	36	5,5	6	0,9	187	28,8	63	9,7	449	69,0	3 419	525,7

40—45	m	630	320,6	76	38,7	902	459,0	1608	818,2	44	22,4	17	8,7	11	5,6	1	0,5	78	39,7	22	11,2	173	88,0	1781	906,2
	w	227	81,9	42	15,2	635	229,1	904	326,1	40	14,4	31	11,2	28	10,1	1	0,4	64	23,1	21	7,6	185	66,7	1089	392,8
	zus.	857	180,9	118	24,9	1537	324,4	2512	530,3	84	17,7	48	10,1	39	8,2	2	0,4	142	30,0	43	9,1	358	75,6	2870	605,8
45—50	m	844	309,9	88	32,3	1240	455,4	2172	797,6	64	23,5	12	4,4	13	4,8	1	0,4	56	20,6	31	11,4	177	65,0	2349	862,6
	w	255	69,3	41	11,1	678	184,3	974	264,7	54	14,7	30	8,2	46	12,5	5	1,4	53	14,4	31	8,4	219	59,5	1193	324,2
	zus.	1099	171,6	129	20,1	1918	299,6	3146	491,3	118	18,4	42	6,6	59	9,2	6	0,9	109	17,0	62	9,7	396	61,8	3542	553,2
50—55	m	1270	428,9	141	47,6	1634	551,9	3045	1028,4	49	16,5	15	5,1	25	8,4	4	1,4	46	15,5	15	5,1	154	52,0	3199	1080,4
	w	266	69,8	44	11,6	732	192,2	1042	273,6	60	15,8	33	8,7	46	12,1	3	0,8	32	8,4	29	7,6	203	53,3	1245	326,9
	zus.	1536	226,9	185	27,3	2366	349,5	4087	603,7	109	16,1	48	7,1	71	10,5	7	1,0	78	11,5	44	6,5	357	52,7	4444	656,5
55—60	m	1421	492,2	177	61,3	1789	619,6	3387	1173,1	66	22,9	11	3,8	27	9,4	2	0,7	49	17,0	23	8,0	178	61,7	3565	1234,8
	w	280	80,9	59	17,1	704	203,5	1043	301,5	61	17,6	41	11,9	54	15,6	3	0,9	42	12,1	18	5,2	219	63,3	1262	364,8
	zus.	1701	268,0	236	37,2	2493	392,8	4430	698,0	127	20,0	52	8,2	81	12,8	5	0,8	91	14,3	41	6,5	397	62,6	4827	760,6
60—65	m	1252	551,6	199	87,7	1518	668,8	2969	1308,1	65	28,6	13	5,7	24	10,6	4	1,8	36	15,9	18	7,9	160	70,5	3129	1378,6
	w	261	86,0	62	20,4	669	220,5	992	327,0	81	26,7	24	7,9	61	20,1	4	1,3	28	9,2	26	8,6	224	73,8	1216	400,9
	zus.	1513	285,3	261	49,2	2187	412,4	3961	746,9	146	27,5	37	7,0	85	16,0	8	1,5	64	12,1	44	8,3	384	72,4	4345	819,3
65—70	m	740	466,7	115	72,5	1007	635,1	1862	1174,4	45	28,4	6	3,8	14	8,8	—	—	21	13,2	5	3,2	91	57,4	1953	1231,8
	w	251	103,3	67	27,6	579	238,4	897	369,3	64	26,3	28	11,5	52	21,4	—	—	17	7,0	19	7,8	180	74,1	1077	443,4
	zus.	991	246,9	182	45,3	1586	395,1	2759	687,3	109	27,2	34	8,5	66	16,4	—	—	38	9,5	24	6,0	271	67,5	3030	754,8
70—75	m	466	403,1	108	93,4	617	533,7	1191	1030,2	27	23,4	4	3,5	9	7,8	—	—	12	10,4	5	4,3	57	49,3	1248	1079,5
	w	209	118,0	57	32,2	426	240,6	692	390,8	38	21,5	13	7,3	27	15,2	1	0,6	8	4,5	12	6,8	99	55,9	791	446,7
	zus.	675	230,6	165	56,4	1043	356,4	1883	643,4	65	22,2	17	5,8	36	12,3	1	0,3	20	6,8	17	5,8	156	53,3	2039	696,7
75—80	m	258	335,6	73	95,0	380	494,3	711	924,9	14	18,2	1	1,3	3	3,9	—	—	8	10,4	5	6,5	31	40,3	742	965,2
	w	135	118,9	50	44,0	247	217,6	432	380,5	25	22,0	5	4,4	21	18,5	—	—	4	3,5	3	2,6	58	51,1	490	431,6
	zus.	393	206,4	123	64,6	627	329,3	1143	600,3	39	20,5	6	3,2	24	12,6	—	—	12	6,3	8	4,2	89	46,7	1232	647,1
80 und mehr	m	126	225,4	49	87,6	195	348,8	370	661,8	10	17,9	1	1,8	9	16,1	—	—	4	7,2	3	5,4	27	48,3	397	710,1
	w	62	77,6	20	25,0	137	171,5	219	274,2	15	18,8	5	6,3	12	15,0	—	—	2	2,5	2	2,5	36	45,1	255	319,3
	zus.	188	138,5	69	50,8	332	244,5	589	433,8	25	18,4	6	4,4	21	15,5	—	—	6	4,4	5	3,7	63	46,4	652	480,2
Ins-gesamt	m	9120	206,0	1231	27,8	15485	349,8	25836	583,6	751	17,0	366	8,3	199	4,5	74	1,7	593	13,4	212	4,8	2195	49,6	28031	633,1
	w	3031	59,8	577	11,4	10417	205,6	14025	276,8	738	14,6	576	11,4	443	8,7	86	1,7	513	10,1	299	5,9	2655	52,4	16680	329,1
	zus.	12151	128,0	1808	19,0	25902	272,8	39861	419,8	1489	15,7	942	9,9	642	6,8	160	1,7	1106	11,6	511	5,4	4850	470,9

Tabelle XI. *Bestand der an aktiver Tuberkulose Erkrankten in Berlin-West am 31. 12. 1961 nach Alter und Geschlecht;*
absolute und relative Zahlen auf 100 000 Einwohner
(Entnommen und berechnet aus den Länderstatistiken)

| Alter | Geschlecht | Tuberkulose der Atmungsorgane | | | | | | | | Tuberkulose anderer Organe | | | | | | | | | | | | Summe | |
| | | Ia | | Ib | | Ic | | Ia–Ic | | Knochen und Gelenke | | Peripher. Lymphkn. | | Haut | | Menin-gitis | | Uro-genital | | Sonstige | | Id gesamt | | Ia–Id gesamt | |
		abs.	rel.	abs.	rel.	abs.	rel.	abs.	rel.	abs.	rel.	abs.	rel.	abs.	rel.	abs.	rel.	abs.	rel.	abs.	rel.	abs.	rel.	abs.	rel.
0– 5	m	17	33,3	3	5,9	181	355,0	201	394,2	1	2,0	2	3,9	–	–	3	5,9	1	2,0	2	3,9	9	17,7	210	411,9
	w	12	24,8	5	10,3	143	295,1	160	330,2	1	2,1	2	4,1	–	–	2	4,1	1	2,1	6	12,4	12	24,8	172	354,9
	zus.	29	29,2	8	8,0	324	325,8	361	363,0	2	2,0	4	4,0	–	–	5	5,0	2	2,0	8	8,0	21	21,1	382	384,1
5–15	m	26	27,2	12	12,6	463	485,0	501	524,8	34	35,6	45	47,1	5	5,2	11	11,5	2	2,1	16	16,8	113	118,4	614	643,1
	w	24	26,7	7	7,8	418	464,5	449	498,9	19	21,1	47	52,2	–	–	14	15,5	4	4,4	31	34,4	115	127,8	564	626,7
	zus.	50	27,0	19	10,2	881	475,0	950	512,2	53	28,6	92	49,6	5	2,7	25	13,5	6	3,2	47	25,3	228	122,9	1 178	635,2
15–20	m	57	83,0	3	4,4	294	427,6	354	514,8	26	37,8	21	30,5	3	4,4	3	4,4	5	7,3	13	18,9	71	103,3	425	618,1
	w	51	77,5	4	6,1	373	567,0	428	650,6	21	31,9	12	18,2	11	16,7	4	6,1	3	4,6	17	25,8	68	103,4	496	753,9
	zus.	108	80,3	7	5,2	667	495,7	782	581,2	47	34,9	33	24,5	14	10,4	7	5,2	8	5,9	30	22,3	139	103,3	921	684,5
20–25	m	136	142,8	11	11,5	575	603,7	722	758,1	16	16,8	16	16,8	3	3,1	3	3,1	9	9,4	14	14,7	61	64,0	783	822,1
	w	114	125,7	8	8,8	645	711,1	767	845,6	16	17,6	29	32,0	8	8,8	1	1,1	18	19,8	18	19,8	90	92,2	857	944,8
	zus.	250	134,4	19	10,2	1 220	656,1	1 489	800,8	32	17,2	45	24,2	11	5,9	4	2,2	27	14,5	32	17,2	151	81,2	1 640	882,0

25–30	m	172	268,5	4	6,2	695	1085,0	871	1359,8	21	32,8	11	17,2	5	7,8	—	—	11	17,2	5	7,8	53	82,7	924	1442,5
	w	170	265,0	9	14,0	850	1325,0	1029	1604,1	22	34,8	20	31,2	9	14,0	1	1,6	33	51,4	13	20,3	98	152,8	1127	1756,8
	zus.	342	266,8	13	10,1	1545	1205,2	1900	1482,0	43	33,5	31	24,2	14	10,9	1	0,8	44	34,3	18	14,0	151	117,8	2051	1599,8
30–40	m	495	526,6	16	17,0	1507	1603,1	2018	2146,7	26	27,7	12	12,8	9	9,6	1	1,1	47	50,0	14	14,9	109	116,0	2127	2262,6
	w	418	311,5	17	13,5	1798	1425,8	2233	1770,7	38	30,1	27	21,4	13	10,3	1	0,8	46	36,5	37	29,4	162	128,5	2395	1899,2
	zus.	913	414,8	33	15,0	3305	1501,5	4251	1931,3	64	29,1	39	17,7	22	10,0	2	0,9	93	42,3	51	23,2	271	123,1	4522	2054,4
40–50	m	698	716,1	12	12,3	1697	1710,0	2407	2469,4	23	23,6	8	8,2	11	11,3	—	—	22	22,6	22	22,6	86	88,2	2493	2557,6
	w	417	253,2	11	6,7	1517	921,2	1945	1181,1	33	20,0	15	9,1	25	15,2	—	—	32	19,4	27	16,4	132	80,2	2077	1261,3
	zus.	1115	423,3	23	8,8	3214	1226,0	4352	1660,1	56	21,4	23	8,8	36	13,7	—	—	54	20,6	49	18,7	218	83,2	4570	1743,3
50–60	m	1445	889,8	21	12,9	2919	1797,4	4385	200,0	52	32,0	7	4,3	16	9,9	1	0,6	26	16,0	25	15,4	127	78,2	4512	2778,2
	w	423	175,4	10	4,1	1506	624,3	1939	803,8	54	22,4	39	16,2	34	14,1	—	—	42	17,4	39	16,2	208	86,2	2147	890,0
	zus.	1868	462,8	31	7,7	4425	1096,3	6324	1566,8	106	26,3	46	11,4	50	12,4	1	0,2	68	16,8	64	15,9	335	83,0	6659	1649,7
60 und mehr	m	1456	718,9	24	11,8	2754	1359,7	4234	2090,5	41	20,2	12	5,9	20	9,9	1	0,5	28	13,8	22	10,9	124	61,2	4358	2151,7
	w	551	148,0	14	3,8	1397	375,2	1962	527,0	93	25,0	38	10,2	63	16,9	2	0,5	19	5,1	35	9,4	250	67,1	2212	594,1
	zus.	2007	349,1	38	6,6	4151	722,1	6196	1077,8	134	23,3	50	8,7	83	14,4	3	0,5	47	8,2	57	9,9	374	65,1	6570	1142,9
Insgesamt	m	4502	483,6	106	11,4	11085	1190,7	15693	1685,7	240	25,8	134	14,4	72	7,7	23	2,5	151	16,2	133	14,3	753	80,9	16446	1766,6
	w	2180	172,5	85	6,7	8647	684,4	10912	863,7	297	23,5	229	18,1	163	12,9	25	2,0	198	15,7	223	17,7	1135	89,8	12047	953,5
	zus.	6682	304,5	191	8,7	19732	899,2	26605	1212,4	537	24,5	363	16,5	235	10,7	48	2,2	349	15,9	356	16,2	1888	86,0	28493	1298,5

Tabelle XII. *Bestand der an aktiver Tuberkulose Erkrankten am 31. 12. 1961 im Bundesgebiet ohne Niedersachsen und Berlin*
(nach Angaben des Statistischen Bundesamtes, Wiesbaden)

Altersgruppen von ... bis unter ... Jahren	Tuberkulose der Atmungsorgane								Tuberkulose			
	ansteckend (offen)						nicht ansteckend (aktiv geschlossen)		anderer Organe		aller Formen	
	mit Bazillennachweis [1]		ohne		insgesamt							
	männlich	weiblich	männlich	weiblich	männlich	weiblich	männlich	weiblich	männlich	weiblich	männlich	weiblich
Anzahl der Erkrankten												
unter 1 Jahr	5	4	1	1	6	5	175	150	18	19	199	174
1 bis „ 5 Jahren	60	39	18	14	79	56	3 734	3 457	319	354	4 132	3 867
5 „ „ 10 „	68	55	23	15	95	77	6 270	5 489	818	773	7 183	6 339
10 „ „ 15 „	85	118	50	31	142	160	3 453	3 272	979	995	4 574	4 427
15 „ „ 20 „	853	591	172	153	1 046	764	3 463	3 461	1 041	1 193	5 550	5 418
20 „ „ 25 „	1 974	1 175	391	291	2 410	1 489	6 577	5 908	1 393	1 793	10 380	9 190
25 „ „ 30 „	2 338	1 352	465	284	2 858	1 662	6 544	6 116	1 441	1 922	10 843	9 700
30 „ „ 35 „	3 038	1 566	629	385	3 745	1 987	7 480	5 830	1 730	2 173	12 955	9 990
35 „ „ 40 „	3 461	1 634	640	370	4 156	2 050	6 374	5 946	1 881	2 132	13 411	10 128
40 „ „ 45 „	3 113	1 274	665	360	5 844	1 661	6 435	4 402	1 504	1 762	11 783	7 825
45 „ „ 50 „	4 029	1 285	789	354	4 908	1 668	7 697	4 245	1 450	1 678	14 055	7 591
50 „ „ 55 „	5 674	1 224	1 048	348	6 831	1 597	8 150	3 806	1 451	1 685	17 432	7 088
55 „ „ 60 „	6 041	1 154	1 210	344	7 349	1 519	9 066	3 146	1 304	1 433	17 719	6 098
60 „ „ 65 „	5 197	965	1 111	341	6 401	1 328	7 424	2 753	966	1 196	14 791	5 277
65 „ „ 70 „	3 070	903	705	270	3 826	1 188	4 254	2 074	556	882	8 636	4 144
70 „ „ 75 „	1 897	645	480	215	2 414	873	2 332	1 306	356	601	5 102	2 780
75 und älter	1 388	723	430	233	1 865	977	1 777	1 171	380	583	4 022	2 731
Insgesamt	42 291	14 707	8 827	4 009	51 975	19 061	93 205	62 532	17 587	21 174	162 767	102 767
Erkrankte auf 100 000 Einwohner der jeweiligen Altersgruppe												
unter 1 Jahr	1,2	1,0	0,2	0,3	1,5	1,3	42,4	38,1	4,4	4,8	48,2	44,2
1 bis „ 5 Jahren	3,9	2,7	1,2	1,0	5,1	3,8	242,1	236,3	20,7	24,2	267,9	264,4
5 „ „ 10 „	3,9	3,4	1,3	0,9	5,5	4,7	364,0	334,7	47,5	47,1	417,0	386,4
10 „ „ 15 „	5,3	7,7	3,1	2,0	8,9	10,5	215,7	213,8	61,2	65,0	285,7	289,2
15 „ „ 20 „	51,3	37,4	10,4	9,7	63,5	48,4	210,2	219,2	63,2	75,6	337,0	343,2
20 „ „ 25 „	92,5	58,0	18,3	14,4	113,0	73,5	308,3	291,5	65,3	88,5	486,5	453,4
25 „ „ 30 „	138,9	85,2	27,6	17,9	169,7	104,7	388,6	385,4	85,6	121,1	644,0	611,2
30 „ „ 35 „	184,2	95,4	38,1	23,5	227,0	121,1	453,4	355,2	104,9	132,4	783,3	608,7
35 „ „ 40 „	246,6	88,5	45,6	20,1	296,2	111,1	525,5	322,2	134,0	115,5	955,7	548,9
40 „ „ 45 „	314,0	94,6	67,1	26,7	387,7	123,4	649,0	326,9	151,7	130,9	1 188,4	580,4
45 „ „ 50 „	294,2	71,1	57,6	19,6	358,4	92,3	562,0	234,8	105,9	92,8	1 026,2	419,9
50 „ „ 55 „	373,1	64,2	69,0	18,3	449,2	83,8	601,7	199,6	95,4	88,4	1 146,3	371,8
55 „ „ 60 „	407,8	67,7	81,7	20,2	496,2	89,1	612,1	184,5	88,0	84,0	1 196,3	357,6
60 „ „ 65 „	462,0	66,1	98,8	23,3	569,0	90,9	660,0	188,5	85,9	81,9	1 314,9	361,3
65 „ „ 70 „	399,0	77,6	91,6	23,2	497,2	102,1	552,8	178,3	72,3	75,8	1 122,3	356,2
70 „ „ 75 „	329,2	75,5	83,3	25,2	419,0	102,1	404,7	152,8	61,8	70,3	885,5	326,4
75 und älter	210,5	76,9	65,2	24,8	282,8	104,0	269,4	124,6	57,6	62,0	609,9	290,6
Insgesamt	192,6	60,0	40,2	16,4	233,2	76,6	418,2	251,2	78,9	85,1	730,2	412,9

[1] Ohne Bremen

Tabelle XIII. *Neuzugänge und Bestand der an aktiver Tuberkulose Erkrankten nach Ländern*
Grundzahlen
(Entnommen aus Bevölkerung und Kultur, Reihe 7 II. Erkrankungen an Tuberkulose 1961, Stat. Bundesamt)

Land	Jahr	Tuberkulose der Atmungsorgane				Tuberkulose		Tuberkulose der Atmungsorgane				Tuberkulose	
		ansteckend (offen)			nicht ansteckend (aktiv geschlossen)	anderer Formen	aller Formen insgesamt	ansteckend (offen)			nicht ansteckend (aktiv geschlossen)	anderer Formen	aller Formen insgesamt
		mit Bakteriennachweis	ohne Bakteriennachweis	insgesamt				mit Bakteriennachweis	ohne Bakteriennachweis	insgesamt			
		Neuzugänge[2]						Bestand[3]					
Bundesgebiet[1]	1955	18 906	5 488	24 394	53 414	13 847	91 655	92 425	27 576	120 001	248 824	61 736	430 561
	1956	17 047	4 920	21 967	51 050	12 545	85 562	88 940	24 691	113 631	242 667	60 116	416 414
	1957	16 819	4 837	21 656	48 689	11 672	82 017	83 892	22 420	106 312	229 549	56 701	392 562
	1958	16 405	4 704	21 109	46 260	11 807	79 176	80 058	20 734	100 792	215 686	53 208	369 686
	1959	15 380	4 095	19 475	42 761	10 580	72 816	75 621	18 624	94 245	203 302	50 333	347 880
	1960[5]	13 929 [4]	3 501 [4]	17 624	38 243	9 765	65 632	68 855 [4]	15 210 [4]	85 300	184 888	46 053	316 241
	1961[6]	12 872 [4]	3 314 [4]	16 390	35 264	9 454	61 108	64 941 [4]	14 134 [4]	80 277	175 479	44 245	300 0001
Schleswig-Holstein	1955	842	453	1 295	3 595	769	5 659	4 459	2 829	7 288	18 157	3 646	29 091
	1956	806	434	1 240	3 048	708	4 996	3 833	2 430	6 263	16 847	3 448	26 558
	1957	786	396	1 182	2 978	623	4 783	3 554	2 278	5 832	15 750	3 193	24 775
	1958	730	332	1 062	2 723	640	4 425	3 332	2 035	5 367	14 478	2 801	22 646
	1959	697	261	958	2 249	534	3 741	3 054	1 551	4 605	12 668	2 342	19 615
	1960	687	302	989	2 289	516	3 794	2 852	1 245	4 097	10 995	2 022	17 114
	1961	692	337	1 029	2 179	487	3 695	2 878	1 157	4 035	10 217	1 917	16 169
Hamburg	1955	786	377	1 163	3 958	483	5 604	4 605	2 489	7 094	17 615	1 994	26 703
	1956	688	327	1 015	4 083	417	5 515	4 267	2 411	6 678	17 774	2 105	26 557
	1957	764	373	1 137	4 033	429	5 599	4 035	2 038	6 073	17 783	1 998	25 854
	1958	843	321	1 164	3 737	407	5 308	3 972	1 717	5 689	16 965	2 035	24 689
	1959	685	245	930	3 231	345	4 506	3 924	1 540	5 464	16 349	2 093	23 906
	1960	623	275	898	2 410	389	3 697	3 663	1 400	5 063	14 596	2 164	21 823
	1961	556	209	765	2 299	349	3 413	3 407	1 250	4 657	14 038	2 223	20 918
Niedersachsen	1955	2 223	795	3 018	7 532	1 888	12 438	13 863	2 170	16 033	32 596	7 263	55 892
	1956	1 989	658	2 647	6 575	1 699	10 921	12 688	1 863	14 551	30 614	7 042	52 207
	1957	1 959	596	2 555	6 023	1 475	10 053	11 503	1 710	13 213	28 220	6 764	48 197
	1958	1 923	532	2 455	5 319	1 401	9 175	10 639	1 585	12 224	25 158	6 370	43 752
	1959	1 787	458	2 245	5 004	1 224	8 473	9 469	1 440	10 909	22 858	5 944	39 711
	1960	1 580	441	2 021	4 772	1 174	7 967	8 711	1 350	10 061	21 021	5 674	36 756
	1961	1 526	476	2 002	4 566	1 139	7 707	7 943	1 298	9 241	19 742	5 484	34 467
Bremen	1955	215	100	315	812	206	1 333	1 318	1 238	2 556	5 313	1 275	9 144
	1956	188	91	279	701	228	1 208	1 262	1 080	2 342	5 188	1 220	8 750
	1957	159	86	245	630	185	1 060	1 226	870	2 096	4 993	1 092	8 181
	1958	175	71	246	535	176	957	1 154	691	1 845	4 638	991	7 474
	1959	141	58	199	507	170	876	1 125	291	1 416	4 529	932	6 877
	1960	–	–	194	473	169	836	–	–	1 235	4 205	910	6 350
	1961	–	–	204	556	165	925	–	–	1 202	3 897	898	5 997

Nordrhein-Westfalen	1955	6 219	1 184	7 403	14 609	3 690	25 702	27 482	7 902	35 384	78 416	21 429	135 229
	1956	5 976	1 085	7 061	14 425	3 462	24 948	26 549	6 474	33 023	72 899	20 227	126 149
	1957	5 716	1 094	6 810	13 495	3 138	23 443	25 462	5 681	31 143	69 890	19 511	120 544
	1958	5 529	1 101	6 630	12 275	3 025	21 930	24 611	5 422	30 033	66 358	18 688	115 079
	1959	5 306	943	6 249	11 576	2 900	20 725	23 501	5 102	28 603	63 668	18 203	110 474
	1960[5]	4 798	815	5 613	10 195	2 490	18 298	20 822	4 161	24 983	56 452	15 622	97 057
	1961[6]	4 089	759	4 848	8 581	2 414	15 843	19 957	4 368	24 335	54 183	15 215	93 733
Hessen	1955	1 357	421	1 778	3 183	1 406	6 367	6 922	1 214	8 136	16 121	5 507	29 764
	1956	1 290	348	1 638	2 906	1 198	5 742	6 636	963	7 649	15 132	5 321	28 102
	1957	1 257	413	1 670	2 731	1 085	5 486	6 379	905	7 284	13 846	4 824	25 954
	1958	1 097	295	1 392	2 556	1 140	5 088	6 015	812	6 827	12 896	4 495	24 218
	1959	1 074	327	1 401	2 458	1 000	4 859	5 608	822	6 430	12 540	4 177	23 147
	1960	1 054	257	1 311	2 454	972	4 737	5 094	767	5 861	11 638	3 915	21 414
	1961	1 017	305	1 322	2 412	895	4 629	4 614	692	5 306	11 190	3 475	19 971
Rheinland-Pfalz	1955	1 193	510	1 703	2 675	1 198	5 576	5 753	3 052	8 815	15 692	5 808	30 315
	1956	1 087	456	1 543	2 545	1 060	5 148	5 636	2 964	8 600	15 584	5 467	29 651
	1957	1 049	357	1 406	2 426	1 015	4 847	5 421	2 819	8 240	15 527	5 080	28 847
	1958	1 016	375	1 391	2 561	1 151	5 103	5 116	2 550	7 666	14 582	4 515	26 763
	1959	979	267	1 246	2 268	848	4 362	4 833	2 254	7 087	13 665	4 257	25 009
	1960	877	261	1 138	2 060	800	3 998	4 436	1 918	6 354	12 887	3 872	23 113
	1961	889	294	1 183	1 927	776	3 886	4 233	1 835	6 068	12 292	3 746	22 106
Baden-Württemberg	1955	2 203	583	2 786	8 067	2 040	12 893	11 333	2 703	14 036	33 110	7 873	55 019
	1956	2 020	487	2 507	8 109	1 962	12 578	10 540	2 090	13 030	32 119	7 778	52 927
	1957	1 826	439	2 265	7 219	1 753	11 237	10 087	1 786	11 873	28 875	7 158	47 906
	1958	1 942	463	2 405	7 378	1 955	11 738	9 703	1 544	11 247	26 450	6 493	44 190
	1959	1 778	405	2 183	6 387	1 749	10 319	9 361	1 468	10 829	24 068	6 138	41 035
	1960	1 646	357	2 003	6 009	1 715	9 727	8 932	1 375	10 307	22 835	6 016	39 158
	1961	1 511	342	1 853	5 777	1 681	9 311	8 446	1 189	9 635	21 333	5 761	36 729
Bayern	1955	3 868	1 065	4 933	8 983	2 167	16 083	16 680	3 979	20 659	31 804	6 941	59 404
	1956	3 003	1 034	4 037	8 658	1 811	14 506	15 841	3 645	19 486	32 385	6 564	58 435
	1957	2 897	969	3 866	8 019	1 735	13 620	14 905	3 514	18 419	30 978	6 182	55 579
	1958	2 795	1 098	3 893	8 189	1 618	13 700	14 144	3 600	17 744	30 583	5 888	54 215
	1959	2 591	1 035	3 626	8 157	1 571	13 354	13 421	3 490	16 911	29 859	5 378	52 148
	1960	2 341	717	3 058	6 844	1 354	11 256	13 005	2 357	15 362	27 271	5 032	47 665
	1961	2 236	521	2 757	6 203	1 369	10 329	12 151	1 808	13 959	25 902	4 850	44 711
Saarland	1955	–	–	–	–	–	–	–	–	–	–	–	–
	1956	–	–	–	–	–	–	1 238	771	2 009	4 125	944	7 078
	1957	406	114	520	1 135	234	1 889	1 620	819	2 139	3 687	899	6 725
	1958	355	116	471	987	294	1 752	1 672	778	2 150	3 578	932	6 660
	1959	342	96	438	924	239	1 601	1 325	666	1 991	3 098	869	5 958
	1960	323	76	399	737	186	1 322	1 340	637	1 977	2 988	826	5 791
	1961	356	71	427	764	179	1 370	1 302	537	1 839	2 685	676	5 200
Berlin (West)	1955	1 352	751	2 103	4 319	566	6 988	9 640	1 078	10 718	20 977	2 434	34 129
	1956	1 267	667	1 934	4 176	515	6 625	8 910	915	9 825	21 881	2 361	34 067
	1957	1 163	495	1 658	3 540	504	5 702	8 356	722	9 078	21 418	2 293	32 789
	1958	1 178	466	1 644	3 507	417	5 568	8 182	689	8 871	21 041	2 172	32 084
	1959	1 120	381	1 501	3 208	401	5 110	7 816	629	8 445	20 870	2 023	31 338
	1960	993	371	1 364	2 942	387	4 693	7 128	521	7 649	20 791	1 966	30 406
	1961	911	173	1 084	2 518	330	3 932	6 682	191	6 873	19 732	1 888	28 493

1) Neuzugänge 1955 und 1956: Bundesgebiet (ohne Saarland und Berlin), ab 1957: Bundesgebiet ohne Berlin; Bestand 1955: Bundesgebiet (ohne Saarland und Berlin), ab 1956: Bundesgebiet ohne Berlin. — 2) Nur Neuzugänge, keine Zugänge aus anderen Gruppen. — 3) Bestand am Ende des Jahres. — 4) Ohne Bremen. — 5) Ohne kreisfreie Stadt Wuppertal. — 6) Neuzugänge ohne kreisfreie Stadt Wuppertal im 1. Vierteljahr.

Tabelle XIV. *Neuzugänge und Bestand der an aktiver Tuberkulose Erkrankten nach Ländern*
Verhältniszahlen auf 100 000 Einwohner
(Entnommen aus Bevölkerung und Kultur, Reihe 7, II. Erkrankungen an Tuberkulose 1961, Stat. Bundesamt)

Land	Jahr	Tuberkulose der Atmungsorgane				Tuberkulose		Tuberkulose der Atmungsorgane				Tuberkulose	
		ansteckend (offen)			nicht ansteckend (aktiv geschlossen)	anderer Formen	aller Formen insgesamt	ansteckend (offen)			nicht ansteckend (aktiv geschlossen)	anderer Formen	aller Formen insgesamt
		mit Bakteriennachweis	ohne Bakteriennachweis	insgesamt				mit Bakteriennachweis	ohne Bakteriennachweis	insgesamt			
		Neuzugänge[2]						Bestand[3]					
Bundesgebiet[1]	1955	38,4	11,2	49,6	108,6	28,1	186,3	186,7	55,7	242,4	502,6	124,7	869,7
	1956	34,1	9,9	44,0	102,2	25,1	171,3	174,0	48,3	222,3	474,7	117,6	814,6
	1957	32,7	9,4	42,1	94,6	22,1	159,3	161,9	43,3	205,1	442,8	109,4	757,5
	1958	31,5	9,0	40,5	88,7	22,6	151,8	152,5	39,5	192,0	410,9	101,4	704,3
	1959	29,1	7,8	36,9	81,0	20,0	138,0	142,5	35,1	177,7	383,2	94,9	655,8
	1960 [5]	26,6 [4]	6,7 [4]	33,2	72,0	18,4	123,6	130,8 [4]	28,9 [4]	159,9	346,7	86,3	592,9
	1961	24,1 [4]	6,2 [4]	30,3	65,3	17,5	113,1	120,6 [4]	26,2 [4]	147,1	321,5	81,1	549,6
Schleswig-Holstein	1955	37,1	20,0	57,0	158,3	33,9	249,2	197,5	125,3	322,8	804,3	161,5	1 288,6
	1956	35,7	19,2	54,9	134,9	31,3	221,2	170,2	107,9	278,2	784,3	153,1	1 179,6
	1957	34,8	17,5	52,3	131,9	27,6	211,8	157,0	100,6	257,6	695,6	141,0	1094,2
	1958	32,2	14,6	46,8	120,0	28,2	195,0	146,4	89,4	235,8	636,2	123,1	995,1
	1959	30,5	11,4	41,9	98,5	23,4	163,8	133,4	67,7	201,1	553,2	102,3	856,6
	1960	29,8	13,1	42,9	99,3	22,4	164,6	123,5	53,9	177,4	476,1	87,6	741,1
	1961	29,9	14,5	44,4	94,0	21,0	159,4	123,2	49,5	172,8	437,5	82,1	692,4
Hamburg	1955	45,8	22,0	67,7	230,5	28,1	326,4	266,0	143,7	409,7	1 017,3	115,2	1 542,2
	1956	39,3	18,7	58,0	233,5	23,8	315,3	242,4	137,0	397,4	1 009,8	119,6	1 508,8
	1957	43,1	21,0	64,1	227,5	24,2	315,8	225,8	114,1	339,9	995,2	111,8	1 446,9
	1958	46,9	17,9	64,8	207,9	22,6	295,4	219,7	95,0	314,7	938,5	112,6	1 365,8
	1959	37,7	13,5	51,2	178,0	19,0	248,2	215,2	84,4	299,6	896,5	114,8	1 310,9
	1960	34,0	15,0	48,9	131,4	21,2	201,5	199,4	76,2	275,6	794,6	117,8	1 188,0
	1961	30,3	11,4	41,7	125,3	19,0	186,0	184,3	67,6	251,9	759,3	120,2	1 131,5
Niedersachsen	1955	34,2	12,2	46,5	116,0	29,1	191,5	213,8	33,5	247,2	502,6	112,0	861,8
	1956	30,6	10,1	40,7	101,2	26,1	168,0	195,9	28,8	224,6	472,6	108,7	805,9
	1957	30,2	9,2	39,4	92,9	22,7	155,0	177,1	26,3	203,4	434,4	104,1	741,9
	1958	29,6	8,2	37,7	81,8	21,5	141,1	163,3	24,3	187,6	386,1	97,7	671,5
	1959	27,4	7,0	34,4	76,7	18,8	129,8	144,8	22,0	166,8	349,6	90,9	607,4
	1960	24,0	6,7	30,7	72,6	17,9	121,2	132,5	20,5	153,0	319,7	86,3	558,9
	1961	23,0	7,2	30,1	68,7	17,1	116,0	119,7	19,6	139,3	297,6	82,7	519,5
Bremen	1955	34,9	16,3	51,2	132,0	33,5	216,7	211,4	198,6	409,9	852,1	204,5	1 466,6
	1956	29,6	14,3	43,9	110,4	35,9	190,2	195,9	167,7	363,6	805,5	189,4	1 358,5
	1957	24,3	13,1	37,4	96,2	28,2	161,9	184,6	131,0	315,6	751,8	164,4	1 231,9
	1958	26,1	10,6	36,7	79,8	26,2	142,7	170,3	102,0	272,3	684,6	146,3	1 103,2
	1959	20,6	8,5	29,1	74,1	24,9	128,1	162,7	42,1	204,7	654,9	134,8	994,4
	1960	–	–	27,7	67,6	24,2	119,5	–	–	175,4	597,0	129,2	901,6
	1961	–	–	28,8	78,6	23,3	130,8	–	–	168,2	545,3	125,6	839,1

Nordrhein-Westfalen	1955	43,1	8,2	51,3	101,2	25,5	178,0	188,4	54,2	242,5	537,5	146,9	926,9
	1956	40,5	7,3	47,8	97,6	23,4	168,9	178,4	43,5	222,0	490,0	136,0	847,9
	1957	38,0	7,3	45,3	89,7	20,9	155,9	167,6	37,4	205,0	460,0	128,4	793,4
	1958	36,1	7,2	43,3	80,1	19,7	143,1	159,2	35,1	194,3	429,3	120,9	744,4
	1959	34,1	6,1	40,2	74,4	18,6	133,2	150,1	32,6	182,7	406,7	116,3	705,7
	19605)	31,2	5,3	36,5	66,4	16,2	119,1	134,9	27,0	161,9	365,8	101,2	629,0
	19616)	25,7	4,8	30,5	53,9	15,2	99,5	124,1	27,2	151,3	336,8	94,6	582,6
Hessen	1955	30,4	9,4	39,9	71,4	31,5	142,8	154,3	27,1	181,3	359,3	122,7	663,3
	1956	28,5	7,7	36,2	64,2	26,5	126,9	147,2	21,2	168,4	333,2	117,2	618,7
	1957	27,5	9,0	36,5	59,7	23,7	120,0	138,7	19,7	158,4	301,0	104,9	564,3
	1958	23,7	6,4	30,1	55,3	24,7	110,0	129,3	17,5	146,8	277,2	96,6	520,6
	1959	23,0	7,0	30,0	52,6	21,4	103,9	119,2	17,5	136,7	266,6	88,8	492,2
	1960	22,2	5,4	27,6	51,6	20,4	99,7	106,5	16,0	122,5	243,3	81,8	447,7
	1961	21,1	6,3	27,4	50,1	18,6	96,1	94,6	14,2	108,8	229,5	71,3	409,6
Rheinland-Pfalz	1955	37,2	15,9	53,1	83,4	37,3	173,8	178,6	94,6	273,6	486,3	180,0	939,5
	1956	33,4	14,0	47,4	78,2	32,6	158,1	172,5	90,7	263,2	477,0	167,3	907,5
	1957	31,9	10,9	42,7	73,7	30,9	147,3	163,6	85,1	248,7	468,6	153,3	870,5
	1958	30,5	11,2	41,7	76,8	34,5	153,0	152,5	76,0	228,5	434,7	134,6	797,8
	1959	29,1	7,9	37,0	67,3	25,2	129,5	143,1	66,7	209,9	404,6	126,0	740,5
	1960	25,8	7,7	33,4	60,5	23,5	117,5	130,0	56,2	186,3	377,8	113,5	677,6
	1961	26,0	8,6	34,6	56,3	22,7	113,6	122,6	53,1	175,7	356,0	108,5	640,2
Baden-Württemberg	1955	31,7	8,4	40,1	116,1	29,4	185,6	161,4	38,5	199,9	471,6	112,1	783,6
	1956	28,4	6,8	35,3	114,0	27,6	176,9	152,7	29,2	181,9	448,3	108,6	738,7
	1957	25,2	6,1	31,3	99,8	24,2	155,3	138,1	24,5	162,6	395,4	98,0	656,1
	1958	26,4	6,3	32,6	100,1	26,5	159,3	130,5	20,8	151,3	355,8	87,4	594,5
	1959	23,7	5,4	29,1	85,1	23,3	137,6	123,8	19,4	143,2	318,3	81,2	542,7
	1960	21,5	4,7	26,1	78,4	22,4	126,9	115,6	17,8	133,4	295,5	77,9	506,8
	1961	19,5	4,4	23,9	74,5	21,7	120,1	106,8	15,0	121,8	269,8	72,9	464,5
Bayern	1955	42,6	11,7	54,4	99,0	23,9	177,2	183,6	43,8	227,4	350,1	76,4	653,8
	1956	32,8	11,3	44,2	94,8	19,8	158,9	173,6	39,9	213,5	354,9	71,9	640,4
	1957	31,6	10,6	42,2	87,6	18,9	148,7	162,1	38,2	200,4	337,0	67,2	604,6
	1958	30,3	11,9	42,2	88,7	17,5	148,4	152,4	38,8	191,2	329,6	63,5	584,3
	1959	27,8	11,1	38,9	87,5	16,8	143,2	143,2	37,2	180,5	297,0	57,4	556,5
	1960	24,8	7,6	32,3	72,4	14,3	119,1	137,0	24,8	161,8	287,2	53,0	502,0
	1961	23,5	5,5	29,0	65,1	14,4	108,5	126,0	18,7	144,7	268,5	50,3	463,5
Saarland	1955	—	—	—	—	—	—						
	1956	—	—	—	—	—	—	123,2	76,7	199,9	410,4	93,9	704,1
	1957	40,1	11,3	51,4	112,1	23,1	186,6	129,5	80,4	209,9	361,8	88,2	659,9
	1958	34,5	11,3	45,7	95,8	28,5	170,1	131,9	74,8	206,7	344,0	89,6	640,3
	1959	33,2	9,3	42,5	89,6	23,2	155,2	127,4	64,0	191,4	297,9	83,5	572,8
	1960	30,7	7,2	37,9	69,9	17,7	125,5	126,4	60,1	186,4	281,8	77,9	546,1
	1961	33,2	6,6	39,8	71,1	16,7	127,6	120,3	49,6	169,9	248,0	62,4	480,3
Berlin (West)	1955	61,6	34,2	95,8	196,8	25,8	318,4	437,5	48,9	486,5	952,1	110,5	1 549,0
	1956	59,6	29,9	86,8	187,4	23,1	297,4	400,7	41,1	441,8	984,0	106,2	1 532,0
	1957	52,3	22,2	74,5	159,1	22,7	256,3	375,0	32,4	407,4	961,1	102,9	1 471,3
	1958	52,9	20,9	73,9	157,6	18,7	250,1	367,6	31,0	398,5	945,2	97,6	1 441,3
	1959	50,6	17,2	67,8	144,9	18,1	230,8	354,6	28,5	382,5	945,2	91,6	1 419,3
	1960	44,9	16,8	61,7	133,1	17,5	212,3	323,7	23,7	347,3	944,1	89,3	1 380,7
	1961	41,5	7,9	49,4	114,7	15,0	179,1	304,5	8,7	313,2	899,1	86,0	1298,4

1) Neuzugänge 1955 und 1956: Bundesgebiet (ohne Saarland und Berlin), ab 1957: Bundesgebiet ohne Berlin: Bestand 1955: Bundesgebiet (ohne Saarland und Berlin), ab 1956: Bundesgebiet ohne Berlin. — 2) Nur Neuzugänge, keine Zugänge aus anderen Gruppen. — 3) Bestand am Ende des Jahres. — 4) Ohne Bremen. — 5) Ohne kreisfreie Stadt Wuppertal.— 6) Neuzugänge ohne kreisfreie Stadt Wuppertal im 1. Vierteljahr.

180

Tabelle XV. *Bestätigte Neuzugänge an aktiver Tuberkulose in den Ländern Schleswig-Holstein, Hamburg, Bremen, Nordrhein-Westfalen, Saarland und Rheinland-Pfalz im Jahre 1961 nach Alter und Geschlecht; absolute und relative Zahlen auf 100 000 Einwohner.*
(Entnommen und berechnet aus den Länderstatistiken)

| Alter | Geschlecht | Tuberkulose der Atmungsorgane | | | | | | | | Tuberkulose anderer Organe | | | | | | | | | | | | Summe | |
| | | Ia | | Ib | | Ic | | Ia–Ic | | Knochen und Gelenke | | Peripher. Lymphkn. | | Haut | | Menin-gitis | | Uro-genital | | Sonstige | | Id gesamt | | Ia–Id gesamt | |
		abs.	rel.	abs.	rel.	abs.	rel.	abs.	rel.	abs.	rel.	abs.	rel.	abs.	rel.	abs.	rel.	abs.	rel.	abs.	rel.	abs.	rel.	abs.	rel.
0–1	m	2	1,0	1	0,5	65	31,5	68	33,0	1	0,5	1	0,5	–	–	2	1,0	–	–	1	0,5	5	2,4	73	35,4
	w	4	2,0	2	1,0	50	25,3	56	28,4	–	–	–	–	–	–	2	1,0	–	–	–	–	2	1,0	58	29,4
	zus.	6	1,5	3	0,7	115	28,5	124	30,7	1	0,2	1	0,2	–	–	4	1,0	–	–	1	0,2	7	1,7	131	32,5
1–5	m	11	1,3	5	0,6	903	110,5	919	112,4	6	0,7	18	2,2	4	0,5	17	2,1	1	0,1	7	0,9	53	6,5	972	118,9
	w	9	1,2	4	0,5	784	101,1	797	102,8	5	0,6	25	3,2	–	–	21	2,7	2	0,3	14	1,8	67	8,6	864	111,4
	zus.	20	1,3	9	0,6	1 687	105,9	1 716	107,7	11	0,7	43	2,7	4	0,3	38	2,4	3	0,2	21	1,3	120	7,5	1 836	115,2
5–10	m	17	1,8	7	0,8	1 033	112,1	1 057	114,7	23	2,5	44	4,8	6	0,7	22	2,4	4	0,4	11	1,2	110	11,9	1 167	126,6
	w	14	1,6	5	0,6	926	105,5	945	107,6	16	1,8	41	4,7	1	0,1	17	1,9	5	0,6	14	1,6	94	10,7	1 039	118,3
	zus.	31	1,7	12	0,7	1 959	108,8	2002	111,2	39	2,2	85	4,7	7	0,4	39	2,2	9	0,5	25	1,4	204	11,3	2 206	122,6
10–15	m	22	2,6	19	2,3	578	68,8	619	73,6	32	3,8	24	2,9	2	0,2	8	1,0	5	0,6	12	1,4	83	9,9	702	83,5
	w	29	3,6	10	1,2	445	55,2	484	60,1	27	3,4	46	5,7	6	0,7	10	1,2	6	0,7	18	2,2	113	14,0	597	74,1
	zus.	51	3,1	29	1,8	1 023	62,1	1 103	67,0	59	3,6	70	4,3	8	0,5	18	1,1	11	0,7	30	1,8	196	11,9	1 299	78,9
15–20	m	186	21,3	39	4,5	566	64,9	791	90,7	33	3,8	57	6,5	4	0,5	15	1,7	16	1,8	21	2,4	146	16,7	937	107,4
	w	111	13,3	40	4,8	510	61,1	661	79,1	18	2,2	63	7,5	8	1,0	9	1,1	20	2,4	33	4,0	151	18,1	812	97,2
	zus.	297	17,4	79	4,6	1 076	63,0	1 452	85,0	51	3,0	120	7,0	12	0,7	24	1,4	36	2,1	54	3,2	297	17,4	1 749	102,4
20–25	m	387	33,8	93	8,1	893	78,1	1 373	120,0	47	4,1	49	4,3	9	0,8	6	0,5	50	4,4	42	3,7	203	17,7	1 576	137,8
	w	230	21,4	72	6,7	701	65,3	1 003	93,4	35	3,3	77	7,2	13	1,2	9	0,8	76	7,1	71	6,6	281	26,2	1 284	119,6
	zus.	617	27,8	165	7,4	1 594	71,9	2 376	107,1	82	3,7	126	5,7	22	1,0	15	0,7	126	5,7	113	5,1	484	21,8	2 860	129,0
25–30	m	336	36,6	100	10,9	654	71,3	1 090	118,9	48	5,2	39	4,3	3	0,3	5	0,5	54	5,9	41	4,5	190	20,7	1 280	139,6
	w	190	22,3	44	5,2	548	64,3	782	91,7	29	3,4	79	9,3	19	2,2	4	0,5	104	12,2	49	5,7	284	33,3	1 066	125,1
	zus.	526	29,7	144	8,1	1 202	67,9	1 872	105,8	77	4,4	118	6,7	22	1,2	9	0,5	158	8,9	90	5,1	474	26,8	2 346	132,6
30–35	m	393	43,9	104	11,6	603	67,3	1 100	122,8	29	3,2	18	2,0	11	1,2	7	0,8	79	8,8	46	5,1	190	21,2	1 290	144,0
	w	191	21,8	57	6,5	476	54,2	724	82,5	29	3,3	48	5,5	20	2,3	3	0,3	102	11,6	58	6,6	260	29,6	984	112,1
	zus.	584	32,9	161	9,1	1 079	60,8	1 824	102,9	58	3,3	66	3,7	31	1,7	10	0,6	181	10,2	104	5,9	450	25,4	2 274	128,2

Alter		1		2		3		4		5		6		7		8		9		10		11		zus.	
35–40	m	374	49,8	78	10,4	567	75,5	1019	135,8	41	5,5	24	3,2	8	1,1	3	0,4	94	12,5	38	5,1	208	27,7	1227	163,5
	w	198	20,2	41	4,2	438	44,7	677	69,1	23	2,3	44	4,5	13	1,3	9	0,9	83	8,5	49	5,0	221	22,6	898	91,6
	zus.	572	33,1	119	6,5	1005	58,1	1696	98,0	64	3,7	68	3,9	21	1,2	12	0,7	177	10,2	87	5,0	429	24,8	2125	122,8
40–45	m	319	59,3	86	16,0	505	93,9	910	169,2	24	4,5	10	1,9	5	0,9	5	0,9	45	8,4	28	5,2	117	21,8	1027	191,0
	w	128	17,7	30	4,1	324	44,8	482	66,7	27	3,7	43	5,9	16	2,3	2	0,3	55	7,6	26	3,6	169	23,4	651	90,0
	zus.	447	35,5	116	9,2	829	65,7	1392	110,4	51	4,0	53	4,2	21	1,7	7	0,6	100	7,9	54	4,3	286	22,7	1678	133,1
45–50	m	396	54,5	92	12,7	655	90,2	1143	157,4	34	4,7	12	1,7	5	0,7	2	0,3	54	7,4	37	5,1	144	19,8	1287	177,2
	w	118	12,3	30	3,1	353	36,9	501	52,4	22	2,3	35	3,7	15	1,6	3	0,3	50	5,2	45	4,7	170	17,8	671	70,2
	zus.	514	30,6	122	7,3	1008	59,9	1644	97,7	56	3,3	47	2,8	20	1,2	5	0,3	104	6,2	82	4,9	314	18,7	1958	116,4
50–55	m	561	68,5	142	17,3	688	84,0	1391	169,9	28	3,4	9	1,1	11	1,3	5	0,6	55	6,7	31	3,8	139	17,0	1530	186,9
	w	116	11,3	49	4,8	282	27,5	447	43,6	19	1,9	36	3,5	16	1,6	4	0,4	53	5,2	33	3,2	161	15,7	608	59,3
	zus.	677	36,7	191	10,4	970	52,6	1838	99,7	47	2,5	45	2,4	27	1,5	9	0,5	108	5,9	64	3,5	300	16,3	2138	115,9
55–60	m	632	78,2	157	19,4	765	94,7	1554	192,3	41	5,1	15	1,9	10	1,2	3	0,4	45	5,6	20	2,5	134	16,6	1688	208,9
	w	136	14,8	33	3,6	244	26,6	413	45,1	26	2,8	29	3,2	19	2,1	2	0,2	27	2,9	32	3,5	135	14,7	548	59,8
	zus.	768	44,5	190	11,0	1009	58,5	1967	114,1	67	3,9	44	2,6	29	1,7	5	0,3	72	4,2	52	3,0	269	15,6	2236	129,7
60–65	m	527	86,7	123	20,2	663	109,1	1313	216,0	27	4,4	10	1,6	7	1,2	3	0,5	29	4,8	19	3,1	95	15,6	1408	231,6
	w	92	11,8	37	4,8	206	26,5	335	43,1	26	3,3	26	3,3	27	3,5	1	0,1	13	1,7	21	2,7	114	14,7	449	57,8
	zus.	619	44,7	160	11,5	869	62,7	1648	118,9	53	3,8	36	2,6	34	2,5	4	0,3	42	3,0	40	2,9	209	15,1	1857	134,0
65–70	m	310	75,2	75	18,2	286	69,4	671	162,9	16	3,9	5	1,2	5	1,2	1	0,2	27	6,6	8	1,9	62	15,0	733	177,9
	w	92	14,8	18	2,9	127	20,5	237	38,2	16	2,6	20	3,2	8	1,3	2	0,3	3	0,5	21	3,4	70	11,3	307	49,5
	zus.	402	39,0	93	9,0	413	40,0	908	88,0	32	3,1	25	2,4	13	1,3	3	0,3	30	2,9	29	2,8	132	12,8	1040	100,8
70–75	m	222	71,4	45	14,5	140	45,0	407	130,9	14	4,5	5	1,6	1	0,3	1	0,3	12	3,9	7	2,3	40	12,9	447	143,7
	w	82	18,0	16	3,5	113	24,8	211	46,3	15	3,3	19	4,2	14	3,1	–	–	10	2,2	14	3,1	72	15,8	283	62,1
	zus.	304	39,7	61	8,0	253	33,0	618	80,6	29	3,8	24	3,1	15	2,0	1	0,1	22	2,9	21	2,7	112	14,6	730	95,2
75 und mehr	m	178	50,2	43	12,1	122	34,4	343	96,7	12	3,4	8	2,3	6	1,7	–	–	5	1,4	4	1,1	35	9,9	378	106,5
	w	130	26,1	16	3,2	93	18,7	239	48,7	9	1,8	18	3,6	8	1,6	1	0,2	4	0,8	12	2,4	52	10,5	291	58,5
	zus.	308	36,1	59	6,9	215	25,2	582	68,3	21	2,5	26	3,1	14	1,6	1	0,1	9	1,1	16	1,9	87	10,2	669	78,5
Insgesamt	m	4873	40,8	1209	10,1	9686	81,1	15768	132,0	456	3,8	348	2,9	97	0,8	105	0,9	575	4,8	373	3,1	1954	16,4	17722	148,4
	w	1870	14,1	504	3,8	6620	50,0	8994	67,9	342	2,6	649	4,9	203	1,5	99	0,7	613	4,6	510	3,9	2416	18,2	11410	86,1
	zus.	6743	26,8	1713	6,8	15306	64,7	24762	98,3	798	3,2	997	4,0	300	1,2	204	0,8	1188	4,7	883	3,5	4370	17,3	29132	115,7

Tabelle XVI. *Bestätigte Neuzugänge an aktiver Tuberkulose in Hamburg im Jahre 1961 nach Alter und Geschlecht;*
absolute und relative Zahlen auf 100 000 Einwohner
(Entnommen und berechnet aus den Länderstatistiken)

Alter	Geschlecht	Tuberkulose der Atmungsorgane Ia abs.	rel.	Ib abs.	rel.	Ic abs.	rel.	Ia–Ic abs.	rel.	Tuberkulose anderer Organe Knochen und Gelenke abs.	rel.	Peripher. Lymphkn. abs.	rel.	Haut abs.	rel.	Meningitis abs.	rel.	Urogenital abs.	rel.	Sonstige abs.	rel.	Id gesamt abs.	rel.	Summe Ia–Id gesamt abs.	rel.
0–1	m	–	–	–	–	9	75,5	9	75,5	–	–	–	–	–	–	–	–	–	–	–	–	–	–	9	75,5
	w	–	–	–	–	4	35,3	4	35,3	–	–	–	–	–	–	–	–	–	–	–	–	–	–	4	35,3
	zus.	–	–	–	–	13	55,9	13	55,9	–	–	–	–	–	–	–	–	–	–	–	–	–	–	13	55,9
1–5	m	–	–	1	2,4	89	212,4	90	214,8	–	–	1	2,4	–	–	2	4,8	–	–	–	–	3	7,2	93	221,9
	w	1	2,5	–	–	68	172,0	69	174,6	–	–	1	2,5	–	–	1	2,5	–	–	–	–	2	5,1	71	179,6
	zus.	1	1,2	1	1,2	157	192,8	159	195,4	–	–	2	2,4	–	–	3	3,7	–	–	–	–	5	6,1	164	201,4
5–10	m	4	8,6	–	–	95	203,3	99	211,9	1	2,1	4	8,6	–	–	–	–	–	–	–	–	5	10,7	104	222,6
	w	1	2,3	1	2,3	101	228,1	103	232,6	2	4,5	2	4,5	–	–	1	2,3	–	–	2	4,5	7	15,8	110	248,4
	zus.	5	5,5	1	1,1	196	215,3	202	221,9	3	3,3	6	6,6	–	–	1	1,1	–	–	2	2,2	12	13,2	214	235,2
10–15	m	5	9,7	2	3,9	77	149,2	84	162,8	5	9,7	2	3,9	–	–	–	–	–	–	–	–	7	13,6	91	176,3
	w	6	12,1	1	2,0	58	116,8	65	130,8	–	–	3	6,0	–	–	1	2,0	–	–	3	6,0	7	14,1	72	144,9
	zus.	11	10,9	3	3,0	135	133,3	149	147,1	5	4,9	5	4,9	–	–	1	1,0	–	–	3	3,0	14	13,8	163	160,9
15–20	m	15	22,0	4	5,9	95	139,3	114	167,2	1	1,5	5	7,3	–	–	1	1,5	1	1,5	4	5,9	12	17,6	126	184,8
	w	10	15,0	8	12,0	69	103,5	87	130,5	–	–	2	3,0	–	–	3	4,5	2	3,0	5	7,5	12	18,0	99	148,5
	zus.	25	18,5	12	8,9	164	121,6	201	149,1	1	0,7	7	5,2	–	–	4	3,0	3	2,2	9	6,7	24	17,8	225	166,8
20–25	m	32	38,6	10	12,1	145	175,1	187	225,8	2	2,4	4	4,8	–	–	–	–	1	1,2	6	7,2	13	15,7	200	241,5
	w	20	25,1	8	10,0	104	130,4	132	165,5	5	6,3	8	10,0	3	3,8	1	1,3	8	10,0	11	13,8	36	45,1	168	210,7
	zus.	52	32,0	18	11,1	249	153,2	319	196,2	7	4,3	12	7,4	3	1,8	1	0,6	9	5,5	17	10,5	49	30,1	368	226,4
25–30	m	25	42,6	7	11,9	90	153,5	122	208,1	3	5,1	2	3,4	–	–	–	–	1	1,7	7	11,9	13	22,2	135	230,2
	w	12	20,8	4	6,9	100	173,0	116	200,7	2	3,5	7	12,1	3	5,2	–	–	9	15,6	3	5,2	24	41,5	140	242,2
	zus.	37	31,8	11	9,4	190	163,2	238	204,4	5	4,3	9	7,7	3	2,6	–	–	10	8,6	10	8,6	37	31,8	275	236,2
30–35	m	31	55,4	18	32,2	80	143,0	129	230,6	1	1,8	–	–	1	1,8	–	–	2	3,6	4	7,2	8	14,3	137	244,9
	w	14	22,5	4	6,4	57	91,4	75	120,3	3	4,8	3	4,8	5	8,0	–	–	6	9,6	13	23,2	30	48,1	105	168,4
	zus.	45	38,0	22	18,6	137	115,8	204	172,5	4	3,4	3	2,5	6	5,1	–	–	8	6,8	17	14,4	38	32,1	242	204,6
35–40	m	32	60,9	9	17,1	93	177,1	134	255,2	–	–	2	3,8	–	–	–	–	6	11,4	5	9,5	13	24,8	147	279,9
	w	23	32,0	4	5,6	78	108,4	105	146,0	1	1,4	–	–	3	4,2	–	–	6	8,3	9	12,5	19	26,4	124	172,4
	zus.	55	44,2	13	10,4	171	137,4	239	192,1	1	0,8	2	1,6	3	2,4	–	–	12	9,6	14	11,3	32	25,7	271	217,8

Alter	Geschl.	n	%	n	%	n	%	n	%	n	%	n	%	n	%	n	%	n	%	n	%	n	%	n	%
40–45	m	21	54,9	10	26,2	68	177,9	99	258,9	–	–	–	–	–	–	1	2,6	1	2,6	1	2,6	3	7,8	102	266,8
	w	10	19,2	4	7,7	43	82,5	57	109,4	4	7,7	2	3,8	1	1,9	1	1,9	2	3,8	3	5,8	13	24,9	70	134,3
	zus.	31	34,3	14	15,5	111	122,9	156	172,7	4	4,4	2	2,2	1	1,1	2	2,2	3	3,3	4	4,4	16	17,7	172	190,4
45–50	m	22	37,4	14	23,8	97	164,8	133	226,0	1	1,7	–	–	–	–	–	–	1	1,7	4	6,8	6	10,2	139	236,3
	w	15	19,9	5	6,6	57	75,5	77	102,0	2	2,6	4	5,3	2	2,6	1	1,3	2	2,6	4	5,3	15	19,9	92	121,9
	zus.	37	27,5	19	14,1	154	114,6	210	156,3	3	2,2	4	3,0	2	1,5	1	0,7	3	2,2	8	6,0	21	15,6	231	171,9
50–55	m	41	61,9	27	40,8	105	158,5	173	261,2	3	4,5	–	–	1	1,5	–	–	2	3,0	3	4,5	9	13,6	182	274,8
	w	9	11,0	2	2,5	46	56,5	57	70,0	2	2,5	1	1,2	3	3,7	–	–	4	4,9	6	7,4	16	19,6	73	89,6
	zus.	50	33,8	29	19,6	151	102,2	230	155,7	5	3,4	1	0,7	4	2,7	–	–	6	4,1	9	6,1	25	16,9	255	172,6
55–60	m	53	82,3	26	40,4	133	206,5	212	329,2	2	3,1	1	1,6	–	–	–	–	3	4,7	3	4,7	9	14,0	221	343,1
	w	14	18,8	4	5,4	45	60,4	63	84,6	1	1,3	1	1,3	3	4,0	1	1,3	2	2,7	5	6,7	13	17,4	76	102,0
	zus.	67	48,2	30	21,6	178	128,1	275	198,0	3	2,2	2	1,4	3	2,2	1	0,7	5	3,6	8	5,8	22	15,8	297	213,8
60–65	m	38	77,0	13	26,4	90	182,4	141	285,8	4	8,1	–	–	1	2,0	–	–	2	4,1	2	4,1	9	18,2	150	304,0
	w	7	10,2	2	2,9	39	56,7	48	69,8	2	2,9	4	5,8	–	–	–	–	3	4,4	3	4,4	12	17,5	60	87,3
	zus.	45	38,1	15	12,7	129	109,2	189	160,0	6	5,1	4	3,4	1	0,8	–	–	5	4,2	5	4,2	21	17,8	210	177,8
65–70	m	16	43,1	8	21,5	54	145,4	78	210,0	–	–	–	–	–	–	–	–	1	2,7	1	2,7	2	5,4	80	215,4
	w	5	8,7	–	–	25	43,3	30	52,0	2	3,5	1	1,7	–	–	1	1,7	1	1,7	3	5,2	8	13,9	38	65,8
	zus.	21	22,1	8	8,4	79	83,3	108	113,9	2	2,1	1	1,1	–	–	1	1,1	2	2,1	4	4,2	10	10,5	118	124,4
70–75	m	19	64,4	3	10,2	27	91,5	49	166,0	–	–	1	3,4	–	–	–	–	–	–	–	–	1	3,4	50	169,4
	w	10	23,6	1	2,4	18	42,4	29	68,4	1	2,4	3	7,1	2	4,7	–	–	1	2,4	2	4,7	9	21,2	38	89,6
	zus.	29	40,3	4	5,6	45	62,6	78	108,4	1	1,4	4	5,6	2	2,8	–	–	1	1,4	2	2,8	10	13,9	88	122,3
75–80	m	16	83,9	4	21,0	17	89,1	37	193,9	–	–	–	–	–	–	–	–	–	–	2	10,5	2	10,5	39	204,4
	w	8	29,4	1	3,7	11	40,5	20	73,6	2	7,4	3	11,0	–	–	–	–	–	–	1	3,7	6	22,1	26	95,7
	zus.	24	51,9	5	10,8	28	60,5	57	123,2	2	4,3	3	6,5	–	–	–	–	–	–	3	6,5	8	17,3	65	140,5
80–85	m	12		2		4		18		–	–	–		–	–	–	–	–	–	–		–		18	
	w	8	92,0	2	15,3	3	53,7	13	161,0	–	–	2		–	–	–	–	–	–	1		3		16	161,0
	zus.	20	43,5	4	9,7	7	24,2	31	77,4	–	–	2	9,7	–	–	–	–	–	–	1	14,5	3	24,2	34	101,6
85 und mehr	m	–	62,3	–	11,9	3	35,6	3	109,8	–	–	–	5,9	–	–	–	–	–	–	–	8,9	–	14,8	3	124,6
	w	1	–	–		2		3		–	–	–		–	–	–	–	–	–	2		2		5	
	zus.	1		–		5		6		–	–	–		–	–	–	–	–	–	2		2		8	
Insgesamt	m	382	45,1	158	18,7	1371	162,0	1911	225,9	23	2,7	22	2,6	3	0,4	4	0,5	21	2,5	42	4,0	115	13,6	2026	239,5
	w	174	17,7	51	5,2	928	94,3	1153	117,3	29	2,9	47	4,8	25	2,5	11	1,1	46	4,7	76	7,7	234	23,8	1387	141,0
	zus.	556	30,4	209	11,4	2299	125,6	3064	167,5	52	2,8	69	3,8	28	1,5	15	0,8	67	3,7	118	6,5	349	19,1	3413	186,5

Tabelle XVII. *Bestätigte Neuzugänge an aktiver Tuberkulose in Berlin-West im Jahre 1961 nach Alter und Geschlecht;*
absolute und relative Zahlen auf 100 000 Einwohner
(Entnommen und berechnet aus den Länderstatistiken)

| Alter | Geschlecht | Tuberkulose der Atmungsorgane | | | | | | | | Tuberkulose anderer Organe | | | | | | | | | | | | | | Summe | |
| | | Ia | | Ib | | Ic | | Ia–Ic | | Knochen und Gelenke | | Peripher. Lymphkn. | | Haut | | Meningitis | | Uro-genial | | Sonstige | | Id gesamt | | Ia–Id gesamt | |
		abs.	rel.	abs.	rel.	abs.	rel.	abs.	rel.	abs.	rel.	abs.	rel.	abs.	rel.	abs.	rel.	abs.	rel.	abs.	rel.	abs.	rel.	abs.	rel.
0–1	m			–		6	53,4	6	53,4											1	8,9	1	8,9	7	62,2
	w			2	18,8	5	46,9	7	65,7											1	9,4	1	9,4	8	75,1
	zus.			2	9,1	11	50,2	13	59,3											2	9,1	2	9,1	15	58,4
1–5	m	3	7,8	3	7,8	106	276,8	112	292,5			1	2,6					2	5,2	–		3	7,8	115	300,3
	w	3	8,3	2	5,5	63	173,8	68	187,6			–						–		1	2,8	1	2,8	69	190,3
	zus.	6	8,0	5	6,7	169	226,7	180	241,5			1	1,3					2	2,7	1	1,3	4	5,4	184	246,8
5–10	m	–	–	3	6,9	81	185,5	84	192,4	1	2,3	7	16,0					2	4,6	1	2,3	11	25,2	95	217,5
	w	4	9,8	1	2,5	65	159,7	70	172,0	1	2,5	5	12,3					–		2	4,9	8	19,7	78	191,6
	zus.	4	4,7	4	4,7	146	173,0	154	182,4	2	2,4	12	14,2					2	2,4	3	3,6	19	22,5	173	205,0
10–15	m	3	5,8	1	1,9	60	115,7	64	123,4	4	7,7	5	9,6	1	1,9	2	3,9	–		3	5,8	15	28,9	79	152,3
	w	6	12,2	1	2,0	53	107,4	60	121,5	1	2,0	5	10,1	–		–		2	4,1	1	2,0	9	18,2	69	139,8
	zus.	9	8,9	2	2,0	113	111,6	124	122,5	5	4,9	10	9,9	1	1,0	2	2,0	2	2,0	4	4,0	24	23,7	148	146,2
15–20	m	16	21,4	4	5,4	79	105,8	99	132,6	1	1,3	3	4,0			1	1,3	1	1,3	3	4,0	9	12,1	108	144,7
	w	12	16,8	2	2,8	87	121,6	101	141,1	1	1,4	6	8,4			–		–		2	2,8	9	12,6	110	153,7
	zus.	28	19,2	6	4,1	166	113,7	200	137,0	2	1,4	9	6,2			1	0,7	1	0,7	5	3,4	18	12,3	218	149,4
20–25	m	35	38,0	10	10,9	92	100,0	137	148,9	5	5,4	5	5,4			3	3,3	5	5,4	4	4,3	22	23,9	159	172,8
	w	31	35,0	10	11,3	101	114,1	142	160,4	3	3,4	6	6,8			–	–	8	9,0	4	4,5	21	23,7	163	184,1
	zus.	66	36,0	20	11,1	193	106,9	279	154,5	8	4,4	11	6,1			3	1,7	13	7,2	8	4,4	43	23,8	322	178,3
25–30	m	31	50,6	9	14,7	84	137,1	124	202,4	1	1,6	4	6,5	–		1	1,6	2	3,3	1	1,6	9	14,7	133	217,1
	w	26	41,9	10	16,1	84	135,5	120	193,6	–	–	9	14,5	1	1,6	–	–	5	8,1	1	1,6	16	25,8	136	219,4
	zus.	57	46,2	19	15,4	168	136,3	244	197,9	1	0,8	13	10,5	1	0,8	1	0,8	7	5,7	2	1,6	25	20,3	269	218,2
30–35	m	29	56,4	9	14,5	84	163,3	122	231,1	2	3,7	2	3,7	–	–			6	11,7	2	3,9	12	23,3	134	260,5
	w	20	33,5	5	8,5	83	139,1	108	181,0	2	3,4	2	3,4	3	5,0			1	1,7	2	3,4	10	16,8	118	197,8
	zus.	49	44,1	14	12,6	167	150,3	230	207,0	4	3,6	4	3,6	3	2,7			7	6,3	4	3,6	22	19,8	252	226,8
35–40	m	25	57,9	7	16,2	81	187,4	113	261,5	1	2,3	–	–					4	9,3	1	2,3	6	13,9	119	275,4
	w	24	33,9	6	8,5	80	113,1	110	155,5	2	2,8			2	2,8			6	8,5	4	5,7	14	19,8	124	175,3
	zus.	49	43,0	13	11,4	161	141,3	223	195,7	3	2,6			2	1,8			10	8,8	5	4,4	20	17,6	243	213,2

Alter																									
40–45	m	40	97,8	3	7,3	63	154,0	106	259,1	1	2,4	1	2,4	–	–			3	7,3	2	4,9	7	17,1	113	276,3
	w	24	34,3	3	4,3	59	84,4	86	123,0	1	1,4	2	2,9	–	–			4	5,7	5	7,2	12	17,2	98	140,2
	zus.	64	57,8	6	5,4	122	110,1	192	173,3	2	1,8	3	2,7	–	–			7	6,3	7	6,3	19	17,1	211	190,4
45–50	m	48	80,4	5	8,4	110	184,1	163	272,9	2	3,3	1	1,7	3	5,0			2	3,3	–	–	8	13,4	171	286,3
	w	18	18,3	4	4,1	87	88,5	109	110,9	4	4,1	–	–	1	1,0			4	4,1	1	1,0	10	10,2	119	121,1
	zus.	66	41,8	9	5,7	197	124,7	272	172,1	6	3,8	1	0,6	4	2,5			6	3,8	1	0,6	18	11,4	290	183,5
50–55	m	69	86,1	13	16,2	147	183,5	229	285,9	2	2,5	1	1,2	–	–	1	1,2	2	2,5	4	5,0	10	12,5	239	298,4
	w	20	16,1	5	4,0	98	79,1	123	99,3	3	2,4	4	3,2	3	2,4	–	–	7	5,6	3	2,4	20	16,1	143	115,4
	zus.	89	43,6	18	8,8	245	120,1	352	172,5	5	2,5	5	2,5	3	1,5	1	0,5	9	4,4	7	3,4	30	14,7	382	187,2
55–60	m	83	98,5	15	17,8	164	194,5	262	310,8	5	5,9	1	1,2	–	–	1	1,2	–	–	5	5,9	12	14,2	274	325,0
	w	21	17,8	2	1,7	80	67,8	103	87,3	3	2,5	3	2,5	2	1,7	–	–	4	3,4	2	1,7	14	11,9	117	99,2
	zus.	104	51,4	17	8,4	244	120,6	365	180,4	8	4,0	4	4,0	2	1,0	1	0,5	4	2,0	7	3,5	26	12,9	391	194,0
60–65	m	84	121,8	12	17,4	127	186,0	223	326,4	1	1,5			–	–			2	2,9	2	2,9	5	7,4	228	333,8
	w	20	18,4	4	3,7	50	46,0	74	68,1	3	2,8			4	3,7			1	0,9	–	–	8	7,4	82	75,4
	zus.	104	58,9	16	9,1	177	100,2	297	168,1	4	2,3			4	2,6			3	1,7	2	1,1	13	7,4	310	175,5
65–70	m	48	95,1	7	13,9	63	124,8	118	233,7	–	–	–	–	1	2,0	1	2,0	1	2,0	–	–	3	5,9	121	239,7
	w	27	27,6	3	3,1	43	43,9	73	74,6	4	4,1	3	3,1	2	2,0	–	–	1	1,0	2	2,0	12	12,3	85	86,8
	zus.	75	50,5	10	6,7	106	71,4	191	128,7	4	2,7	3	2,0	3	2,0	1	0,7	2	1,3	2	1,3	15	10,1	206	138,8
70–75	m	32	79,5	4	9,9	41	101,9	77	191,4	1	2,5	–	–	–	–			–	–	1	2,5	2	5,0	79	196,4
	w	26	33,4	2	2,6	29	37,3	57	73,3	1	1,3	2	2,6	1	1,3			2	2,6	1	1,3	7	9,0	64	82,3
	zus.	58	49,1	6	5,1	70	59,3	134	113,5	2	1,7	2	1,7	1	0,8			2	1,7	2	1,7	9	7,6	143	121,1
75–80	m	28	108,0	1	3,9	23	88,7	52	200,6	2	7,7	–	–	–	–			1	3,9	–	–	3	11,6	55	212,1
	w	29	59,0	1	2,0	15	30,5	45	91,5	3	6,1	2	4,1	3	6,1			1	2,0	2	4,1	11	22,4	56	114,0
	zus.	57	75,9	2	2,7	38	50,6	97	129,2	5	6,7	2	2,7	3	4,0			2	2,7	2	2,7	14	18,6	111	147,9
80 und	m	12	68,9	2	11,5	11	63,2	25	143,5	–	–	1	5,7	–	–					1	5,7	2	11,5	27	155,1
mehr	w	14	38,7	2	5,5	14	38,7	30	82,9	1	2,8	–	–	1	2,8					5	13,8	7	19,4	37	102,3
	zus.	26	48,5	4	7,5	25	46,7	55	102,7	1	1,9	1	1,9	1	1,9					6	11,2	9	16,8	64	119,5
Ins-	m	586	62,7	108	11,6	1 422	152,2	2116	226,4	29	3,1	32	3,4	5	0,5	14	1,5	29	3,1	31	3,3	140	15,0	2256	241,4
gesamt	w	325	25,6	65	5,1	1 096	86,3	1 486	117,0	33	2,6	49	3,9	23	1,8	–	–	46	3,6	39	3,1	190	15,0	1676	132,0
	zus.	911	41,3	173	7,9	2 518	114,4	3602	163,4	62	2,8	81	3,7	28	1,3	14	0,6	75	3,4	70	3,2	330	15,0	3932	178,4

Tabelle XVIII. *Bestätigte Neuzugänge an aktiver Tuberkulose in Bremen im Jahre 1961 nach Alter und Geschlecht; absolute und relative Zahlen auf 100 000 Einwohner*
(Entnommen und berechnet aus den Länderstatistiken)

| Alter | Geschlecht | Tuberkulose der Atmungsorgane | | | | | | | | Tuberkulose anderer Organe | | | | | | | | | | | | Summe | |
| | | Ia | | Ib | | Ic | | Ia–Ic | | Knochen und Gelenke | | Peripher. Lymphkn. | | Haut | | Menin-gitis | | Uro-genital | | Sonstige | | Id gesamt | | Ia–Id gesamt | |
		abs.	rel.	abs.	rel.	abs.	rel.	abs.	rel.	abs.	rel.	abs.	rel.	abs.	rel.	abs.	rel.	abs.	rel.	abs.	rel.	abs.	rel.	abs.	rel.
0– 1	m	–	–	–	–	2	37,0	2	37,0	–	–	–	–	–	–	–	–	–	–	–	–	–	–	2	37,0
	w	–	–	–	–	1	19,4	1	19,4	–	–	–	–	–	–	–	–	–	–	–	–	–	–	1	19,4
	zus.	–	–	–	–	3	28,4	3	28,4	–	–	–	–	–	–	–	–	–	–	–	–	–	–	3	28,4
1– 5	m	–	–	–	–	21	107,9	21	107,9	–	–	–	–	–	–	–	–	–	–	1	5,1	1	5,1	22	113,1
	w	–	–	–	–	19	102,7	19	102,7	–	–	–	–	–	–	–	–	–	–	–	–	–	–	19	102,7
	zus.	–	–	–	–	40	105,4	40	105,4	–	–	–	–	–	–	–	–	–	–	1	2,6	1	2,6	41	108,0
5–10	m	–	–	–	–	34	160,4	34	160,4	–	–	1	4,7	1	4,7	1	4,7	–	–	–	–	3	14,2	37	174,6
	w	1	4,9	1	4,9	18	88,6	20	98,5	–	–	–	–	–	–	1	4,9	–	–	1	4,9	2	9,9	22	108,3
	zus.	1	2,4	1	2,4	52	125,3	54	130,1	–	–	1	2,4	1	2,4	2	4,8	–	–	1	2,4	5	12,0	59	142,1
10–15	m	–	–	–	–	20	91,8	20	91,8	–	–	–	–	–	–	–	–	–	–	2	9,2	2	9,2	22	100,9
	w	1	4,7	–	–	12	56,5	13	61,2	–	–	1	4,7	1	4,7	–	–	–	–	1	4,7	3	14,1	16	75,4
	zus.	1	2,3	–	–	32	74,4	33	76,2	–	–	1	2,3	1	2,3	–	–	–	–	3	7,0	5	11,6	38	88,3
15–20	m	5	18,3	1	3,7	17	62,1	23	84,0	2	7,3	2	7,3	–	–	–	–	–	–	2	7,3	6	21,9	29	106,0
	w	3	11,4	3	11,4	17	64,6	23	87,4	2	7,6	2	7,6	2	7,6	–	–	–	–	3	11,4	9	34,2	32	121,7
	zus.	8	14,9	4	7,5	34	63,3	46	85,7	4	7,5	4	7,5	2	3,7	–	–	–	–	5	9,3	15	27,9	61	113,7
20–25	m	9	28,5	1	3,2	45	142,3	55	174,0	3	9,5	2	6,3	1	3,2	1	3,2	2	6,3	1	3,2	10	31,6	65	205,6
	w	4	13,0	2	6,5	41	133,7	47	153,3	2	6,5	2	6,5	–	–	–	–	5	16,3	4	13,0	13	35,9	60	189,1
	zus.	13	20,9	3	4,8	86	138,1	102	163,8	5	8,0	4	6,4	1	1,6	1	1,6	7	11,2	5	8,0	23	33,7	125	197,5
25–30	m	8	33,2	–	–	33	137,0	41	170,2	1	4,2	–	–	–	–	–	–	2	8,3	2	8,3	5	20,8	46	190,9
	w	4	16,8	3	12,6	21	88,2	28	117,6	3	12,6	2	8,4	1	4,2	–	–	6	25,2	–	–	12	50,4	40	168,0
	zus.	12	25,1	3	6,3	54	112,7	69	144,1	4	8,4	2	4,2	1	2,1	–	–	8	16,7	2	4,2	17	35,5	86	179,6
30–35	m	12	51,2	3	12,8	27	115,3	42	179,3	1	4,3	–	–	–	–	–	–	5	21,4	3	12,8	9	38,4	51	217,8
	w	3	12,1	1	4,0	19	76,9	23	93,1	1	4,0	–	–	–	–	–	–	6	24,3	4	16,2	11	40,5	34	133,6
	zus.	15	31,2	4	8,3	46	95,6	65	135,1	2	4,2	–	–	–	–	–	–	11	22,9	7	14,5	20	39,5	85	174,6
35–40	m	16	75,0	–	–	22	103,1	38	178,1	2	9,4	–	–	–	–	–	–	–	–	3	14,1	5	23,4	43	201,5
	w	5	17,9	–	–	15	53,6	20	71,5	–	–	–	–	1	3,6	–	–	6	21,5	4	14,3	11	32,2	31	103,7
	zus.	21	42,6	–	–	37	75,0	58	117,6	2	4,1	–	–	1	2,0	–	–	6	12,2	7	14,2	16	28,4	74	146,0

40–45	m	7	45,2	1	6,5	21	135,5	29	187,2	–	–	–	–	–	–	–	–	3	19,4	–	–	3	19,4	32	206,5
	w	4	20,2	–	–	14	70,7	18	90,9	1	5,0	2	10,1	–	–	–	–	2	10,1	2	10,1	7	35,3	25	126,2
	zus.	11	31,2	1	2,8	35	99,1	47	133,1	1	2,8	2	5,7	–	–	–	–	5	14,2	2	5,7	10	28,3	57	161,5
45–50	m	8	34,7	2	8,7	22	95,3	32	138,7	–	–	–	–	–	–	–	–	2	8,7	3	13,0	5	21,7	37	160,3
	w	3	10,6	1	3,5	7	24,8	11	39,0	–	–	–	–	–	–	–	–	3	10,6	3	10,6	6	21,3	17	60,2
	zus.	11	21,4	3	5,8	29	56,5	43	83,8	–	–	–	–	–	–	–	–	5	9,7	6	11,7	11	21,4	54	105,2
50–55	m	12	49,3	3	12,3	25	102,7	40	164,3	–	–	–	–	–	–	–	–	4	16,4	1	4,1	5	20,5	45	184,8
	w	1	3,5	1	3,5	8	27,8	10	34,8	1	3,5	–	–	–	–	–	–	2	7,0	3	10,4	6	20,9	16	55,7
	zus.	13	24,5	4	7,5	33	62,2	50	94,2	1	1,9	–	–	–	–	–	–	6	11,3	4	7,5	11	20,7	61	114,9
55–60	m	14	62,9	5	22,5	26	116,9	45	202,3	1	4,5	–	–	–	–	–	–	–	–	1	4,5	2	9,0	47	211,3
	w	3	12,0	1	4,0	9	36,1	13	52,1	–	–	2	8,0	–	–	–	–	2	8,0	4	16,0	8	32,1	21	84,2
	zus.	17	36,0	6	12,7	35	74,2	58	122,9	1	2,1	2	4,2	–	–	–	–	2	4,2	5	10,6	10	21,2	68	144,1
60–65	m	7	43,9	5	31,4	13	81,6	25	157,0	1	6,3	–	–	–	–	–	–	–	–	1	6,3	1	6,3	26	163,2
	w	3	14,0	–	–	2	9,3	5	23,3	–	–	1	4,7	1	4,7	–	–	–	–	4	18,6	6	27,9	11	51,2
	zus.	10	26,7	5	13,4	15	40,1	30	80,2	1	2,7	1	2,7	1	2,7	–	–	–	–	4	10,7	7	18,7	37	98,9
65–70	m	4	34,0	–	–	10	85,1	14	119,1	2	17,0	–	–	–	–	–	–	–	–	2	17,0	2	17,0	16	136,1
	w	5	27,6	–	–	1	5,5	6	33,0	4	22,0	–	–	–	–	–	–	–	–	2	11,0	6	33,0	12	66,0
	zus.	9	30,1	–	–	11	36,8	20	66,8	6	20,0	–	–	–	–	–	–	–	–	2	6,7	8	26,7	28	93,6
70–75	m	8	84,3	3	31,7	4	42,3	15	158,6	–	–	–	–	–	–	–	–	1	10,6	–	–	1	10,6	16	169,2
	w	3	22,1	3	22,1	6	44,3	12	88,5	1	7,4	–	–	–	–	–	–	–	–	3	22,1	4	29,5	16	118,1
	zus.	11	47,8	6	26,1	10	43,5	27	117,3	1	4,4	–	–	–	–	–	–	1	4,4	3	13,0	5	21,7	32	139,1
75–80	m	4	62,9	2	31,4	2	31,4	8	125,7	–	–	–	–	–	–	–	–	–	–	–	–	–	–	8	125,7
	w	2	22,8	–	–	1	11,4	3	34,2	–	–	–	–	–	–	–	–	–	–	1	11,4	1	11,4	4	45,5
	zus.	6	39,6	2	13,2	3	19,8	11	72,6	–	–	–	–	–	–	–	–	–	–	1	6,6	1	6,6	12	79,2
80 und mehr	m	1	30,5	1	30,5	–	–	2	61,1	–	–	–	–	–	–	–	–	–	–	–	–	–	–	2	61,1
	w	1	21,5	–	–	1	21,5	2	43,0	–	–	–	–	–	–	–	–	–	–	–	–	–	–	2	43,0
	zus.	2	25,2	1	12,6	1	12,6	4	50,4	–	–	–	–	–	–	–	–	–	–	–	–	–	–	2	50,4
Insgesamt	m	115	35,0	27	8,2	344	104,6	486	147,8	13	4,0	5	1,5	2	0,6	2	0,6	19	5,8	19	5,8	60	18,2	546	166,0
	w	46	12,5	16	4,3	212	57,5	274	74,3	15	4,1	12	3,3	6	1,6	1	0,3	32	8,7	39	10,6	105	27,1	374	101,4
	zus.	161	23,1	43	6,2	556	79,7	760	108,9	28	4,0	17	2,4	8	1,1	3	0,4	51	7,3	58	8,3	165	22,9	920	131,9

Tabelle XIX. *Bestätigte Neuzugänge an aktiver Tuberkulose in Nordrhein-Westfalen im Jahre 1961 nach Alter und Geschlecht; absolute und relative Zahlen auf 100 000 Einwohner*
(Entnommen und berechnet aus den Länderstatistiken)

| Alter | Geschlecht | Tuberkulose der Atmungsorgane | | | | | | | | Tuberkulose anderer Organe | | | | | | | | | | | | Summe | |
| | | Ia | | Ib | | Ic | | Ia–Ic | | Knochen und Gelenke | | Peripher. Lymphkn. | | Haut | | Menin-gitis | | Uro-genital | | Sonstige | | Id gesamt | | Ia–Id gesamt | |
		abs.	rel.	abs.	rel.	abs.	rel.	abs.	rel.	abs.	rel.	abs.	rel.	abs.	rel.	abs.	rel.	abs.	rel.	abs.	rel.	abs.	rel.	abs.	rel.
0– 1	m	1	0,7	1	0,7	42	30,7	44	32,1	1	0,7	–	–	–	–	2	1,5	–	–	1	0,7	4	2,9	48	35,0
	w	2	1,5	2	1,5	34	26,0	38	29,1	–	–	–	–	–	–	1	0,8	–	–	–	–	1	0,8	39	29,9
	zus.	3	1,1	3	1,1	76	28,4	82	30,6	1	0,4	–	–	–	–	3	1,1	–	–	1	0,4	5	1,9	87	32,5
1– 5	m	8	1,6	4	0,8	540	105,9	552	108,2	4	0,8	12	2,4	3	0,6	10	2,0	–	–	4	0,8	33	6,5	585	114,7
	w	4	0,8	2	0,4	453	93,5	459	94,8	3	0,6	18	3,7	–	–	14	2,9	1	0,2	13	2,7	49	10,1	508	104,9
	zus.	12	1,2	6	0,6	993	99,9	1 011	101,7	7	0,7	30	3,0	3	0,3	24	2,4	1	0,1	17	1,7	82	8,2	1 093	109,9
5–10	m	10	1,7	4	0,7	546	94,3	560	96,7	13	2,2	20	3,5	2	0,4	13	2,2	1	0,2	6	1,0	55	9,5	615	106,2
	w	8	1,5	1	0,2	495	89,8	504	91,5	6	1,1	18	3,3	1	0,2	9	1,6	2	0,4	8	1,5	44	8,0	548	99,5
	zus.	18	1,6	5	0,4	1041	92,1	1 064	94,1	19	1,7	38	3,4	3	0,3	22	1,9	3	0,3	14	1,2	99	8,8	1 163	102,9
10–15	m	12	2,4	8	1,6	256	50,5	276	54,4	20	3,9	15	3,0	–	–	6	1,2	4	0,8	8	1,6	53	10,5	329	64,9
	w	15	3,1	5	1,0	214	44,1	234	48,2	16	3,3	19	3,9	3	0,6	7	1,4	2	0,4	12	2,5	59	12,1	293	60,3
	zus.	27	2,7	13	1,3	470	47,3	510	51,4	36	3,6	34	3,4	3	0,3	13	1,3	6	0,6	20	2,0	112	11,3	622	62,6
15–20	m	104	17,9	24	4,1	268	46,0	396	68,0	15	2,6	26	4,5	2	0,3	9	1,5	11	1,9	10	1,7	73	12,5	469	80,5
	w	69	12,4	12	2,2	256	46,1	337	60,7	10	1,8	39	7,0	2	0,4	5	0,9	13	2,3	15	2,7	84	15,1	421	75,8
	zus.	173	15,2	36	3,2	524	46,1	733	64,4	25	2,2	65	5,7	4	0,4	14	1,2	24	2,1	25	2,2	157	13,8	890	78,2
20–25	m	227	32,3	48	6,8	452	64,4	727	103,6	27	3,8	35	5,0	6	0,9	3	0,4	23	3,3	25	3,6	119	17,0	846	120,6
	w	133	20,0	32	4,8	348	52,3	513	77,1	16	2,4	46	6,9	5	0,8	6	0,9	41	6,2	31	4,7	145	21,8	658	98,9
	zus.	360	26,3	80	5,9	800	58,5	1 240	90,7	43	3,1	81	5,9	11	0,8	9	0,7	64	4,7	56	4,1	264	19,3	1 504	110,0
25–30	m	210	35,7	58	9,8	350	59,4	618	104,9	28	4,8	28	4,8	1	0,2	3	0,5	43	7,3	18	3,1	121	20,5	739	125,5
	w	125	23,0	14	2,6	286	52,7	425	78,3	14	2,6	44	8,1	11	2,0	3	0,6	68	12,5	32	5,9	172	31,7	597	110,0
	zus.	335	29,6	72	6,4	636	56,2	1 043	92,2	42	3,7	72	6,4	12	1,1	6	0,5	111	9,8	50	4,4	293	25,9	1 336	118,1
30–35	m	251	43,4	46	8,0	312	54,0	609	105,3	17	2,9	13	2,2	5	0,9	3	0,5	45	7,8	20	3,5	103	17,8	712	123,2
	w	124	21,7	26	4,5	265	46,3	415	72,5	18	3,1	25	4,4	10	1,7	1	0,2	62	10,8	25	4,4	141	24,6	556	97,1
	zus.	375	32,6	72	6,3	577	50,1	1 024	89,0	35	3,0	38	3,3	15	1,3	4	0,3	107	9,3	45	3,9	244	21,2	1 268	110,2
35–40	m	230	48,0	27	5,6	299	62,4	556	116,1	23	4,8	15	3,1	5	1,0	2	0,4	54	11,3	16	3,3	115	24,0	671	140,1
	w	109	17,3	21	3,3	213	33,9	343	54,6	13	2,1	25	4,0	5	0,8	6	1,0	53	8,4	23	3,7	125	19,9	468	74,4
	zus.	339	30,6	48	4,3	512	46,2	899	81,2	36	3,3	40	3,6	10	0,9	8	0,7	107	9,7	39	3,5	240	21,7	1 139	102,8

Alter		1		2		3		4		5		6		7		8		9		10		11		12	
40—45	m	190	57,8	38	11,6	255	77,6	483	147,0	13	4,0	6	1,8	3	0,9	3	0,9	27	8,2	16	4,9	68	20,7	551	167,7
	w	77	17,7	17	3,9	169	38,8	263	60,3	15	3,4	18	4,1	11	2,5	–	–	38	8,7	6	1,4	88	20,2	351	80,5
	zus.	267	34,9	55	7,2	424	55,5	746	97,6	28	3,7	24	3,1	14	1,8	3	0,4	65	8,5	22	2,9	156	20,4	902	118,0
45—50	m	251	52,9	40	8,4	369	77,8	660	139,2	18	3,8	8	1,7	4	0,8	1	0,2	34	7,2	12	2,5	77	16,2	737	155,4
	w	74	11,9	13	2,1	180	29,0	267	43,0	13	2,1	15	2,4	7	1,1	1	0,2	29	4,7	22	3,5	87	14,0	354	57,0
	zus.	325	29,7	53	4,8	549	50,1	927	84,6	31	2,8	23	2,1	11	1,0	2	0,2	63	5,8	34	3,1	164	15,0	1091	99,6
50—55	m	333	63,9	59	11,3	377	72,3	769	147,5	17	3,3	3	0,6	5	1,0	4	0,8	33	6,3	16	3,1	78	15,0	847	162,5
	w	73	11,4	20	3,1	131	20,5	224	35,0	5	0,8	21	3,3	7	1,1	2	0,3	32	5,0	15	2,3	82	12,8	306	47,9
	zus.	406	35,0	79	6,8	508	43,8	993	85,6	22	1,9	24	2,1	12	1,0	6	0,5	65	5,6	31	2,7	160	13,8	1153	99,3
55—60	m	395	78,4	64	12,7	426	84,5	885	175,6	26	5,2	5	1,0	6	1,2	3	0,6	27	5,4	9	1,8	76	15,1	961	190,7
	w	82	14,5	11	2,0	121	21,5	214	38,0	16	2,8	13	2,3	8	1,4	1	0,2	15	2,7	11	2,0	64	11,4	278	49,3
	zus.	477	44,7	75	7,0	547	51,2	1099	102,9	42	3,9	18	1,7	14	1,3	4	0,4	42	3,9	20	1,9	140	13,1	1239	116,0
60—65	m	323	88,9	58	16,0	364	100,1	745	204,9	18	5,0	6	1,7	4	1,1	3	0,8	15	4,1	8	2,2	54	14,9	799	219,8
	w	54	11,5	16	3,4	109	23,2	179	38,2	13	2,8	14	3,0	19	4,1	1	0,2	8	1,7	8	1,7	63	13,5	242	51,7
	zus.	377	45,3	74	8,9	473	56,9	924	111,1	31	3,7	20	2,4	23	2,8	4	0,5	23	2,8	16	1,9	117	14,1	1041	125,2
65—70	m	193	79,1	36	14,8	145	59,5	374	153,3	9	3,7	3	1,2	3	1,2	–	–	16	6,6	3	1,2	34	13,9	408	167,3
	w	58	15,9	5	1,4	58	15,9	121	33,1	8	2,2	12	3,3	6	1,6	1	0,3	–	–	7	1,9	34	9,3	155	42,4
	zus.	251	41,2	41	6,7	203	33,3	495	81,2	17	2,8	15	2,5	9	1,4	1	0,2	16	2,6	10	1,6	68	11,2	563	92,4
70—75	m	130	70,7	20	10,9	78	42,4	228	124,0	7	3,8	4	2,2	1	0,5	1	0,5	5	2,7	6	3,3	24	13,1	252	137,1
	w	43	16,1	6	2,2	57	21,3	106	39,6	7	2,6	13	4,9	10	3,7	–	–	6	2,2	6	2,2	42	15,7	148	55,3
	zus.	173	38,3	26	5,8	135	29,9	334	74,0	14	3,1	17	3,8	11	2,4	1	0,2	11	2,4	12	2,7	66	14,6	400	88,7
75—80	m	65	54,7	6	5,0	43	36,2	114	95,9	6	5,0	2	1,7	3	2,5	–	–	3	2,5	1	0,8	15	12,6	129	108,5
	w	56	34,0	4	2,4	29	17,6	89	54,0	5	3,0	6	3,6	2	1,2	–	–	2	1,2	5	3,0	20	12,1	109	66,1
	zus.	121	42,6	10	3,5	72	25,4	203	71,5	11	3,9	8	2,8	5	1,8	–	–	5	1,8	6	2,1	35	12,3	238	83,9
80und mehr	m	33	39,7	8	9,6	22	26,5	63	75,8	1	1,2	3	3,6	2	2,4	–	–	–	–	–	–	6	7,2	69	83,0
	w	17	14,8	3	2,6	19	16,5	39	34,0	–	–	3	2,6	2	1,7	1	0,9	–	–	–	–	6	5,2	45	39,2
	zus.	50	25,3	11	5,6	41	20,7	102	51,5	1	0,5	6	3,0	4	2,0	1	0,5	–	–	–	–	12	6,1	114	57,6
Ins-gesamt 1)	m	2966	39,6	549	7,3	5144	68,7	8659	115,7	263	3,5	204	2,7	55	0,7	66	0,9	341	4,6	179	2,4	1108	14,8	9767	130,5
	w	1123	13,6	210	2,5	3437	41,6	4770	57,8	178	2,2	349	4,2	109	1,3	59	0,7	372	4,5	239	2,9	1306	15,8	6076	73,6
	zus.	4089	26,0	759	4,8	8581	54,5	13429	85,3	441	2,8	553	3,5	164	1,0	125	0,8	713	4,5	418	2,7	2414	15,3	15843	100,6

1) Ohne kreisfreie Stadt Wuppertal (1. Vierteljahr).

Tabelle XX. *Bestätigte Neuzugänge an aktiver Tuberkulose in Hessen im Jahre 1961 nach Alter und Geschlecht;*
absolute und relative Zahlen auf 100 000 Einwohner
(Entnommen und berechnet aus den Länderstatistiken)

| Alter | Geschlecht | Tuberkulose der Atmungsorgane | | | | | | | | Tuberkulose anderer Organe | | | | | | | | | | | | | Summe | |
| | | Ia | | Ib | | Ic | | Ia–Ic | | Knochen und Gelenke | | Peripher-Lymphkn. | | Haut | | Menin-gitis | | Uro-genital | | Sonstige[1] | | Id gesamt | | Ia–Id gesamt | |
		abs.	rel.	abs.	rel.	abs.	rel.	abs.	rel.	abs.	rel.	abs.	rel.	abs.	rel.	abs.	rel.	abs.	rel.	abs.	rel.	abs.	rel.	abs.	rel.
0–15	m	4	0,8	1	0,2	301	59,5	306	60,5	8	1,6	17	3,4	4	0,8	9	1,8	—	—	9	1,8	47	9,3	353	69,8
	w	8	1,7	1	0,2	304	63,4	313	65,3	8	1,7	13	2,7	7	1,5	7	1,5	—	—	7	1,5	42	8,8	355	74,0
	zus.	12	1,2	2	0,2	605	61,4	619	62,8	16	1,6	30	3,0	11	1,1	16	1,6	—	—	16	1,6	89	9,0	708	71,9
15 und mehr	m	705	40,9	214	12,4	1107	64,2	2026	117,5	67	3,9	7	0,4	26	1,5	5	0,3	—	—	213	12,4	318	18,4	2344	136,0
	w	300	14,8	89	4,4	700	34,5	1089	53,6	56	2,8	130	6,4	27	1,3	11	0,5	—	—	212	10,4	436	21,5	1525	75,1
	zus.	1005	26,8	303	8,1	1807	48,1	3115	83,0	123	3,3	137	3,6	53	1,4	16	0,4	—	—	425	11,3	754	20,1	3869	103,0
Ins-gesamt	m	709	31,8	215	9,6	1408	63,1	2332	104,6	75	3,4	24	1,1	30	1,3	14	0,6	—	—	222	10,0	365	16,4	2697	120,9
	w	308	12,3	90	3,6	1004	40,0	1402	55,8	64	2,5	143	5,7	34	1,4	18	0,7	—	—	219	8,7	478	19,0	1880	74,9
	zus.	1017	21,5	305	6,4	2412	50,9	3734	78,9	139	2,9	167	3,5	64	1,4	52	0,7	—	—	441	9,3	843	17,8	4577	96,6

1) inkl. Urogenitaltuberkulose

Tabelle XXI. *Bestätigte Neuzugänge an aktiver Tuberkulose in Rheinland-Pfalz im Jahre 1961 nach Alter und Geschlecht;*
absolute und relative Zahlen auf 100 000 Einwohner
(Entnommen und berechnet aus den Länderstatistiken)

| Alter | Geschlecht | Tuberkulose der Atmungsorgane | | | | | | | | Tuberkulose anderer Organe | | | | | | | | | | | | | Summe | |
| | | Ia | | Ib | | Ic | | Ia–Ic | | Knochen und Gelenke | | Peripher. Lymphkn. | | Haut | | Meningitis | | Urogenital | | Sonstige | | Id gesamt | | Ia–Id gesamt | |
		abs.	rel.	abs.	rel.	abs.	rel.	abs.	rel.	abs.	rel.	abs.	rel.	abs.	rel.	abs.	rel.	abs.	rel.	abs.	rel.	abs.	rel.	abs.	rel.
0– 1	m	–	–	–	–	8	25,2	8	25,2	–	–	–	–	–	–	–	–	–	–	–	–	–	–	8	25,2
	w	1	3,3	–	–	7	23,1	8	26,4	–	–	–	–	–	–	1	3,3	–	–	–	–	1	3,3	9	29,7
	zus.	1	1,6	–	–	15	24,2	16	25,8	–	–	–	–	–	–	1	1,6	–	–	–	–	1	1,6	17	27,4
1– 5	m	1	0,8	–	–	122	98,4	123	99,2	1	0,8	4	3,2	1	0,8	3	2,4	1	0,8	1	0,8	11	8,9	134	108,1
	w	–	–	1	0,9	102	87,1	103	87,9	–	–	–	–	–	–	4	3,4	–	–	1	0,9	5	4,3	108	92,2
	zus.	1	0,4	1	0,4	224	92,9	226	93,7	1	0,4	4	1,7	1	0,4	7	2,9	1	0,4	2	0,8	16	6,6	242	100,4
5–10	m	1	0,7	3	2,1	183	126,3	187	129,1	7	4,8	10	6,9	3	2,1	5	3,5	2	1,4	3	2,1	30	20,7	217	149,8
	w	2	1,5	1	0,7	156	113,4	159	115,6	5	3,6	11	8,0	–	–	3	2,2	2	1,5	3	2,2	24	17,4	183	133,0
	zus.	3	1,1	4	1,4	339	120,0	346	122,5	12	4,2	21	7,4	3	1,1	8	2,8	4	1,4	6	2,1	54	19,1	400	141,6
10–15	m	3	2,6	4	3,5	108	93,8	115	99,8	4	3,5	3	2,6	2	1,8	1	0,9	–	–	2	1,8	12	10,4	127	110,3
	w	1	0,9	2	1,8	71	64,1	74	66,8	7	6,3	12	10,8	1	0,9	2	1,8	4	3,6	2	1,8	28	25,3	102	92,1
	zus.	4	1,8	6	2,7	179	79,2	189	83,6	11	4,9	15	6,6	3	1,3	3	1,3	4	1,8	4	1,8	40	17,7	229	101,3
15–20	m	24	20,3	3	2,5	61	51,6	88	74,4	6	5,1	8	6,8	1	0,8	3	2,5	3	2,5	4	3,4	25	21,1	113	95,5
	w	17	14,8	6	5,2	57	49,5	80	69,5	2	1,7	8	7,0	1	0,9	–	–	2	1,7	6	5,2	19	16,5	99	86,0
	zus.	41	17,6	9	3,9	118	50,6	168	72,0	8	3,4	16	6,9	2	0,9	3	1,3	5	2,1	10	4,3	44	18,9	212	90,8
20–25	m	54	38,6	17	12,1	73	52,1	144	102,8	4	2,9	3	2,1	1	0,7	1	0,7	12	8,6	7	5,0	28	20,0	172	122,8
	w	24	17,5	11	8,0	71	51,7	106	77,1	5	3,6	8	5,8	3	2,2	1	0,7	8	5,8	13	9,5	38	27,7	144	104,7
	zus.	78	28,1	28	10,1	144	51,9	250	90,1	9	3,2	11	4,0	4	1,4	2	0,7	20	7,2	20	7,2	66	23,8	316	113,9
25–30	m	54	47,5	16	14,1	65	57,1	135	118,7	5	4,4	3	2,6	1	0,9	1	0,9	5	4,4	5	4,4	20	17,6	155	136,2
	w	22	20,1	11	10,0	51	46,6	84	76,7	5	4,6	15	13,7	–	–	1	0,9	12	11,0	7	6,4	40	36,5	124	113,2
	zus.	76	34,0	27	12,1	116	51,9	219	98,1	10	4,5	18	8,1	1	0,4	2	0,9	17	7,6	12	5,4	60	26,9	279	124,9
30–35	m	49	42,1	20	17,2	72	61,8	141	121,1	5	4,3	3	2,6	5	4,3	4	3,4	19	16,3	8	6,9	44	37,8	185	158,8
	w	27	22,3	8	6,6	51	42,1	86	71,1	3	2,5	10	8,3	3	2,5	–	–	17	14,0	6	5,0	39	32,2	125	103,3
	zus.	76	32,0	28	11,8	123	51,8	227	95,6	8	3,4	13	5,5	8	3,4	4	1,7	36	15,2	14	5,9	83	34,9	310	130,5
35–40	m	46	45,7	24	23,8	65	64,5	135	134,1	9	8,9	4	4,0	3	3,0	1	1,0	20	19,9	9	8,9	46	45,7	181	179,7
	w	28	20,6	7	5,2	46	33,9	81	59,6	4	2,9	13	9,6	2	1,5	3	2,2	14	10,3	10	7,4	46	33,9	127	93,5
	zus.	74	31,3	31	13,1	111	46,9	216	91,3	13	5,5	17	7,2	5	2,1	4	1,6	34	14,4	19	8,0	92	38,9	308	130,2

Alter		1		2		3		4		5		6		7		8		9		10		11		Insgesamt	
40–45	m	54	81,1	19	34,2	70	105,2	143	214,8	7	10,5	2	3,0	1	1,5	1	1,5	9	13,5	5	7,5	25	37,6	168	252,4
	w	24	26,5	4	4,4	48	53,0	76	83,9	5	5,5	15	16,6	2	2,2	1	1,1	4	4,4	9	9,9	36	39,7	112	123,6
	zus.	78	49,6	23	14,6	118	75,1	219	139,3	12	7,6	17	10,8	3	1,9	2	1,3	13	8,3	14	8,9	61	38,8	280	178,1
45–50	m	58	59,0	17	17,3	67	68,1	142	144,3	9	9,1	3	3,0	–	–	1	1,0	9	9,1	6	6,1	28	28,5	170	172,8
	w	12	9,2	7	5,4	37	28,5	56	43,1	5	3,8	10	7,7	4	3,1	1	0,8	7	5,4	8	6,2	35	26,9	91	70,0
	zus.	70	30,6	24	10,5	104	45,5	198	86,7	14	6,1	13	5,7	4	1,8	2	0,9	16	7,0	14	6,1	63	27,6	261	114,3
50–55	m	86	80,1	23	21,4	66	61,5	175	162,9	4	3,7	2	1,9	2	1,9	1	0,9	11	10,2	2	1,9	22	20,5	197	183,4
	w	18	13,4	10	7,5	35	26,5	63	47,1	6	4,5	6	4,5	5	3,7	2	1,5	7	5,2	4	3,0	30	22,4	93	69,5
	zus.	104	43,1	33	13,7	101	41,9	238	98,6	10	4,1	8	3,3	7	2,9	3	1,2	18	7,5	6	2,5	52	21,6	290	120,2
55–60	m	73	70,4	20	19,3	50	48,2	143	137,8	8	7,7	6	5,8	2	1,9	–	–	10	9,6	5	4,8	31	29,9	174	167,7
	w	13	10,8	8	6,6	27	22,4	48	39,8	6	5,0	9	7,5	5	4,1	–	–	4	3,3	5	4,1	29	24,0	77	63,8
	zus.	86	38,3	28	12,5	77	34,3	191	85,1	14	6,2	15	6,7	7	3,1	–	–	14	6,2	10	4,5	60	26,7	251	111,8
60–65	m	64	83,1	17	22,1	68	88,3	149	193,4	3	3,9	1	1,3	1	1,3	–	–	5	6,5	4	5,2	14	18,2	163	211,5
	w	11	10,8	3	2,9	21	20,6	35	34,3	6	5,9	5	4,9	4	3,9	–	–	1	1,0	6	5,9	22	21,6	57	55,8
	zus.	75	41,9	20	11,2	89	49,7	184	102,7	9	5,0	6	3,3	5	2,8	–	–	6	3,3	10	5,6	36	20,1	220	122,8
65–70	m	38	70,9	9	16,8	21	39,2	68	126,9	2	3,7	1	1,9	–	–	1	1,9	6	11,2	1	1,9	11	20,5	79	147,4
	w	9	11,3	4	5,0	11	13,8	24	30,0	1	1,3	6	7,5	1	1,3	–	–	2	2,5	8	10,0	18	22,5	42	52,5
	zus.	47	35,2	13	9,7	32	24,0	92	68,9	3	2,2	7	5,2	1	0,7	1	0,7	8	6,0	9	6,7	29	21,7	121	90,6
70–75	m	28	70,6	3	7,6	10	25,2	41	103,4	3	7,6	–	–	–	–	–	–	2	5,0	–	–	5	12,6	46	116,0
	w	10	17,0	3	5,1	8	13,6	21	35,8	1	1,7	1	1,7	2	3,4	–	–	1	1,7	1	1,7	6	10,2	27	46,0
	zus.	38	38,6	6	6,1	18	18,3	62	63,0	4	4,1	1	1,0	2	2,0	–	–	3	3,0	1	1,0	11	11,2	73	74,2
75–80	m	12	44,1	9	33,1	6	22,1	27	99,2	–	–	–	–	–	–	–	–	1	3,7	1	3,7	2	7,3	29	106,5
	w	12	31,7	2	5,3	7	18,5	21	55,5	1	2,6	–	–	–	–	–	–	1	2,6	–	–	2	5,3	23	60,8
	zus.	24	36,9	11	16,9	13	20,0	48	73,8	1	1,5	–	–	–	–	–	–	2	3,1	1	1,5	4	6,1	52	79,9
80–85	m	10	67,9	1	6,8	3	20,4	14	95,0	1	6,8	–	–	–	–	–	–	–	–	–	–	1	6,8	15	101,8
	w	2	10,2	1	5,1	2	10,2	5	25,6	–	–	1	5,1	2	10,2	–	–	–	–	–	–	3	15,3	8	40,9
	zus.	12	35,5	2	5,9	5	14,8	19	56,2	1	3,0	1	3,0	2	5,9	–	–	–	–	–	–	4	11,8	23	68,1
85 und mehr	m	–	–	–	–	–	–	–	–	–	–	–	–	–	–	–	–	–	–	–	–	–	–	–	–
	w	1	13,2	–	–	1	13,2	2	20,5	–	–	–	–	–	–	–	–	–	–	–	–	–	–	2	26,5
	zus.	1	8,0	–	–	1	8,0	2	16,0	–	–	–	–	–	–	–	–	–	–	–	–	–	–	2	16,0
Insgesamt	m	655	41,0	205	12,8	1 118	70,0	1978	123,8	78	4,9	53	3,3	23	1,4	23	1,4	115	7,2	63	3,9	355	22,2	2333	146,0
	w	234	13,0	89	5,0	809	45,1	1132	63,0	62	3,5	130	8,1	35	1,9	19	1,1	86	4,8	89	5,0	421	23,4	1553	86,5
	zus.	889	26,2	294	8,7	1927	56,8	3110	92,2	140	4,1	183	5,4	58	1,7	42	1,2	201	5,9	152	4,5	776	22,9	3886	114,5

Tabelle XXII. *Bestätigte Neuzugänge an aktiver Tuberkulose im Saarland im Jahre 1961 nach Alter und Geschlecht;*
absolute und relative Zahlen auf 100 000 Einwohner

| Alter | Geschlecht | Tuberkulose der Atmungsorgane | | | | | | | | Tuberkulose anderer Organe | | | | | | | | | | | | | | Summe | |
| | | Ia | | Ib | | Ic | | Ia–Ic | | Knochen und Gelenke | | Peripher. Lymphkn. | | Haut | | Menin- gitis | | Uro- genital | | Sonstige | | Id gesamt | | Ia–Id gesamt | |
		abs.	rel.	abs.	rel.	abs.	rel.	abs.	rel.	abs.	rel.	abs.	rel.	abs.	rel.	abs.	rel.	abs.	rel.	abs.	rel.	abs.	rel.	abs.	rel.
0– 5	m	1	2,1	—	—	48	98,8	49	100,8	—	—	1	2,1	—	—	—	—	—	—	—	—	1	2,1	50	102,9
	w	2	4,3	—	—	51	110,0	53	114,3	—	—	2	4,3	—	—	2	4,3	—	—	—	—	4	8,6	57	122,9
	zus.	3	3,2	—	—	99	104,2	102	107,4	—	—	3	3,2	—	—	2	2,1	—	—	—	—	5	5,3	107	112,7
5–10	m	—	—	—	—	57	127,8	57	127,8	2	4,5	—	—	—	—	2	4,5	—	—	1	2,2	5	11,2	62	139,0
	w	—	—	—	—	73	169,9	73	169,9	1	2,3	5	11,6	—	—	1	2,3	—	—	—	—	7	16,3	80	186,2
	zus.	—	—	—	—	130	148,5	130	148,5	3	3,4	5	5,7	—	—	3	3,4	—	—	1	1,1	12	13,7	142	162,2
10–15	m	—	—	1	2,8	26	72,7	27	75,5	2	5,6	1	2,8	—	—	1	2,8	—	—	—	—	4	11,2	31	86,7
	w	2	5,8	1	2,9	30	87,1	33	95,8	1	2,9	4	11,6	1	2,9	—	—	—	—	—	—	6	17,4	39	113,3
	zus.	2	2,9	2	2,9	56	79,8	60	85,5	3	4,3	5	7,1	1	1,4	1	1,4	—	—	—	—	10	14,3	70	99,8
15–20	m	12	32,7	—	—	32	87,3	44	120,0	2	5,5	4	10,9	—	—	—	—	—	—	—	—	6	16,4	50	136,4
	w	4	11,5	4	11,5	21	60,5	29	83,6	—	—	1	2,9	—	—	1	2,9	1	2,9	2	5,8	5	14,4	34	98,0
	zus.	16	22,4	4	5,6	53	74,3	73	102,3	2	2,8	5	7,0	—	—	1	1,4	1	1,4	2	2,8	11	15,4	84	117,7
20–25	m	18	38,9	1	2,2	54	116,7	73	157,8	1	2,2	1	2,2	—	—	1	2,2	1	2,2	1	2,2	5	10,8	78	168,6
	w	11	24,7	3	6,7	22	49,3	36	80,7	2	4,5	3	6,7	—	—	1	2,2	2	4,5	3	6,7	11	24,7	47	105,4
	zus.	29	31,9	4	4,4	76	83,7	109	120,0	3	3,3	4	4,4	—	—	2	2,2	3	3,3	4	4,4	16	17,6	125	137,6
25–30	m	7	18,4	4	10,5	32	83,9	43	112,7	2	5,2	1	2,6	—	—	—	—	—	—	7	18,4	10	26,2	53	139,0
	w	4	11,1	—	—	22	61,0	26	72,1	2	5,5	2	5,5	—	—	—	—	2	5,5	2	5,5	8	22,2	34	94,3
	zus.	11	14,8	4	5,4	54	72,8	69	93,0	4	5,4	3	4,0	—	—	—	—	2	2,7	9	12,1	18	24,3	87	117,2
30–35	m	16	42,3	4	10,6	36	95,1	56	147,9	1	2,6	—	—	—	—	—	—	1	2,6	5	13,2	7	18,5	63	166,4
	w	5	13,1	4	10,5	19	49,9	28	73,5	1	2,6	3	7,9	—	—	1	2,6	4	10,5	8	21,0	17	44,6	45	118,2
	zus.	21	27,7	8	10,5	55	72,4	84	110,6	2	2,6	3	4,0	—	—	1	1,3	5	6,6	13	17,1	24	31,6	108	142,2
35–40	m	19	56,3	6	17,8	25	74,1	50	148,1	3	8,9	—	—	—	—	—	—	2	5,9	2	5,9	7	20,7	57	168,9
	w	14	32,3	2	4,6	18	41,6	34	78,5	1	2,3	1	2,3	—	—	—	—	1	2,3	—	—	3	6,9	37	85,5
	zus.	33	42,8	8	10,4	43	55,8	84	109,0	4	5,2	1	1,3	—	—	—	—	3	3,9	2	2,6	10	13,0	94	122,0

40–45	m	22	100,3	9	41,0	26	118,5	57	259,9	2	9,1	—	—	—	—	—	—	1	4,6	4	18,2	7	31,9	64	291,8
	w	3	10,8	1	3,6	17	61,0	21	75,3	1	3,6	—	—	—	—	—	—	1	3,6	3	10,8	5	17,9	26	93,2
	zus.	25	50,2	10	20,1	43	86,3	78	156,6	3	6,0	—	—	—	—	—	—	2	4,0	7	14,0	12	24,1	90	180,6
45–50	m	18	58,5	3	9,7	24	78,0	45	146,2	3	9,7	—	—	—	—	—	—	1	3,2	6	19,5	10	32,5	55	178,7
	w	6	15,1	—	—	12	30,1	18	45,2	—	—	1	2,5	—	—	—	—	1	2,5	3	7,5	5	12,5	23	57,7
	zus.	24	34,0	3	4,2	36	51,0	63	89,2	3	4,2	1	1,4	—	—	—	—	2	2,8	9	12,7	15	21,2	78	110,4
50–55	m	37	107,5	4	11,6	27	78,4	68	197,5	3	8,7	1	2,9	—	—	—	—	1	2,9	4	11,6	9	26,1	77	223,7
	w	3	7,2	2	4,8	9	21,5	14	33,5	—	—	1	2,4	—	—	—	—	3	7,2	4	9,6	8	19,1	22	50,6
	zus.	40	52,5	6	7,9	36	47,2	82	107,5	3	3,9	2	2,6	—	—	—	—	4	5,3	8	10,5	17	22,3	99	129,8
55–60	m	44	131,2	7	20,9	35	104,4	86	256,5	—	—	2	6,0	—	—	—	—	—	—	2	6,0	4	11,9	90	268,4
	w	10	27,4	1	2,7	6	16,4	17	46,5	1	2,7	2	5,4	—	—	—	—	—	—	5	13,7	8	21,9	25	68,4
	zus.	54	77,1	8	11,4	41	58,5	103	147,0	1	1,4	4	5,7	—	—	—	—	—	—	7	10,0	12	17,1	115	164,1
60–65	m	40	169,4	5	21,2	17	72,0	62	262,6	—	—	3	12,7	—	—	—	—	—	—	2	8,5	5	21,2	67	283,8
	w	2	6,9	2	6,9	3	10,3	7	24,0	—	—	1	3,4	—	—	—	—	—	—	—	—	1	3,4	8	27,4
	zus.	42	79,6	7	13,3	20	37,9	69	130,7	—	—	4	7,6	—	—	—	—	—	—	2	3,8	6	11,4	75	142,1
65–70	m	25	167,8	2	13,4	9	60,4	36	241,6	2	13,4	—	—	—	—	—	—	1	6,7	—	—	3	20,1	39	261,7
	w	2	9,3	2	9,3	3	14,0	7	32,7	—	—	—	—	—	—	—	—	—	—	1	4,7	1	4,7	8	37,3
	zus.	27	74,3	4	11,0	12	33,0	43	118,3	2	5,5	—	—	—	—	—	—	1	2,8	1	2,8	4	11,0	47	129,4
70–75	m	12	107,4	1	8,9	3	26,8	16	143,2	1	8,9	—	—	—	—	—	—	—	—	—	—	1	8,9	17	152,1
	w	6	40,5	1	6,8	3	20,3	10	67,5	2	13,5	2	13,5	—	—	—	—	—	—	—	—	4	27,0	14	94,5
	zus.	18	69,3	2	7,7	6	23,1	26	100,1	3	11,5	2	7,7	—	—	—	—	—	—	—	—	5	19,2	31	119,3
75–80	m	6	81,6	1	13,6	2	27,2	9	122,4	—	—	—	—	—	—	—	—	—	—	—	—	—	—	9	122,4
	w	3	33,2	—	—	1	11,1	4	44,3	1	11,1	—	—	—	—	—	—	—	—	—	—	1	11,1	5	55,4
	zus.	9	54,9	1	6,1	3	18,3	13	79,4	1	6,1	—	—	—	—	—	—	—	—	—	—	1	6,1	14	85,5
80 und mehr	m	1	21,2	—	—	1	21,2	2	42,4	1	21,2	—	—	—	—	—	—	—	—	—	—	1	21,2	3	63,6
	w	1	17,3	—	—	—	—	1	17,3	—	—	—	—	—	—	—	—	—	—	—	—	—	—	1	17,3
	zus.	2	19,1	—	—	1	9,5	3	28,6	1	9,5	—	—	—	—	—	—	—	—	—	—	1	9,5	4	38,2
Insgesamt	m	278	55,2	48	9,5	454	90,1	780	154,8	25	5,0	14	2,8	—	—	4	0,8	8	1,6	34	6,7	85	16,9	865	171,6
	w	78	14,3	23	4,2	310	56,7	411	75,2	13	2,4	28	5,1	1	0,2	6	1,1	15	2,7	31	5,7	94	17,2	505	92,4
	zus.	356	33,9	71	6,8	754	72,7	1191	113,3	38	3,6	42	4,0	1	0,1	10	1,0	23	2,2	65	6,2	179	17,0	1370	130,4

Tabelle XXIII. *Bestätigte Neuzugänge an aktiver Tuberkulose in Baden-Württemberg im Jahre 1961 nach Alter und Geschlecht;*
absolute und relative Zahlen auf 100 000 Einwohner
(Entnommen und berechnet aus den Länderstatistiken)

Alter	Geschlecht	Tuberkulose der Atmungsorgane								Tuberkulose anderer Organe														Summe	
		Ia		Ib		Ic		Ia–Ic		Knochen und Gelenke		Peripher. Lymphkn.		Haut		Menin-gitis		Uro-genital		Sonstige		Id gesamt		Ia–Id gesamt	
		abs.	rel.	abs.	rel.	abs.	rel.	abs.	rel.	abs.	rel.	abs.	rel.	abs.	rel.	abs.	rel.	abs.	rel.	abs.	rel.	abs.	rel.	abs.	rel.
0–15	m	12	1,4	2	0,2	852	96,2	866	97,8	20	2,3	28	3,2	2	0,2	16	1,8	3	3,4	13	14,7	82	9,3	948	107,1
	w	14	1,7	3	0,4	818	97,1	835	99,0	17	2,0	35	4,2	–	–	18	2,1	6	7,1	9	10,7	85	10,1	920	109,2
	zus.	26	1,5	5	0,3	1670	96,6	1701	98,4	37	2,1	63	3,6	2	0,1	34	2,0	9	5,2	22	12,7	167	9,7	1868	108,1
15 und mehr	m	1054	37,8	251	9,0	2400	86,1	3705	132,9	152	5,5	115	4,1	44	1,6	12	0,4	187	6,7	154	5,5	664	23,8	4369	156,7
	w	431	13,4	86	2,7	1707	53,2	2224	69,3	127	4,0	235	7,3	39	1,2	20	0,6	218	6,8	211	6,6	850	26,5	3074	95,7
	zus.	1485	24,8	337	5,6	4107	68,5	5929	98,8	279	4,7	350	5,8	83	1,4	32	0,5	405	6,8	365	6,1	1514	25,2	7443	124,1
Ins-gesamt	m	1066	29,0	253	6,9	3252	88,5	4571	124,4	172	4,7	143	3,9	46	1,3	28	0,8	190	5,2	167	4,5	746	20,3	5317	144,7
	w	445	11,0	89	2,2	2525	62,3	3059	75,5	144	3,6	270	6,7	39	1,0	38	0,9	224	5,5	220	5,4	935	23,1	3994	98,5
	zus.	1511	19,6	342	4,4	5777	74,8	7630	98,7	316	4,1	413	5,3	85	1,1	66	0,9	414	5,4	387	5,0	1681	21,8	9311	120,5

Tabelle XXIV. *Bestätigte Neuzugänge an aktiver Tuberkulose in Bayern im Jahre 1961 nach Alter und Geschlecht;*
absolute und relative Zahlen auf 100 000 Einwohner
(Entnommen und berechnet aus den Länderstatistiken)

| Alter | Geschlecht | Tuberkulose der Atmungsorgane | | | | | | | | Tuberkulose anderer Organe | | | | | | | | | | | | | | Summe | |
| | | Ia | | Ib | | Ic | | Ia–Ic | | Knochen und Gelenke | | Peripher. Lymphkn. | | Haut | | Menin-gitis | | Uro-genital | | Sonstige | | Id gesamt | | Ia–Id gesamt | |
		abs.	rel.	abs.	rel.	abs.	rel.	abs.	rel.	abs.	rel.	abs.	rel.	abs.	rel.	abs.	rel.	abs.	rel.	abs.	rel.	abs.	rel.	abs.	rel.
0–15	m	11	1,0	4	0,4	999	93,8	1014	95,2	30	2,8	77	7,2	5	0,5	17	1,6	1	0,1	7	0,7	137	12,9	1151	108,0
	w	15	1,5	1	0,1	896	88,2	912	89,8	20	2,0	74	7,3	8	0,8	22	2,2	1	0,1	5	0,5	130	12,8	1042	102,6
	zus.	26	1,2	5	0,2	1895	91,1	1926	92,6	50	2,4	151	7,3	13	0,6	39	1,9	2	0,1	12	0,6	267	12,8	2193	105,4
15 und mehr	m	1589	47,8	343	10,3	2616	78,7	4548	136,8	144	4,3	69	2,1	29	0,9	15	0,5	149	4,5	67	2,0	473	14,2	5021	151,1
	w	621	15,4	173	4,3	1692	42,0	2486	61,8	137	3,4	162	4,0	65	1,6	26	0,6	153	3,8	86	2,1	629	15,6	3115	77,4
	zus.	2210	30,1	516	7,0	4308	58,6	7034	95,7	281	3,8	231	3,1	94	1,3	41	0,6	302	4,1	153	2,1	1102	15,0	8136	110,7
Ins-gesamt	m	1600	36,5	347	7,9	3615	82,4	5562	126,7	174	4,0	146	3,3	34	0,8	32	0,7	150	3,4	74	1,7	610	13,9	6172	140,6
	w	636	12,6	174	3,5	2588	51,3	3398	67,4	157	3,1	236	4,7	73	1,4	48	1,0	154	3,1	91	1,8	759	15,1	4157	82,5
	zus.	2236	23,7	521	5,5	6203	65,8	8960	95,0	331	3,5	382	4,1	107	1,1	80	0,8	304	3,2	165	1,7	1369	14,5	10329	109,5

Tabelle XXV. *Bestätigte Neuzugänge an aktiver Tuberkulose in Schleswig-Holstein im Jahre 1961 nach Alter und Geschlecht;*
absolute und relative Zahlen auf 100 000 Einwohner
(Entnommen und berechnet aus den Länderstatistiken)

Alter	Geschlecht	Tuberkulose der Atmungsorgane								Tuberkulose anderer Organe														Summe	
		Ia		Ib		Ic		Ia–Ic		Knochen und Gelenke		Peripher. Lymphkn.		Haut		Menin-gitis		Uro-genital		Sonstige		Id gesamt		Ia–Id gesamt	
		abs.	rel.	abs.	rel.	abs.	rel.	abs.	rel.	abs.	rel.	abs.	rel.	abs.	rel.	abs.	rel.	abs.	rel.	abs.	rel.	abs.	rel.	abs.	rel.
0– 1	m					1	11,2	1	11,2			1	11,2									1	11,2	2	22,4
	w					1	11,9	1	11,9			–	–									–		1	11,9
	zus.					2	11,5	2	11,5			1	5,8									1	5,8	3	17,3
1– 5	m	2	2,8	–	–	86	120,2	88	123,0	1	1,4	–	–			2	2,8	–	–	1	1,4	4	5,6	92	128,5
	w	3	4,4	1	1,5	94	137,7	98	143,6	2	2,9	4	5,9			–	–	1	1,5	–	–	7	10,3	105	153,8
	zus.	5	3,6	1	0,7	180	128,7	186	133,0	3	2,1	4	2,9			2	1,4	1	0,7	1	0,7	11	7,9	197	140,9
5–10	m	2	2,5	–	–	118	148,8	120	151,4	–	–	9	11,4			1	1,3	1	1,3	1	1,3	12	15,1	132	166,5
	w	2	2,6	1	1,3	83	109,0	86	112,9	2	2,6	5	6,6			2	2,6	1	1,3	–	–	10	13,1	96	126,1
	zus.	4	2,6	1	0,6	201	129,3	206	132,5	2	1,3	14	9,0			3	1,9	2	1,3	1	0,6	22	14,2	228	146,7
10–15	m	2	2,4	4	4,8	91	109,9	97	117,2	1	1,2	3	3,6					1	1,2			5	6,0	102	123,2
	w	4	5,0	1	1,2	60	74,7	65	81,0	3	3,7	7	8,7					–	–			10	12,5	75	93,4
	zus.	6	3,7	5	3,1	151	92,6	162	99,3	4	2,5	10	6,1					1	0,6			15	9,4	177	108,5
15–20	m	26	30,9	7	8,3	93	110,6	126	149,9	7	8,3	12	14,3	1	1,2	2	2,4	1	1,2	1	1,2	24	28,5	150	178,4
	w	8	10,1	7	8,8	90	113,6	105	132,5	4	5,0	11	13,9	3	3,8	–	–	2	2,5	2	2,5	22	27,8	127	160,3
	zus.	34	20,8	14	8,6	183	112,1	231	141,5	11	6,7	23	14,1	4	2,5	2	1,2	3	1,8	3	1,8	46	28,2	277	169,6
20–25	m	47	38,6	16	13,1	124	101,8	187	153,5	10	8,2	4	3,3	1	0,8			11	9,0	2	1,6	28	23,0	215	176,5
	w	38	37,7	16	15,9	115	114,0	169	167,6	5	5,0	10	9,9	2	2,0			12	11,9	9	8,9	38	37,7	207	205,3
	zus.	85	38,2	32	14,4	239	107,3	356	159,9	15	6,7	14	6,3	3	1,3			23	10,3	11	4,9	66	29,6	422	189,5
25–30	m	32	41,6	15	19,5	84	109,2	131	170,3	9	11,7	5	6,5	1	1,3	1	1,3	3	3,9	2	2,6	21	27,3	152	197,6
	w	23	32,2	12	16,8	68	95,2	103	144,1	3	4,2	9	12,6	4	5,6	–	–	7	9,8	5	7,0	28	39,2	131	183,3
	zus.	55	37,1	27	18,2	152	102,4	234	157,7	12	8,1	14	9,4	5	3,4	1	0,7	10	6,7	7	4,7	49	33,0	283	190,7
30–35	m	34	52,1	13	19,9	76	116,6	123	188,6	4	6,1	2	3,1	–	–	–	–	7	10,7	6	9,2	19	29,1	142	217,8
	w	18	27,2	14	21,2	65	98,3	97	146,6	3	4,5	7	10,6	2	3,0	1	1,5	7	10,6	2	3,0	22	33,3	119	179,9
	zus.	52	39,6	27	20,6	141	107,3	220	167,5	7	5,3	9	6,9	2	1,5	1	0,8	14	10,7	8	6,1	41	31,2	261	198,7

35–40	m	31	53,9	12	20,8	63	109,5	106	184,2	4	6,9	3	5,2	–	–			12	20,8	3	5,2	22	38,2	128	222,4
	w	19	24,4	7	9,0	68	87,2	94	120,6	4	5,1	5	6,4	2	2,6			3	3,8	3	3,8	17	21,8	111	142,4
	zus.	50	36,9	19	14,0	131	96,7	200	147,6	8	5,9	8	5,9	2	1,5			15	11,1	6	4,4	39	28,8	239	176,4
40–45	m	25	51,1	9	18,4	65	132,9	99	202,4	2	4,1	2	4,1	1	2,0			4	8,2	2	4,1	11	22,5	110	224,9
	w	10	13,9	4	5,6	33	46,0	47	65,5	1	1,4	6	8,4	2	2,8			8	11,1	3	4,2	20	27,9	67	93,3
	zus.	35	29,0	13	10,8	98	81,2	146	121,0	3	2,5	8	6,6	3	2,5			12	9,9	5	4,1	31	25,7	177	146,7
45–50	m	39	66,5	16	27,3	76	129,6	131	223,4	3	5,1	1	1,7	1	1,7			7	11,9	6	10,2	18	30,7	149	254,0
	w	8	9,8	4	4,9	60	73,3	72	87,9	2	2,4	5	6,1	2	2,4			8	9,8	5	6,1	22	26,9	94	114,8
	zus.	47	33,4	20	14,2	136	96,8	203	144,4	5	3,6	6	4,3	3	2,1			15	10,7	11	7,8	40	28,5	243	172,9
50–55	m	52	71,8	26	35,9	88	121,6	166	229,4	1	1,4	3	4,1	3	4,1			4	5,5	5	6,9	16	22,1	182	251,5
	w	12	12,7	14	14,9	53	56,3	79	83,9	5	5,3	7	7,4	1	1,1			5	5,3	1	1,1	19	20,2	98	104,1
	zus.	64	38,4	40	24,0	141	84,7	245	147,1	6	3,6	10	6,0	4	2,4			9	5,4	6	3,6	35	21,0	280	168,1
55–60	m	53	72,1	35	47,6	95	129,3	183	249,0	4	5,4	1	1,4	2	2,7			5	6,8	–	–	12	16,3	195	265,4
	w	14	16,3	8	9,3	36	41,8	58	67,4	2	2,3	2	2,3	3	3,5			4	4,6	2	2,3	13	15,1	71	82,5
	zus.	67	42,0	43	26,9	131	82,1	241	151,0	6	3,8	3	1,9	5	3,1			9	5,6	2	1,3	25	15,7	266	166,7
60–65	m	55	89,8	25	40,8	111	181,3	191	311,9	1	1,6	–		1	1,6			7	11,4	3	4,9	12	19,6	203	331,5
	w	15	19,4	14	18,1	32	41,3	61	78,7	5	6,5	1	1,3	3	3,9			1	1,3	–	–	10	12,9	71	91,6
	zus.	70	50,4	39	28,1	143	103,1	252	181,6	6	4,3	1	0,7	4	2,9			8	5,8	3	2,2	22	15,9	274	197,5
65–70	m	34	72,6	20	42,7	47	100,4	101	215,7	1	2,1	1	2,1	2	4,3			3	6,4	3	6,4	10	21,4	111	237,0
	w	13	19,3	7	10,4	29	43,1	49	72,9	1	1,5	1	1,5	1	1,5			–	–	–	–	3	4,5	52	77,4
	zus.	47	41,2	27	23,7	76	66,6	150	131,5	2	1,8	2	1,8	3	2,6			3	2,6	3	2,6	13	11,4	163	142,9
70–75	m	25	66,7	15	40,0	18	48,0	58	154,8	3	8,0							4	10,7	1	2,7	8	21,3	66	176,1
	w	10	19,1	2	3,8	21	40,1	33	63,0	3	5,7							2	3,8	2	3,8	7	13,4	40	76,3
	zus.	35	38,9	17	18,9	39	43,4	91	101,2	6	6,7							6	6,7	3	3,3	15	16,7	106	117,9
75 und	m	18	36,3	9	18,1	19	38,3	46	92,8	3	6,0	3	6,0	1	2,0			1	2,0	–	–	8	16,1	54	108,9
mehr	w	18	27,0	3	4,5	16	24,0	37	55,5	–	–	3	4,5	2	3,0			1	1,5	2	3,0	8	12,0	45	67,4
	zus.	36	31,0	12	16,3	35	30,1	83	71,4	3	2,6	6	5,2	3	2,6			2	1,7	2	1,7	16	13,8	99	85,1
Ins-	m	477	43,5	222	20,2	1 255	114,4	1 954	178,1	54	4,9	50	4,6	14	1,3	6	0,5	71	6,5	36	3,3	231	21,1	2185	199,2
gesamt	w	215	17,5	115	9,4	924	75,3	1254	102,2	45	3,7	83	6,8	27	2,2	3	0,2	62	5,1	36	2,9	256	20,9	1510	123,1
	zus.	692	29,8	337	14,5	2179	93,8	3208	138,1	99	4,3	133	5,7	41	1,8	9	0,4	133	5,7	72	3,1	487	21,0	3695	159,1

Tabelle XXVI. *Allgemeine Sterblichkeit und Sterblichkeit an Tuberkulose in Schleswig-Holstein im Jahre 1961*

Nr. des dtsch. T.U.V. 1950	Todesursachen	G	Insgesamt		0–1		1–5		5–10	
			abs.	rel.	abs.	rel.	abs.	rel.	abs.	rel.
00,01	Tuberkulose der	m	211	19,2	–	–	–	–	–	–
	Atmungsorgane	w	103	8,4	–	–	–	–	–	–
		zus.	314	13,5	–	–	–	–	–	–
02	Tuberkulose der	m	1	0,1	–	–	–	–	–	–
	Hirnhäute + des ZNS	w	4	0,3	1	–	–	–	–	–
		zus.	5	0,2	1	–	–	–	–	–
03	Aktive Tuberkulose	m	16	1,5	–	–	–	–	–	–
	sonstiger Organe	w	8	0,7	–	–	–	–	–	–
		zus.	24	1,0	–	–	–	–	–	–
02+03	Tuberkulose der	m	17	1,6	–	–	–	–	–	–
	Hirnhäute usw. +	w	12	1,0	1	–	–	–	–	–
	Tbk. sonst. Organe	zus.	29	1,2	1	–	–	–	–	–
000–03	Tuberkulose	m	228	20,7	–	–	–	–	–	–
	insgesamt	w	115	9,4	1	–	–	–	–	–
		zus.	343	14,8	1	–	–	–	–	–
0–9	Alle Todesursachen	m	14 346	1 308,1	656	–	111	137,9	41	51,7
	insgesamt	w	13 136	1 071,0	489	–	80	104,4	34	44,6
		zus.	27 482	1 182,9	1 145	–	191	121,6	75	48,2

Tabelle XXVI.

Nr. des dtsch. T.U.V. 1950	Todesursachen	G	45–50		50–55		55–60		60–65	
			abs.	rel.	abs.	rel.	abs.	rel.	abs.	rel.
00,01	Tuberkulose der	m	13	22,2	17	23,5	37	50,4	27	44,1
	Atmungsorgane	w	13	15,9	4	4,2	8	9,3	9	11,6
		zus.	26	18,5	21	12,6	45	28,2	36	25,9
02	Tuberkulose der	m	–	–	–	–	–	–	–	–
	Hirnhäute + des ZNS	w	–	–	–	–	–	–	–	–
		zus.	–	–	–	–	–	–	–	–
03	Aktive Tuberkulose	m	1	1,7	–	–	3	4,1	3	4,9
	sonstiger Organe	w	1	1,2	–	–	–	–	–	–
		zus.	2	1,4	–	–	3	1,9	3	2,2
02+03	Tuberkulose der	m	1	1,7	–	–	3	4,1	3	4,9
	Hirnhäute usw. +	w	1	1,2	–	–	–	–	–	–
	Tbk. sonst. Organe	zus.	2	1,4	–	–	3	1,9	3	2,2
000–03	Tuberkulose	m	14	23,9	17	23,5	40	54,4	30	49,0
	insgesamt	w	14	17,1	4	4,2	8	9,3	9	11,6
		zus.	28	19,9	21	12,6	48	30,1	39	28,1
0–9	Alle Todesursachen	m	326	555,8	595	822,1	1 032	1 404,4	1 494	2 439,8
	insgesamt	w	328	400,6	467	495,9	609	707,4	932	1 202,3
		zus.	654	465,4	1 062	637,7	1 641	1 028,4	2 426	1 748,4

auf 100 000 Einwohner nach Alter und Geschlecht; absolute und relative Zahlen
(Angaben des Statistischen Landesamtes Schleswig-Holstein)

10–15		15–20		20–25		25–30		30–35		35–40		40–45	
abs.	rel.	abs.	rel.	abs.	rel.	abs.	rel.	abs.	rel.	abs.	rel.	abs.	rel.
–	–	–	–	–	–	3	3,9	3	4,6	4	6,9	10	20,4
–	–	–	–	2	2,0	3	4,2	1	1,5	9	11,5	7	9,8
–	–	–	–	2	0,9	6	4,0	4	3,0	13	9,6	17	14,1
–	–	–	–	–	–	1	1,3	–	–	–	–	–	–
2	2,5	–	–	–	–	–	–	–	–	–	–	–	–
2	1,2	–	–	–	–	1	0,7	–	–	–	–	–	–
–	–	–	–	–	–	1	1,3	2	3,1	–	–	–	–
–	–	–	–	–	–	–	–	–	–	2	2,6	–	–
–	–	–	–	–	–	1	0,7	2	1,5	2	1,5	–	–
–	–	–	–	–	–	2	2,6	2	3,1	–	–	–	–
2	2,5	–	–	–	–	–	–	–	–	2	2,6	–	–
2	1,2	–	–	–	–	2	1,3	2	1,5	2	1,5	–	–
–	–	–	–	–	–	5	6,5	5	7,7	4	6,9	10	20,4
2	2,5	–	–	2	2,0	3	4,2	1	1,5	11	14,1	7	9,8
2	1,2	–	–	2	0,9	8	5,4	6	4,6	15	11,1	17	14,1
51	61,6	100	119,0	190	155,9	125	162,5	103	158,0	128	222,4	139	284,2
23	28,6	41	51,7	73	72,4	42	58,8	72	108,9	125	160,3	163	227,1
74	45,4	141	86,3	263	118,1	167	112,5	175	133,2	253	186,7	302	250,2

(Fortsetzung)

65–70		70–75		75–80		80–85		85–90		90 und mehr unbekannt	
abs.	rel.	abs.	rel.	abs.	rel.	abs.	rel.	abs.	rel.	abs.	rel.
39	83,3	27	72,0	14	53,3	10	65,8	7	106,1	–	–
12	17,9	12	22,9	14	39,4	5	24,7	4	46,5	–	–
51	44,7	39	43,4	28	45,3	15	42,4	11	72,3	–	–
–	–	–	–	–	–	–	–	–	–	–	–
–	–	–	–	–	–	1	4,9	–	–	–	–
–	–	–	–	–	–	1	2,8	–	–	–	–
1	2,1	1	2,7	1	3,8	3	19,8	–	–	–	–
–	–	–	–	4	11,3	–	–	1	11,6	–	–
1	0,9	1	1,1	5	8,1	3	8,5	1	6,6	–	–
1	2,1	1	2,7	1	3,8	3	19,8	–	–	–	–
–	–	–	–	4	11,3	1	4,9	1	11,6	–	–
1	0,9	1	1,1	5	8,1	4	11,3	1	6,6	–	–
40	85,4	28	74,7	15	57,1	13	85,6	7	106,1	–	–
12	17,9	12	22,9	18	50,6	6	29,7	5	58,0	–	–
52	45,6	40	44,5	33	53,4	19	53,7	12	78,9	–	–
1 658	3 540,1	1 912	5 101,9	2 128	8 107,3	1 969	12 965,0	1 185	17 957,3	403	25 866,5
1 387	2 063,6	1 815	3 462,6	2 234	6 283,4	2 253	11 139,1	1 370	15 900,6	599	25 752,4
3 045	2 669,9	3 727	4 146,0	4 362	7 058,0	4 222	11 922,2	2 555	16 792,6	1 002	25 798,1

Tabelle XXVII. *Allgemeine Sterblichkeit und Sterblichkeit an Tuberkulose in Hamburg im Jahre 1961*

Nr. des dtsch. T.U.V. 1950	Todesursachen	G	Insgesamt		0–1		1–5		5–10	
			abs.	rel.	abs.	rel.	abs.	rel.	abs.	rel.
00,01	Tuberkulose der	. m	187	22,1	–	–	–	–	–	–
	Atmungsorgane	w	65	6,6	–	–	–	–	–	–
		zus.	252	13,8	–	–	–	–	–	–
02	Tuberkulose der	m	5	0,6	–	–	–	–	–	–
	Hirnhäute + des ZNS	w	2	0,2	–	–	–	–	–	–
		zus.	7	0,4	–	–	–	–	–	–
03	Tuberkulose anderer	m	5	0,6	–	–	–	–	–	–
	Organe	w	4	0,4	–	–	–	–	–	–
		zus.	9	0,5	–	–	–	–	–	–
02+03	Tuberkulose der	m	10	1,2	–	–	–	–	–	–
	Hirnhäute usw. +	w	6	0,6	–	–	–	–	–	–
	Tbk. sonst. Organe	zus.	16	0,9	–	–	–	–	–	–
00–03	Tuberkulose	m	197	23,3	–	–	–	–	–	–
	insgesamt	w	71	7,2	–	–	–	–	–	–
		zus.	268	14,6	–	–	–	–	–	–
0–9	Allgemeine Todes-	m	12 044	1 423,5	351	2 944,4	63	150,3	26	55,6
	ursachen insgesamt	w	11 319	1 150,7	247	2 177,0	44	111,3	12	27,1
		zus.	23 363	1 276,9	598	2 570,2	107	131,4	38	41,8

Tabelle XXVII.

Nr. des dtsch. T.U.V. 1950	Todesursachen	G	45–50		50–55		55–60		60–65	
			abs.	rel.	abs.	rel.	abs.	rel.	abs.	rel.
00,01	Tuberkulose der	m	10	17,0	18	27,2	26	40,4	31	62,8
	Atmungsorgane	w	6	7,9	4	4,9	5	6,7	5	7,3
		zus.	16	11,9	22	14,9	31	22,3	36	30,5
02	Tuberkulose der	m	–	–	1	1,5	2	3,1	2	4,1
	Hirnhäute und des ZNS	w	–	–	–	–	–	–	–	–
		zus.	–	–	1	0,7	2	1,4	2	1,7
03	Tuberkulose anderer	m	–	–	–	–	–	–	3	6,1
	Organe	w	–	–	–	–	1	1,3	–	–
		zus.	–	–	–	–	1	0,7	3	2,5
02+03	Tuberkulose der	m	–	–	1	1,5	2	3,1	5	10,1
	Hirnhäute usw. +	w	–	–	–	–	1	1,3	–	–
	Tbk. sonst. Organe	zus.	–	–	1	0,7	3	2,2	5	4,2
00–03	Tuberkulose	m	10	17,0	19	28,7	28	43,5	36	73,0
	insgesamt	w	6	7,9	4	4,9	6	8,1	5	7,3
		zus.	16	11,9	23	15,6	34	24,5	41	34,7
0–9	Allgemeine Todes-	m	280	475,9	605	913,5	997	1 548,0	1 408	2 854,0
	ursachen insgesamt	w	246	325,8	398	488,4	611	820,1	923	1 342,4
		zus.	526	391,5	1 003	679,0	1 608	1 157,6	2 331	1 973,9

auf 100 000 Einwohner nach Alter und Geschlecht; absolute und relative Zahlen
(Angaben des Statistischen Landesamtes)

10–15		15–20		20–25		25–30		30–35		35–40		40–45	
abs.	rel.	abs.	rel.	abs.	rel.	abs.	rel.	abs.	rel.	abs.	rel.	abs.	rel.
—	—	—	—	—	—	—	—	5	8,9	6	11,4	1	2,7
—	—	1	1,5	—	—	—	—	3	4,8	4	5,6	7	13,4
—	—	1	0,7	—	—	—	—	8	6,8	10	8,0	8	8,9
—	—	—	—	—	—	—	—	—	—	—	—	—	—
—	—	—	—	1	1,3	—	—	—	—	—	—	—	—
—	—	—	—	1	0,6	—	—	—	—	—	—	—	—
—	—	—	—	—	—	—	—	—	—	—	—	1	2,6
—	—	—	—	—	—	—	—	—	—	—	—	—	—
—	—	—	—	—	—	—	—	—	—	—	—	1	1,1
—	—	—	—	—	—	—	—	—	—	—	—	1	2,6
—	—	—	—	1	1,3	—	—	—	—	—	—	—	—
—	—	—	—	1	0,6	—	—	—	—	—	—	1	1,1
—	—	—	—	—	—	—	—	5	8,9	6	11,4	2	5,2
—	—	1	1,5	1	1,3	—	—	3	4,8	4	5,6	7	13,4
—	—	1	0,7	1	0,6	—	—	8	6,8	10	8,0	9	10,0
8	15,5	58	85,1	95	114,7	81	138,1	82	146,6	126	239,9	127	332,2
11	22,1	35	52,5	64	80,3	62	107,2	57	91,4	86	119,6	133	255,7
19	18,8	93	69,0	159	97,8	143	122,8	139	117,5	212	170,4	260	287,8

(Fortsetzung)

65–70		70–75		75–80		80–85		85–90		90 und mehr unbekannt	
abs.	rel.	abs.	rel.	abs.	rel.	abs.	rel.	abs.	rel.	abs.	rel.
35	94,2	25	84,7	11	57,6	15	156,0	3	103,7	1	186,6
8	13,9	8	18,9	5	18,4	6	40,7	3	62,0	—	—
43	45,3	33	45,9	16	34,6	21	86,3	6	77,6	1	61,1
—	—	—	—	—	—	—	—	—	—	—	—
—	—	—	—	1	3,7	—	—	—	—	—	—
—	—	—	—	1	2,2	—	—	—	—	—	—
—	—	1	3,4	—	—	—	—	—	—	—	—
—	—	—	—	3	11,0	—	—	—	—	—	—
—	—	1	1,4	3	6,5	—	—	—	—	—	—
—	—	1	3,4	—	—	—	—	—	—	—	—
—	—	—	—	4	14,7	—	—	—	—	—	—
—	—	1	1,4	4	8,6	—	—	—	—	—	—
35	94,2	26	88,1	11	57,6	15	156,0	3	103,7	1	186,6
8	13,9	8	18,9	9	33,1	6	40,7	3	62,0	—	—
43	45,3	34	47,3	20	43,2	21	86,3	6	77,6	1	61,1
1 568	4 222,0	1 848	6 260,4	1 836	9 622,1	1 496	15 562,3	753	26 037,3	236	44 029,9
1 335	2 312,9	1 745	4 113,7	1 993	7 335,8	1 814	12 316,7	1 123	23 221,7	380	34 482,8
2 903	3 060,4	3 593	4 919,5	3 829	8 279,1	3 310	13 598,5	1 876	24 275,4	616	37 606,8

Tabelle XXVIII. *Allgemeine Sterblichkeit und Sterblichkeit an Tuberkulose in Niedersachsen im Jahre 1961*

Nr. des dtsch. T.U.V. 1950	Todesursachen	G	Insgesamt abs.	rel.	0–1 abs.	rel.	1–5 abs.	rel.	5–10 abs.	rel.
00,01	Tuberkulose der Atmungsorgane	m	599	19,4	–	–	1	0,4	–	–
		w	210	6,1	–	–	–	–	–	–
		zus.	809	12,3	–	–	1	0,2	–	–
02	Tuberkulose der Hirnhäute und des ZNS	m	15	0,5	1	1,7	3	1,1	–	–
		w	12	0,3	1	1,8	–	–	1	0,4
		zus.	27	0,4	2	1,8	3	0,6	1	0,2
03	Tuberkulose anderer Organe	m	20	0,6	–	–	–	–	–	–
		w	24	0,7	–	–	1	0,4	–	–
		zus.	44	0,7	–	–	1	0,2	–	–
02+03	Tuberkulose der Hirnhäute usw. + Tbk. anderer Organe	m	35	1,1	1	1,7	3	1,1	–	–
		w	36	1,0	1	1,8	1	0,4	1	0,4
		zus.	71	1,1	2	1,8	4	0,8	1	0,2
00–03	Tuberkulose insgesamt	m	634	20,5	1	1,7	4	1,5	–	–
		w	246	7,1	1	1,8	1	0,4	1	0,4
		zus.	880	13,4	2	1,8	5	1,0	1	0,2
0–9	Allgemeine Todesursachen insgesamt	m	37 741	1 220,6	2 045	3 529,0	363	134,6	168	67,3
		w	35 478	1 024,1	1 545	2 846,9	267	105,2	103	43,7
		zus.	73 219	1 116,8	3 590	3 199,2	630	120,4	271	55,9

Tabelle XXVIII.

Nr. des dtsch. T.U.V. 1950	Todesursachen	G	45–50 abs.	rel.	50–55 abs.	rel.	55–60 abs.	rel.	60–65 abs.	rel.
00,01	Tuberkulose der Atmungsorgane	m	42	21,6	52	24,5	85	40,9	105	65,7
		w	7	2,7	23	8,8	21	9,0	29	14,1
		zus.	49	10,7	75	15,8	106	24,0	134	36,6
02	Tuberkulose der Hirnhäute und des ZNS	m	–	–	–	–	–	–	1	0,6
		w	–	–	1	0,4	–	–	–	–
		zus.	–	–	1	0,2	–	–	1	0,3
03	Tuberkulose anderer Organe	m	2	1,0	1	0,5	6	2,9	2	1,3
		w	–	–	1	0,4	1	0,4	3	1,5
		zus.	2	0,4	2	0,4	7	1,6	5	1,4
02+03	Tuberkulose der Hirnhäute usw. + Tbk. anderer Organe	m	2	1,0	1	0,5	6	2,9	3	1,9
		w	–	–	2	0,8	1	0,4	3	1,5
		zus.	2	0,4	3	0,6	7	1,6	6	1,6
00–03	Tuberkulose insgesamt	m	44	22,7	53	25,0	91	43,8	108	67,5
		w	7	2,7	25	9,6	22	9,4	32	15,5
		zus.	51	11,2	78	16,5	113	25,6	140	38,3
0–9	Allgemeine Todesursachen insgesamt	m	957	492,9	1 840	867,0	3 072	1 477,7	4 030	2 520,1
		w	844	321,1	1 443	551,6	1 813	775,1	2 720	1 318,5
		zus.	1 801	394,1	3 283	692,9	4 885	1 105,7	6 750	1 843,2

auf 100 000 Einwohner nach Alter und Geschlecht; absolute und relative Zahlen
(Angaben des Statistischen Landesamtes)

10–15		15–20		20–25		25–30		30–35		35–40		40–45	
abs.	rel.	abs.	rel.	abs.	rel.	abs.	rel.	abs.	rel.	abs.	rel.	abs.	rel.
1	0,4	1	0,4	1	0,3	3	1,4	23	11,3	21	11,6	22	17,6
–	–	2	0,8	5	1,9	7	3,4	10	4,5	10	4,0	10	5,7
1	0,2	3	0,6	6	1,1	10	2,4	33	7,8	31	7,2	32	10,7
–	–	–	–	1	0,3	–	–	2	1,0	1	0,6	2	1,6
1	0,5	–	–	–	–	–	–	2	0,9	1	0,4	–	–
1	0,2	–	–	1	0,2	–	–	4	1,0	2	0,5	2	0,7
–	–	2	0,8	–	–	–	–	–	–	1	0,6	–	–
–	–	–	–	–	–	–	–	1	0,5	–	–	–	–
–	–	2	0,4	–	–	–	–	1	0,2	1	0,2	–	–
–	–	2	0,8	1	0,3	–	–	2	1,0	2	1,1	2	1,6
1	0,5	–	–	–	–	–	–	3	1,4	1	0,4	–	–
1	0,2	2	0,4	1	0,2	–	–	5	1,2	3	0,7	2	0,7
1	0,4	3	1,2	2	0,7	3	1,4	25	12,3	23	12,7	24	19,2
1	0,5	2	0,8	5	1,9	7	3,4	13	5,9	11	4,4	10	5,7
2	0,4	5	1,0	7	1,3	10	2,4	38	9,0	34	7,9	34	11,3
111	47,7	337	132,0	598	208,8	373	179,3	421	207,5	483	267,3	448	358,0
87	39,7	139	57,3	211	79,4	193	94,4	264	120,0	359	143,6	462	263,5
198	43,8	476	95,6	809	146,5	566	137,2	685	161,9	842	195,5	910	302,9

(Fortsetzung)

65–70		70–75		75–80		80–85		85–90		90 und mehr unbekannt	
abs.	rel.	abs.	rel.	abs.	rel.	abs.	rel.	abs.	rel.	abs.	rel.
84	73,1	82	93,9	50	86,2	19	57,3	7	59,1	–	–
21	12,8	18	14,3	29	36,1	13	29,6	5	33,8	–	–
105	37,6	100	47,0	79	57,1	32	41,5	12	45,0	–	–
2	1,7	–	–	–	–	2	6,0	–	–	–	–
1	0,6	2	1,6	2	2,5	–	–	–	–	–	–
3	1,1	2	0,9	2	1,5	2	2,6	–	–	–	–
1	0,9	–	–	4	6,9	–	–	–	–	1	41,6
5	3,1	7	5,6	2	2,5	3	6,8	–	–	–	–
6	2,1	7	3,3	6	4,3	3	3,9	–	–	1	16,8
3	2,6	–	–	4	6,9	2	6,0	–	–	1	41,6
6	3,6	9	7,2	4	6,9	3	6,8	–	–	–	–
9	3,2	9	4,2	8	6,9	5	6,5	–	–	1	–
87	75,7	82	93,9	54	92,1	21	63,3	7	59,1	1	41,6
27	16,4	27	21,5	33	41,1	16	36,5	5	33,8	–	–
114	40,8	109	51,2	87	62,9	37	48,0	12	45,0	1	16,8
4288	3731,2	4938	5659,0	5125	8837,7	4672	14094,8	2677	22583,1	795	33069,9
3790	2303,3	5122	4077,1	6011	7477,5	5646	12867,8	3255	21979,9	1204	33886,9
8078	2890,5	10060	4725,5	11136	8047,5	10318	13295,8	5932	22248,1	1999	33557,2

Tabelle XXIX. *Allgemeine Sterblichkeit und Sterblichkeit an Tuberkulose in Bremen im Jahre 1961*

Nr. des dtsch. T.U.V. 1950	Todesursachen	G	Insgesamt		0—1		1—5		5—10	
			abs.	rel.	abs.	rel.	abs.	rel.	abs.	rel.
00,01	Tuberkulose der	m	50	15,2	—	—	—	—	—	—
	Atmungsorgane	w	20	5,4	—	—	—	—	—	—
		zus.	70	10,0	—	—	—	—	—	—
02	Tuberkulose der	m	—	—	—	—	—	—	—	—
	Hirnhäute und	w	3	0,8	—	—	1	5,4	—	—
	des ZNS	zus.	3	0,4	—	—	1	2,6	—	—
03	Tuberkulose	m	5	1,5	—	—	—	—	—	—
	anderer Organe	w	1	0,3	—	—	—	—	—	—
		zus.	6	0,9	—	—	—	—	—	—
02+03	Tuberkulose der	m	5	1,5	—	—	—	—	—	—
	Hirnhäute usw. +	w	4	1,1	—	—	1	5,4	—	—
	Tbk. anderer Organe	zus.	9	1,3	—	—	1	2,6	—	—
00—03	Tuberkulose	m	55	16,7	—	—	—	—	—	—
	insgesamt	w	24	6,5	—	—	1	5,4	—	—
		zus.	79	11,3	—	—	1	2,6	—	—
0—9	Allgemeine Todes-	m	3 995	1 214,9	180	3 326,6	27	138,7	9	42,5
	ursachen insgesamt	w	3 757	1 018,9	127	2 463,6	15	81,1	3	14,8
		zus.	7 752	1 111,3	307	2 905,5	42	110,6	12	28,9

Tabelle XXIX.

Nr. des dtsch. T.U.V. 1950	Todesursachen	G	45—50		50—55		55—60		60—65	
			abs.	rel.	abs.	rel.	abs.	rel.	abs.	rel.
00,01	Tuberkulose der	m	2	8,7	1	4,1	4	17,0	8	50,2
	Atmungsorgane	w	2	7,1	2	7,0	1	4,0	2	9,3
		zus.	4	7,8	3	5,7	5	10,6	10	26,7
02	Tuberkulose der	m	—	—	—	—	—	—	—	—
	Hirnhäute und	w	—	—	—	—	—	—	1	4,7
	des ZNS	zus.	—	—	—	—	—	—	1	2,7
03	Tuberkulose	m	—	—	1	4,1	—	—	—	—
	anderer Organe	w	—	—	—	—	—	—	—	—
		zus.	—	—	1	1,9	—	—	—	—
02+03	Tuberkulose der	m	—	—	1	—	—	—	—	—
	Hirnhäute usw. +	w	—	—	—	—	—	—	1	4,7
	Tbk. anderer Organe	zus.	—	—	1	1,9	—	—	1	2,7
00—03	Tuberkulose	m	2	8,7	2	7,0	4	17,0	8	50,2
	insgesamt	w	2	7,1	2	7,0	1	4,0	3	14,1
		zus.	4	7,8	4	7,0	5	10,6	11	29,4
0—9	Allgemeine Todes-	m	94	407,3	206	845,9	362	1 627,6	443	2 781,3
	ursachen insgesamt	w	97	343,6	156	542,9	223	893,9	268	1 248,3
		zus.	191	372,3	362	681,9	585	1 239,7	711	1 901,3

auf 100 000 Einwohner nach Alter und Geschlecht; absolute und relative Zahlen
(Angaben des Statistischen Landesamtes)

10–15		15–20		20–25		25–30		30–35		35–40		40–45	
abs.	rel.	abs.	rel.	abs.	rel.	abs.	rel.	abs.	rel.	abs.	rel.	abs.	rel.
–	–	1	3,7	–	–	–	–	2	8,5	4	18,7	–	–
–	–	–	–	–	–	1	4,2	–	–	1	3,6	3	15,1
–	–	1	1,9	–	–	1	2,1	2	4,2	5	10,1	3	8,5
–	–	–	–	–	–	–	–	–	–	–	–	–	–
–	–	–	–	–	–	–	–	–	–	–	–	–	–
–	–	–	–	–	–	–	–	–	–	–	–	–	–
–	–	–	–	–	–	–	–	–	–	–	–	–	–
–	–	–	–	1	3,3	–	–	–	–	–	–	–	–
–	–	–	–	1	1,6	–	–	–	–	–	–	–	–
–	–	–	–	–	–	–	–	–	–	–	–	–	–
–	–	–	–	1	3,3	–	–	–	–	–	–	–	–
–	–	–	–	1	1,6	–	–	–	–	–	–	–	–
–	–	1	3,7	–	–	–	–	2	8,5	4	18,7	–	–
–	–	–	–	1	3,3	1	4,2	–	–	1	3,6	3	15,1
–	–	1	1,9	1	1,6	1	2,1	2	4,2	5	10,1	3	8,5
10	45,9	22	80,4	42	132,8	20	83,0	39	166,5	41	192,1	49	316,3
2	9,4	12	45,6	18	58,7	23	96,6	19	76,9	33	118,0	59	297,8
12	27,9	34	63,3	60	96,3	43	89,8	58	120,5	74	150,1	108	305,9

(Fortsetzung)

65–70		70–75		75–80		80–85		85–90		90 und mehr unbekannt	
abs.	rel.	abs.	rel.	abs.	rel.	abs.	rel.	abs.	rel.	abs.	rel.
9	76,6	10	105,8	8	125,7	1	30,5	–	–	–	–
3	16,5	1	7,4	2	22,8	1	21,5	1	69,8	–	–
12	40,9	11	47,8	10	66,0	2	25,2	1	41,1	–	–
–	–	–	–	–	–	–	–	–	–	–	–
–	–	–	–	1	11,4	–	–	–	–	–	–
–	–	–	–	1	6,6	–	–	–	–	–	–
1	8,5	1	10,6	–	–	–	–	2	199,2	–	–
–	–	–	–	–	–	–	–	–	–	–	–
1	3,3	1	4,3	–	–	–	–	2	82,1	–	–
1	8,5	1	10,6	–	–	–	–	2	199,2	–	–
–	–	–	–	1	11,4	–	–	–	–	–	–
1	3,3	1	4,3	1	6,6	–	–	2	82,1	–	–
10	85,1	11	116,3	8	125,7	1	30,5	2	199,2	–	–
3	16,5	1	7,4	3	34,2	1	21,5	1	69,8	–	–
13	43,4	12	52,1	11	72,6	2	25,2	3	123,2	–	–
496	4218,8	557	5888,6	575	9036,6	501	15297,7	246	24502,0	76	39378,2
406	2234,1	554	4087,7	664	7560,9	609	13082,7	351	24511,2	118	37224,0
902	3013,7	1111	4827,9	1239	8180,9	1110	13997,5	597	24507,4	194	38039,2

Tabelle XXX. *Allgemeine Sterblichkeit und Sterblichkeit an Tuberkulose in Nordrhein-Westfalen im Jahre 1961*

Nr. des dtsch. T.U.V. 1950	Todesursachen	G	Insgesamt		0–1		1–5		5–10	
			abs.	rel.	abs.	rel.	abs.	rel.	abs.	rel.
00,01	Tuberkulose der	m	1 637	21,9	–	–	2	0,4	1	0,2
	Atmungsorgane	w	403	4,9	–	–	3	0,6	–	–
		zus.	2 040	13,0	–	–	5	0,5	1	0,1
02	Tuberkulose der	m	28	0,4	2	1,5	3	0,6	1	0,2
	Hirnhäute und	w	25	0,3	1	0,8	4	0,8	2	0,4
	des ZNS	zus.	53	0,3	3	1,1	7	0,7	3	0,3
03	Tuberkulose	m	50	0,7	–	–	1	0,2	–	–
	anderer Organe	w	52	0,6	–	–	–	–	–	–
		zus.	102	0,6	–	–	1	0,1	–	–
02+03	Tuberkulose der	m	78	1,0	2	1,5	4	0,8	1	0,2
	Hirnhäute usw. +	w	77	0,9	1	0,8	4	0,8	2	0,4
	Tbk. anderer Organe	zus.	155	1,0	3	1,1	8	0,8	3	0,3
00–03	Tuberkulose	m	1 715	22,9	2	1,5	6	1,2	2	0,3
	insgesamt	w	480	5,8	1	0,8	7	1,4	2	0,4
		zus.	2 195	13,9	3	1,1	13	1,3	4	0,4
0–9	Allgemeine Todes-	m	91 633	122,4	5 621	4 102,7	798	156,5	420	72,5
	ursachen insgesamt	w	80 542	97,5	4 173	3 194,7	590	121,8	247	44,8
		zus.	172 175	109,4	9 794	3 659,5	1 388	139,6	667	59,0

Tabelle XXX.

Nr. des dtsch. T.U.V. 1950	Todesursachen	G	45–50		50–55		55–60		60–65	
			abs.	rel.	abs.	rel.	abs.	rel.	abs.	rel.
00,01	Tuberkulose der	m	105	22,1	187	35,9	287	56,9	306	84,2
	Atmungsorgane	w	30	4,8	27	4,2	39	6,9	39	8,3
		zus.	135	12,3	214	18,4	326	30,5	345	41,5
02	Tuberkulose der	m	2	0,4	2	0,4	5	1,0	2	0,6
	Hirnhäute und	w	1	0,2	1	0,2	3	0,5	2	0,4
	des ZNS	zus.	3	0,3	3	0,3	8	0,7	4	0,5
03	Tuberkulose	m	7	1,5	5	1,0	6	1,2	5	1,4
	anderer Organe	w	2	0,3	6	0,9	6	1,1	8	1,7
		zus.	9	0,8	11	0,9	12	1,1	13	1,6
02+03	Tuberkulose der	m	9	1,9	7	1,3	11	2,2	7	1,9
	Hirnhäute usw. +	w	3	0,5	7	1,1	9	1,6	10	2,1
	Tbk. anderer Organe	zus.	12	1,1	14	1,2	20	1,9	17	2,0
00–03	Tuberkulose	m	114	24,0	194	37,2	298	59,1	313	86,1
	insgesamt	w	33	5,3	34	5,3	48	8,5	49	10,5
		zus.	147	13,4	228	19,6	346	32,4	362	43,5
0–9	Allgemeine Todes-	m	2 620	552,5	5 024	963,9	8 682	1 722,4	10 974	3 018,9
	ursachen insgesamt	w	2 113	340,3	3 442	538,3	4 903	869,8	6 800	1 453,0
		zus.	4 733	432,2	8 466	729,4	13 585	1 272,3	17 774	2 137,5

auf 100 000 Einwohner nach Alter und Geschlecht; absolute und relative Zahlen
(Angaben des Statistischen Landesamtes)

10–15		15–20		20–25		25–30		30–35		35–40		40–45	
abs.	rel.	abs.	rel.	abs.	rel.	abs.	rel.	abs.	rel.	abs.	rel.	abs.	rel.
1	0,2	2	0,3	9	1,3	26	4,4	34	5,9	59	12,3	51	15,5
2	0,4	–	–	7	1,1	14	2,6	30	5,2	32	5,1	22	5,0
3	0,3	2	0,2	16	1,2	40	3,5	64	5,6	91	8,2	73	9,6
2	0,4	1	0,2	–	–	1	0,2	2	0,3	2	0,4	1	0,3
3	0,6	3	0,5	–	–	–	–	1	0,2	2	0,3	1	0,2
5	0,5	4	0,4	–	–	1	0,1	3	0,3	4	0,4	2	0,3
–	–	1	0,2	1	0,1	2	0,3	2	0,3	2	0,4	1	0,3
–	–	–	–	–	–	2	0,4	4	0,7	6	1,0	3	0,7
–	–	1	0,1	1	0,07	4	0,4	6	0,5	8	0,7	4	0,5
2	0,4	2	0,3	1	0,1	3	0,5	4	0,7	4	0,8	2	0,6
3	0,6	3	0,5	–	–	2	0,4	5	0,9	8	1,3	4	0,9
5	0,5	5	0,4	1	0,07	5	0,4	9	0,8	12	1,1	6	0,8
3	0,6	4	0,7	10	1,4	29	4,9	38	6,6	63	13,2	53	16,1
5	1,0	3	0,5	7	1,1	16	2,9	35	6,1	40	6,4	26	6,0
8	0,8	7	0,6	17	1,2	45	4,0	73	6,3	103	9,3	79	10,3
275	54,2	708	121,6	1281	182.6	1050	178,3	1160	200,6	1167	243,6	1321	402,2
165	34,0	218	39,3	434	65,2	425	78,3	636	111,1	1062	168,9	1138	261,1
440	44,3	926	81,4	1715	125,4	1475	130,3	1796	156,1	2229	201,2	2459	321,7

(Fortsetzung)

65–70		70–75		75–80		80–85		85 und älter	
abs.	rel.	abs.	rel.	abs.	rel.	abs.	rel.	abs.	rel.
214	87,7	175	95,2	111	93,3	54	87,9	13	60,1
34	9,3	48	18,0	48	29,1	22	26,3	6	19,2
248	40,7	223	49,4	159	56,0	76	52,4	19	35,9
–	–	1	0,5	1	0,8	–	–	–	–
1	0,3	–	–	–	–	–	–	–	–
1	0,2	1	0,2	1	0,4	–	–	–	–
5	2,1	2	1,1	4	3,4	3	4,9	3	13,9
2	0,5	4	1,5	6	3,6	1	1,2	2	6,4
7	1,1	6	1,3	10	3,5	4	2,8	5	9,4
5	2,1	3	1,6	5	4,2	3	4,9	3	13,9
3	0,8	4	1,5	6	3,6	1	1,2	2	6,4
8	1,3	7	1,6	11	3,9	4	2,8	5	9,4
219	89,8	178	96,8	116	97,5	57	92,7	16	73,9
37	10,1	52	19,4	54	32,8	23	27,5	8	25,6
256	42,0	230	51,0	170	59,9	80	55,2	24	45,3
10990	4505,9	11685	6357,6	12072	10150,4	9769	15895,1	6016	27800,4
9256	2533,0	11836	4428,4	13389	8123,0	11673	13970,9	8042	25691,6
20246	3322,7	23521	5213,1	25461	8972,7	21442	14786,5	14058	26553,6

Tabelle XXXI. *Allgemeine Sterblichkeit und Sterblichkeit an Tuberkulose in Hessen im Jahre 1961*

Nr. des dtsch. T.U.V. 1950	Todesursachen	G	Insgesamt		0–1		1–5		5–10	
			abs.	rel.	abs.	rel.	abs.	rel.	abs.	rel.
00,01	Tuberkulose der Atmungsorgane	m	358	16,1	–	–	–	–	2	1,2
		w	135	5,4	–	–	–	–	–	–
		zus.	493	10,4	–	–	–	–	2	0,6
02	Tuberkulose der Hirnhäute und des ZNS	m	7	0,3	–	–	1	0,7	1	0,6
		w	13	0,5	–	–	1	0,7	–	–
		zus.	20	0,4	–	–	2	0,7	1	0,3
03	Tuberkulose anderer Organe	m	16	0,7	–	–	–	–	–	–
		w	13	0,5	–	–	–	–	–	–
		zus.	29	0,6	–	–	–	–	–	–
02+03	Tuberkulose der Hirnhäute usw. + Tbk. anderer Organe	m	23	1,0	–	–	1	0,7	1	0,6
		w	26	1,0	–	–	1	0,7	–	–
		zus.	49	1,0	–	–	2	0,7	1	0,3
00–03	Tuberkulose insgesamt	m	381	17,1	–	–	1	0,7	3	1,8
		w	161	6,4	–	–	1	0,7	–	–
		zus.	542	11,4	–	–	2	0,7	3	0,9
0,9	Allgemeine Todesursachen insgesamt	m	27 343	1 226,5	1 390	3 575,3	193	135,3	122	73,6
		w	26 151	1 041,6	990	2 697,1	139	103,1	68	43,2
		zus.	53 494	1 128,5	2 380	3 148,8	332	119,6	190	58,8

Tabelle XXXI.

Nr. des dtsch. T.U.V. 1950	Todesursachen	G	45–50		50–55		55–60		60–65	
			abs.	rel.	abs.	rel.	abs.	rel.	abs.	rel.
00,01	Tuberkulose der Atmungsorgane	m	22	15,2	35	21,8	48	31,3	61	52,9
		w	12	6,3	8	4,0	10	5,6	11	7,2
		zus.	34	17,8	43	12,0	58	17,5	72	26,9
02	Tuberkulose der Hirnhäute und des ZNS	m	–	–	–	–	2	1,3	–	–
		w	1	0,5	2	1,0	1	0,6	1	0,7
		zus.	1	0,3	2	0,6	3	0,9	1	0,4
03	Tuberkulose anderer Organe	m	1	0,7	1	0,6	3	2,0	2	1,7
		w	–	–	1	0,5	1	0,6	–	–
		zus.	1	0,3	2	0,6	4	1,2	2	0,7
02+03	Tuberkulose der Hirnhäute usw. + Tbk. anderer Organe	m	1	0,7	1	0,6	5	3,3	2	1,7
		w	1	0,5	3	1,5	2	1,1	1	0,7
		zus.	2	0,6	4	1,1	7	2,1	3	1,1
00–03	Tuberkulose insgesamt	m	23	15,8	36	22,4	53	34,5	63	54,7
		w	13	6,8	11	5,5	12	6,7	12	7,9
		zus.	36	10,7	47	13,1	65	19,6	75	28,0
0,9	Allgemeine Todesursachen insgesamt	m	686	472,6	1 387	864,4	2 276	1 483,6	2 961	2 569,8
		w	626	327,7	1 058	532,3	1 313	735,8	2 010	1 315,1
		zus.	1 312	390,2	2 445	680,7	3 589	1 081,5	4 971	1 854,4

auf 100 000 Einwohner nach Alter und Geschlecht; absolute und relative Zahlen
(Angaben des Statistischen Landesamtes)

10—15		15—20		20—25		25—30		30—35		35—40		40—45	
abs.	rel.	abs.	rel.	abs.	rel.	abs.	rel.	abs.	rel.	abs.	rel.	abs.	rel.
–	–	1	0,6	1	0,5	3	1,9	13	8,1	20	13,8	14	14,4
–	–	2	1,2	4	2,1	5	3,4	6	3,6	12	6,2	8	6,1
–	–	3	0,9	5	1,3	8	2,6	19	5,8	32	9,5	22	9,6
–	–	–	–	–	–	–	–	–	–	2	1,4	1	1,0
1	0,7	–	–	1	0,5	–	–	–	–	1	0,5	1	0,8
1	0,3	–	–	1	0,3	–	–	–	–	3	0,9	2	0,9
–	–	–	–	1	0,5	–	–	–	–	1	0,7	1	1,0
–	–	–	–	1	0,5	–	–	–	–	–	–	–	–
–	–	–	–	2	0,5	–	–	–	–	1	0,3	1	0,4
–	–	–	–	1	0,5	–	–	–	–	3	2,1	2	2,1
1	0,7	–	–	2	1,0	–	–	–	–	1	0,5	1	0,8
1	0,3	–	–	3	0,8	–	–	–	–	4	1,2	3	1,3
–	–	1	0,6	2	1,0	3	1,9	13	8,1	23	15,9	16	16,5
1	0,7	2	1,2	6	3,1	5	3,4	6	3,6	13	7,8	9	6,9
1	0,3	3	0,9	8	2,0	8	2,6	19	5,8	36	10,7	25	11,0
77	48,6	183	106,8	352	175,5	243	155,2	292	181,0	334	231,0	305	314,5
61	40,5	82	50,1	127	66,2	123	82,6	174	105,4	300	155,8	319	243,1
138	44,6	265	79,1	479	122,1	366	119,8	466	142,8	634	188,1	624	273,4

(Fortsetzung)

65—70		70—75		75—80		80—85		85—90		90 und mehr unbekannt	
abs.	rel.	abs.	rel.	abs.	rel.	abs.	rel.	abs.	rel.	abs.	rel.
51	62,1	49	77,8	16	38,0	19	83,0	3	42,2	–	–
18	14,7	18	19,8	11	18,5	8	25,2	1	9,8	1	48,2
69	33,8	67	43,6	27	26,6	27	49,4	4	23,1	1	31,3
–	–	–	–	–	–	–	–	–	–	–	–
1	0,8	2	2,2	–	–	–	–	–	–	–	–
1	0,5	2	1,3	–	–	–	–	–	–	–	–
–	–	1	1,6	2	4,7	2	8,7	1	14,1	–	–
[illegible]	1,6	3	3,3	1	1,7	4	12,6	–	–	–	–
2	1,0	4	2,6	3	3,0	6	11,0	1	5,8	–	–
–	–	1	1,6	2	4,7	2	8,7	1	14,1	–	–
3	2,5	5	5,5	1	1,7	4	12,6	–	–	–	–
3	1,5	6	3,9	3	3,0	6	11,0	1	5,8	–	–
51	62,1	50	79,4	18	42,7	21	91,7	4	56,2	–	–
21	17,2	23	25,3	12	20,2	12	37,8	1	9,8	1	48,2
72	35,2	73	47,5	30	29,5	33	60,4	5	28,9	1	31,3
3 240	3942,1	3 649	5795,0	3 976	9439,5	3 382	14769,2	1 826	25660,5	469	41578,0
3 004	2457,8	3 830	4216,2	4 581	7693,3	4 278	13470,6	2 279	22420,0	789	38079,2
6 244	3054,6	7 479	4862,5	8 557	8416,8	7 660	14014,7	4 105	23754,4	1 258	39312,5

Tabelle XXXII. *Allgemeine Sterblichkeit und Sterblichkeit an Tuberkulose in Rheinland-Pfalz im Jahre 1961*

Nr. des dtsch. T.U.V. 1950	Todesursachen	G	Insgesamt		0–1		1–5		5–10	
			abs.	rel.	abs.	rel.	abs.	rel.	abs.	rel.
00,01	Tuberkulose der	m	402	24,8	–	–	1	0,8	1	0,7
	Atmungsorgane	w	115	6,3	1	3,1	2	1,7	–	–
		zus.	517	15,1	1	1,5	3	1,2	1	0,3
02	Tuberkulose der	m	9	0,6	–	–	1	0,8	1	0,7
	Hirnhäute und	w	2	0,1	–	–	–	–	–	–
	des ZNS	zus.	11	0,3	–	–	1	0,4	1	0,3
03	Tuberkulose	m	11	0,7	–	–	–	–	–	–
	anderer Organe	w	16	0,9	–	–	–	–	1	0,7
		zus.	27	0,8	–	–	–	–	1	0,3
02+03	Tuberkulose der	m	20	1,2	–	–	1	0,8	1	0,7
	Hirnhäute usw. +	w	18	1,0	–	–	–	–	1	0,7
	Tbk. anderer Organe	zus.	38	1,1	–	–	1	0,4	2	0,7
00–03	Tuberkulose	m	422	26,1	–	–	2	1,6	2	1,4
	insgesamt	w	133	7,3	1	3,1	2	1,7	1	0,7
		zus.	555	16,2	1	1,5	4	1,6	3	1,0
0–9	Allgemeine Todes-	m	19 999	1 235,3	1 321	3836,9	181	144,2	91	61,5
	ursachen insgesamt	w	18 038	195,1	970	3001,7	108	90,5	61	43,4
		zus.	38 037	1 107,4	2291	3 432,5	289	118,0	152	52,7

Tabelle XXXII.

Nr. des dtsch. T.U.V. 1950	Todesursachen	G	45–50		50–55		55–60		60–65	
			abs.	rel.	abs.	rel.	abs.	rel.	abs.	rel.
00,01	Tuberkulose der	m	27	31,0	51	48,5	83	79,0	63	73,7
	Atmungsorgane	w	8	6,9	11	8,2	13	10,4	10	9,3
		zus.	35	17,2	62	25,9	96	41,8	73	37,8
02	Tuberkulose der	m	–	–	1	1,0	–	–	1	1,2
	Hirnhäute und	w	–	–	1	0,7	1	0,8	–	–
	des ZNS	zus.	–	–	2	0,8	1	0,4	1	0,5
03	Tuberkulose	m	2	2,3	2	1,9	2	1,9	1	0,2
	anderer Organe	w	–	–	1	0,7	3	2,4	2	1,9
		zus.	2	1,0	3	1,3	5	2,2	3	1,6
02+03	Tuberkulose der	m	2	2,3	3	2,9	2	1,9	2	2,3
	Hirnhäute usw. +	w	–	–	2	1,5	4	3,2	2	1,9
	Tbk. anderer Organe	zus.	2	1,0	5	2,1	6	2,6	4	2,1
00–03	Tuberkulose	m	29	33,2	54	51,4	85	80,9	65	76,1
	insgesamt	w	8	6,9	13	9,7	17	13,6	12	11,2
		zus.	27	18,2	67	28,0	102	44,4	77	39,9
0–9	Allgemeine Todes-	m	596	683,3	1 076	1024,2	1 806	1 719,6	2 159	2 526,2
	ursachen insgesamt	w	449	385,1	748	558,0	1 003	803,2	1 439	1 337,2
		zus.	1 045	512,7	1 824	762,9	2 809	1 221,8	3 598	1 863,5

1) einschließlich 14 (6 m, 8 w) unbekannt

auf 100 000 Einwohner nach Alter und Geschlecht; absolute und relative Zahlen
(Angaben des Statistischen Landesamtes)

| 10–15 | | 15–20 | | 20–25 | | 25–30 | | 30–35 | | 35–40 | | 40–45 | |
abs.	rel.	abs.	rel.	abs.	rel.	abs.	rel.	abs.	rel.	abs.	rel.	abs.	rel.
—	—	—	—	2	1,4	11	9,2	7	5,9	9	8,8	10	12,7
—	—	1	1,0	3	2,1	5	4,3	4	3,5	4	3,0	1	0,9
—	—	1	0,5	5	1,7	16	6,8	11	4,7	13	5,5	11	5,9
—	—	1	1,0	1	0,7	—	—	2	1,7	—	—	1	1,3
—	—	—	—	—	—	—	—	—	—	—	—	—	—
—	—	1	0,5	1	0,3	—	—	2	0,9	—	—	1	0,5
—	—	—	—	—	—	—	—	—	—	1	1,0	1	1,3
—	—	—	—	—	—	—	—	—	—	4	3,0	—	—
—	—	—	—	—	—	—	—	—	—	5	2,1	1	0,5
—	—	1	1,0	1	0,7	—	—	2	1,7	1	1,0	2	2,5
—	—	—	—	—	—	—	—	—	—	4	3,0	—	—
—	—	1	0,5	1	0,3	—	—	2	0,9	5	2,1	2	1,1
—	—	1	1,0	3	2,1	11	9,2	9	7,5	10	9,7	12	15,2
—	—	1	1,0	3	2,1	5	4,3	4	3,5	8	6,1	1	0,9
—	—	2	1,0	6	2,1	16	6,8	13	5,5	18	7,7	13	7,0
79	60,5	166	161,0	324	224,4	242	201,5	229	191,8	239	233,0	279	354,1
35	28,1	57	57,2	93	65,8	123	106,9	133	115,1	244	184,9	264	247,1
114	44,7	223	110,0	417	145,9	365	155,2	362	154,1	483	205,9	543	292,5

(Fortsetzung)

| 65–70 | | 70–75 | | 75–80 | | 80–85 | | 85–90 | | 90 und mehr unbekannt | |
abs.	rel.	abs.	rel.	abs.	rel.	abs.	rel.	abs.	rel.	abs.	rel.
50	87,7	46	110,4	28	98,6	9	57,7	4	74,3	—	—
12	14,1	17	27,1	9	21,9	11	50,4	3	38,4	—	—
62	43,6	63	60,3	37	53,2	20	53,5	7	53,0	—	—
—	—	—	—	—	—	—	—	—	—	—	—
—	—	—	—	—	—	—	—	—	—	—	—
—	—	—	—	—	—	—	—	—	—	—	—
2	3,5	—	—	—	—	—	—	—	—	—	—
1	1,2	3	43,8	—	—	—	—	1	12,8	—	—
3	2,1	3	2,9	—	—	—	—	1	7,6	—	—
2	3,5	—	—	—	—	—	—	—	—	—	—
1	1,2	3	1,8	—	—	—	—	1	12,8	—	—
3	2,1	3	2,9	—	—	—	—	1	7,6	—	—
52	91,3	46	110,4	28	98,6	9	57,7	4	74,3	—	—
13	15,3	20	31,8	9	21,9	11	50,4	4	51,2	—	—
65	45,7	66	63,1	37	53,2	20	53,5	8	60,6	—	—
2 246	3 941,3	2 496	5 988,9	2 726	9 597,2	2 261	17 495,4	1 174	21 801,3	308	37 931,0
2 057	2 415,1	2 719	4 326,5	3 006	7 298,8	2 614	11 982,0	1 445	18 478,3	470	29 265,3
4 303	3 026,9	5 215	4 989.0	5 732	8 236,9	4 875	13 029,9	2 619	19 833,4	778[1]	32 175,4

Tabelle XXXIII. *Allgemeine Sterblichkeit und Sterblichkeit an Tuberkulose im Saarland im Jahre 1961*

Nr. des dtsch. T.U.V. 1950	Todesursachen	G	Insgesamt		0–1		1–5		5–10	
			abs.	rel.	abs.	rel.	abs.	rel.	abs.	rel.
00,01	Tuberkulose der	m	165	31,7	–	–	–	–	–	–
	Atmungsorgane	w	38	6,8	1	9,9	–	–	–	–
		zus.	203	18,7	1	9,9	–	–	–	–
02	Tuberkulose der	m	2	0,4	1	9,2	1	2,5	–	–
	Hirnhäute und	w	4	0,7	1	9,9	–	–	–	–
	des ZNS	zus.	6	0,6	2	9,5	1	1,3	–	–
03	Tuberkulose	m	2	0,4	–	–	–	–	–	–
	anderer Organe	w	3	0,5	–	–	–	–	–	–
		zus.	5	0,5	–	–	–	–	–	–
02+03	Tuberkulose der	m	4	0,8	1	8,2	1	2,5	–	–
	Hirnhäute usw. +	w	7	1,2	1	9,9	–	–	–	–
	Tbk. anderer Organe	zus.	11	1,0	2	9,5	1	1,3	–	–
00–03	Tuberkulose	m	169	32,4	1	9,2	1	2,5	–	–
	insgesamt	w	45	8,0	2	19,9	–	–	–	–
		zus.	214	19,7	3	14,3	1	1,3	–	–
0–9	Allgemeine Todes-	m	5960	1144,1	411	377,7	60	147,3	29	63,5
	ursachen insgesamt	w	4808	855,3	299	297,0	54	139,8	17	38,5
		zus.	10768	994,3	710	339,0	114	143,6	46	51,2

Tabelle XXXIII.

Nr. des dtsch. T.U.V. 1950	Todesursachen	G	45–50		50–55		55–60		60–65	
			abs.	rel.	abs.	rel.	abs.	rel.	abs.	rel.
00,01	Tuberkulose der	m	11	39,7	29	87,2	32	94,4	33	126,4
	Atmungsorgane	w	1	2,9	4	9,6	7	18,5	4	12,9
		zus.	12	18,8	33	43,9	39	54,4	37	64,8
02	Tuberkulose der	m	–	–	–	–	–	–	–	–
	Hirnhäute und	w	–	–	–	–	–	–	–	–
	des ZNS	zus.	–	–	–	–	–	–	–	–
03	Tuberkulose	m	–	–	–	–	1	2,9	–	–
	anderer Organe	w	–	–	1	2,4	1	2,6	–	–
		zus.	–	–	1	1,3	2	2,8	–	–
02+03	Tuberkulose der	m	–	–	–	–	1	2,9	–	–
	Hirnhäute usw. +	w	–	–	1	2,4	1	2,6	–	–
	Tbk. anderer Organe	zus.	–	–	1	1,3	2	2,8	–	–
00–03	Tuberkulose	m	11	39,7	29	87,2	33	97,3	33	126,4
	insgesamt	w	1	2,9	5	19,4	8	11,3	4	12,9
		zus.	12	18,8	34	45,2	41	57,1	37	64,8
0–9	Allgemeine Todes-	m	218	786,4	368	1106,1	648	1911,0	746	2856,7
	ursachen insgesamt	w	128	356,0	228	544,4	351	927,0	434	1400,4
		zus.	346	543,4	596	793,1	999	1391,9	1180	2066,3

*) mit fortgeschriebenen Bevölkerungszahlen (Basis Wohnungszählung 1959) errechnet.

auf 100 000 Einwohner nach Alter und Geschlecht; absolute und relative Zahlen*
(Angaben des Statistischen Landesamtes)

10–15		15–20		20–25		25–30		30–35		35–40		40–45	
abs.	rel.	abs.	rel.	abs.	rel.	abs.	rel.	abs.	rel.	abs.	rel.	abs.	rel.
—	—	2	6,4	—	—	2	4,8	4	10,0	6	17,2	3	11,5
—	—	1	3,3	1	2,2	—	—	2	5,3	3	7,0	1	3,0
—	—	3	4,9	1	1,1	2	2,5	6	7,7	9	11,6	4	6,7
—	—	—	—	—	—	—	—	—	—	—	—	—	—
—	—	—	—	1	2,2	—	—	—	—	1	2,3	1	3,0
—	—	—	—	1	1,1	—	—	—	—	1	1,3	1	1,7
—	—	—	—	—	—	—	—	1	2,5	—	—	—	—
—	—	—	—	—	—	—	—	—	—	—	—	—	—
—	—	—	—	—	—	—	—	1	1,3	—	—	—	—
—	—	—	—	—	—	—	—	1	2,5	—	—	—	—
—	—	—	—	1	2,2	—	—	—	—	1	2,3	1	3,0
—	—	—	—	1	1,1	—	—	1	1,3	1	1,3	1	1,7
—	—	?	6,4	—	—	?	4,8	5	12,5	6	17,2	3	11,5
—	—	1	3,3	2	4,4	—	—	2	5,3	4	9,4	2	6,0
—	—	3	4,9	2	2,2	2	2,5	7	9,0	10	12,9	5	8,4
20	38,4	58	184,5	95	200,3	76	182,1	66	165,2	94	268,7	92	351,7
6	15,1	16	53,0	21	46,6	26	67,0	42	110,6	86	201,2	56	168,7
26	32,0	74	120,1	116	125,5	102	126,6	108	138,6	180	231,6	148	249,3

(Fortsetzung)

65–70		70–75		75–80		80–85		85–90		90 und mehr unbekannt	
abs.	rel.	abs.	rel.	abs.	rel.	abs.	rel.	abs.	rel.	abs.	rel.
16	100,5	13	116,7	12	163,2	2	52,4	—	—	—	—
4	17,4	3	19,1	3	31,0	3	64,2	—	—	—	—
20	51,4	16	59,6	15	88,0	5	58,9	—	—	—	—
—	—	—	—	—	—	—	—	—	—	—	—
—	—	—	—	—	—	—	—	—	—	—	—
—	—	—	—	—	—	—	—	—	—	—	—
—	—	—	—	—	—	—	—	—	—	—	—
1	4,4	—	—	—	—	—	—	—	—	—	—
1	2,6	—	—	—	—	—	—	—	—	—	—
—	—	—	—	—	—	—	—	—	—	—	—
1	4,4	—	—	—	—	—	—	—	—	—	—
1	2,6	—	—	—	—	—	—	—	—	—	—
16	100,5	13	116,7	12	163,2	2	52,4	—	—	—	—
5	21,8	3	19,1	3	31,0	3	64,2	—	—	—	—
21	54,0	16	—	15	88,0	5	58,9	—	—	—	—
627	3938,7	769	6903,7	677	9209,6	586	15356,4	267	23298,4	53	28191,5
628	2735,4	716	4554,4	759	7834,4	566	12112,1	300	19933,6	75	23734,2
1255	3228,1	1485	5528,7	1436	8427,7	1152	13570,5	567	21388,2	128	25396,8

Tabelle XXXIV. *Allgemeine Sterblichkeit und Sterblichkeit an Tuberkulose in Baden-Württemberg im Jahre 1961*

Nr. des dtsch. T.U.V. 1950	Todesursache	G	Insgesamt		0—1 [2]		1—5		5—10	
			abs.	rel.	abs.	rel.	abs.	rel.	abs.	rel.
00,01	Tuberkulose der	m	646	17,3	–	–	2	0,7	–	–
	Atmungsorgane	w	242	5,9	–	–	–	–	–	–
		zus.	888	11,3	–	–	2	0,4	–	–
02	Tuberkulose der	m	13	0,3	1	1,3	1	0,4	–	–
	Hirnhäute und	w	13	0,3	–	–	2	0,8	–	–
	des ZNS	zus.	26	0,3	1	0,7	3	0,6	–	–
03	Tuberkulose	m	40	1,1	–	–	1	0,4	–	–
	anderer Organe	w	40	1,0	–	–	–	–	1	0,4
		zus.	80	1,0	–	–	1	0,2	1	0,2
02+03	Tuberkulose der	m	53	1,4	1	1,3	2	0,7	–	–
	Hirnhäute usw. +	w	53	1,3	–	–	2	0,8	1	0,4
	Tbk. anderer Organe	zus.	106	1,4	1	0,7	4	0,7	1	0,2
00—03	Tuberkulose insgesamt	m	699	18,7	1	1,3	4	1,5	–	–
		w	295	7,2	–	–	2	0,8	1	0,4
		zus.	994	12,7	1	0,7	6	1,1	1	0,2
0—9	Allgemeine Todes-	m	40 603	1 085,0	2 517	3 218,8	382	139,0	206	69,8
	ursachen insgesamt	w	38 594	944,6	1 876	2 525,9	296	113,4	111	39,5
		zus.	79 197	1 011,7	4 393	2 880,9	678	126,5	317	55,0

Tabelle XXXIV.

Nr. des dtsch. T.U.V. 1950	Todesursache	G	45—50		50—55		55—60		60—65	
			abs.	rel.	abs.	rel.	abs.	rel.	abs.	rel.
00,01	Tuberkulose der	m	46	22,5	82	33,4	99	42,6	114	61,2
	Atmungsorgane	w	18	6,8	17	5,6	21	7,8	18	7,8
		zus.	64	13,6	99	18,1	120	23,9	132	31,5
02	Tuberkulose der	m	–	–	1	0,4	1	0,4	2	1,1
	Hirnhäute und	w	4	1,5	–	–	–	–	–	–
	des ZNS	zus.	4	0,9	1	0,2	1	0,2	2	0,5
03	Tuberkulose	m	3	1,5	3	1,2	3	1,3	7	3,8
	anderer Organe	w	2	0,8	5	1,7	1	0,4	5	2,2
		zus.	5	1,1	8	1,5	4	0,8	12	2,9
02+03	Tuberkulose der	m	3	1,5	4	1,6	4	1,7	9	4,8
	Hirnhäute usw. +	w	6	2,3	5	1,7	1	0,4	5	2,2
	Tbk. anderer Organe	zus.	9	1,9	9	1,6	5	1,0	14	3,3
00—03	Tuberkulose	m	49	24,0	86	35,0	103	44,3	123	66,0
	insgesamt	w	24	9,1	22	7,3	22	8,1	23	9,9
		zus.	73	15,5	108	19,7	125	24,9	146	34,9
0—9	Allgemeine Todes-	m	1 107	541,4	2 092	851,9	3 472	1 493,2	4 441	2 384,2
	ursachen insgesamt	w	1 027	387,3	1 604	531,8	2 079	769,1	3 091	1 331,6
		zus.	2 134	454,4	3 696	675,5	5 551	1 039,8	7 532	1 800,2

1) Bevölkerungstand vom 6.6.1961/Fortschreibung auf Basis Wohnungszählung 1956
2) Auf 100 000 Lebendgeborene

auf 100 000 Einwohner nach Alter und Geschlecht [1] ; absolute und relative Zahlen
(Angaben des Statistischen Landesamtes)

10–15		15–20		20–25		25–30		30–35		35–40		40–45	
abs.	rel.	abs.	rel.	abs.	rel.	abs.	rel.	abs.	rel.	abs.	rel.	abs.	rel.
–	–	2	0,8	3	0,8	11	3,5	17	5,8	30	12,4	18	9,6
–	–	2	0,8	2	0,6	7	2,4	8	3,0	21	7,3	12	4,9
–	–	4	0,8	5	0,7	18	2,9	25	4,4	51	9,6	30	6,9
1	0,4	–	–	4	1,1	–	–	–	–	–	–	–	–
–	–	1	0,4	2	0,6	1	0,3	–	–	–	–	–	–
1	0,2	1	0,2	6	0,8	1	0,2	–	–	–	–	–	–
1	0,4	–	–	1	0,3	1	0,3	1	0,3	2	0,8	–	–
–	–	1	0,4	–	–	–	–	–	–	1	0,3	1	0,4
1	0,2	1	0,2	1	0,1	1	0,2	1	0,2	3	0,6	1	0,2
2	0,7	–	–	5	1,3	1	0,3	1	0,3	2	0,8	–	–
–	–	2	0,8	2	0,6	1	0,3	–	–	1	0,3	1	0,4
2	0,4	2	0,4	7	1,0	2	0,3	1	0,2	3	0,6	1	0,2
2	0,7	2	0,8	8	2,1	12	3,8	18	6,2	32	13,2	18	9,6
–	–	4	1,7	4	1,1	8	2,7	8	3,0	22	7,7	13	5,3
2	0,4	6	1,2	12	1,6	20	3,3	26	4,6	54	10,2	31	7,2
123	45,2	315	124,0	584	153,9	474	149,2	457	156,6	549	227,2	487	261,0
60	23,2	124	51,4	205	57,7	197	67,2	265	98,2	474	165,0	512	208,6
183	34,5	439	88,6	789	107,4	671	109,9	722	128,5	1 023	193,4	999	231,2

(Fortsetzung)

65–70		70–75		75–80		80–85		85–90		90 und mehr unbekannt	
abs.	rel.	abs.	rel.	abs.	rel.	abs.	rel.	abs.	rel.	abs.	rel.
97	78,5	58	63,5	50	78,5	13	38,4	4	36,3	–	–
25	13,3	33	23,7	32	34,5	19	38,3	5	29,1	2	56,9
122	39,3	91	39,5	82	52,1	32	38,3	9	31,9	2	36,1
1	0,8	1	1,1	–	–	–	–	–	–	–	–
1	0,5	2	1,4	–	–	–	–	–	–	–	–
2	0,6	3	1,3	–	–	–	–	–	–	–	–
4	3,2	6	6,5	–	–	4	11,8	3	27,2	–	–
8	4,3	2	1,4	7	7,5	6	12,1	–	–	–	–
12	3,9	0	3,5	7	4,4	10	12,0	3	10,6	–	–
5	4,0	7	7,7	–	–	4	11,8	3	27,2	–	–
9	4,8	4	2,9	7	7,5	6	12,1	–	–	–	–
14	4,5	11	4,8	7	4,4	10	12,0	3	10,6	–	–
102	82,6	65	71,1	50	78,5	17	50,2	7	63,5	–	–
34	18,2	37	26,6	39	41,6	25	50,4	5	29,1	2	56,9
136	43,8	102	44,3	89	56,5	42	50,3	12	42,6	2	36,1
4607	3 729,6	55 184	5 673,9	5 867	9 214,0	4 854	14 327,5	2 315	21 009,2	570	28 217,8
4115	2 197,1	5 549	3 991,0	6 840	7 292,9	6 004	12 100,7	3 210	18 705,3	955	27 177,0
8 722	2 806,1	10 733	4 658,4	12 707	8 069,7	10 858	13 004,2	5 525	19 606,8	1 525	27 551,9

Tabelle XXXV. *Allgemeine Sterblichkeit und Sterblichkeit an Tuberkulose in Bayern im Jahre 1961* [1])

Nr. des dtsch. T.U.V. 1950	Todesursachen	G	Insgesamt		0–1		1–5		5–10	
			abs.	rel.	abs.	rel.	abs.	rel.	abs.	rel.
00,01	Tuberkulose der	m	1 134	25,6	6	7,0	4	1,3	–	–
	Atmungsorgane	w	382	7,5	–	–	2	0,7	1	0,3
		zus.	1 516	16,0	6	3,6	6	1,0	1	0,1
02	Tuberkulose der	m	20	0,5	–	–	3	0,9	1	0,3
	Hirnhäute und	w	15	0,3	–	–	2	0,7	1	0,3
	des ZNS	zus.	35	0,4	–	–	5	0,8	2	0,3
03	Tuberkulose anderer	m	31	0,7	–	–	–	–	–	–
	Organe	w	51	1,0	–	–	–	–	–	–
		zus.	82	0,9	–	–	–	–	–	–
02+03	Tuberkulose der	m	51	1,2	–	–	3	0,9	1	0,3
	Hirnhäute usw. +	w	66	1,3	–	–	2	0,7	1	0,3
	Tbk. anderer Organe	zus.	117	1,2	–	–	5	0,8	2	0,3
00–03	Tuberkulose	m	1 185	26,8	6	7,0	7	2,2	1	0,3
	insgesamt	w	448	8,8	–	–	4	1,3	2	0,6
		zus.	1 633	17,2	6	3,6	11	1,8	3	0,4
0–9	Allgemeine Todes-	m	53 974	1 219,1	3 531	4 131,7	497	157,2	204	58,8
	ursachen insgesamt	w	52 389	1 033,8	2 611	3 220,4	404	134,6	130	39,3
		zus.	106 363	1 120,2	6 142	3 688,0	901	146,2	334	49,3

Tabelle XXXV.

Nr. des dtsch. T.U.V. 1950	Todesursachen	G	45–50		50–55		55–60		60–65	
			abs.	rel.	abs.	rel.	abs.	rel.	abs.	rel.
00,01	Tuberkulose der	m	71	26,1	113	38,2	180	62,3	198	87,2
	Atmungsorgane	w	24	6,5	25	6,6	28	8,1	48	15,8
		zus.	95	14,8	138	20,4	208	32,8	246	46,4
02	Tuberkulose der	m	3	1,1	3	1,0	2	0,7	–	–
	Hirnhäute und	w	2	0,5	2	0,5	–	–	–	–
	des ZNS	zus.	5	0,8	5	0,7	2	0,3	–	–
03	Tuberkulose	m	3	1,1	2	0,7	3	1,0	7	3,1
	anderer Organe	w	4	1,1	1	0,3	6	1,7	4	1,3
		zus.	7	1,1	3	0,4	9	1,4	11	2,1
02+03	Tuberkulose der	m	6	2,2	5	1,7	5	1,7	7	3,1
	Hirnhäute usw. +	w	6	1,6	3	0,8	6	1,7	4	1,3
	Tbk. anderer Organe	zus.	12	1,9	8	1,2	11	1,7	11	2,1
00–03	Tuberkulose	m	77	28,3	118	39,9	185	64,1	205	90,3
	insgesamt	w	30	8,2	28	7,4	34	9,8	52	17,1
		zus.	107	16,7	146	21,6	219	34,5	257	48,5
0–9	Allgemeine Todes-	m	1 395	512,3	2 782	939,6	4 749	1 644,9	6 028	2 655,8
	ursachen insgesamt	w	1 218	331,0	2 019	530,1	2 860	826,8	4 177	1 377,1
		zus.	2 613	408,1	4 801	709,2	7 609	1 199,0	10 205	1 924,3

1) Berechnet mit den Bevölkerungszahlen vom 31. 12. 1960. – Kleine Unstimmigkeiten bei den angegebenen Summen der Beziehungszahlen sind darauf zurückzuführen, daß alle einzelnen Beziehungszahlen den Regeln entsprechend auf- oder abgerundet wurden.

auf 100 000 Einwohner nach Alter und Geschlecht; absolute und relative Zahlen
(Angaben des Statistischen Landesamtes)

10–15		15–20		20–25		25–30		30–35		35–40		40–45	
abs.	rel.	abs.	rel.	abs.	rel.	abs	rel.	abs.	rel.	abs.	rel.	abs.	rel.
2	0,6	4	1,2	6	1,4	17	5,3	43	13,7	43	15,8	51	26,0
–	–	3	0,9	3	0,7	14	4,5	12	3,7	22	5,8	17	6,1
2	0,3	7	1,1	9	1,1	31	4,9	55	8,6	65	10,0	68	14,4
2	0,6	2	0,6	1	0,2	1	0,3	–	–	–	–	–	–
1	0,3	–	–	2	0,5	–	–	–	–	–	–	–	–
3	0,5	2	0,3	3	0,4	1	0,2	–	–	–	–	–	–
1	0,3	–	–	–	–	2	0,6	1	0,3	3	1,1	1	0,5
–	–	1	0,3	1	0,2	1	0,3	1	0,3	4	1,1	2	0,7
1	0,2	1	0,2	1	0,1	3	0,5	2	0,3	7	1,1	3	0,6
3	0,9	2	0,6	1	0,2	3	0,9	1	0,3	3	1,1	1	0,5
1	0,3	1	0,3	3	0,7	1	0,3	1	0,3	4	1,1	2	0,7
4	0,6	3	0,5	4	0,5	4	0,6	2	0,3	7	1,1	3	0,6
5	1,5	6	1,8	7	1,7	20	6,2	44	14,1	46	16,9	52	26,5
1	0,3	4	1,3	6	1,5	15	4,8	13	4,0	26	6,9	19	6,9
6	0,9	10	1,5	13	1,6	35	5,5	57	8,9	72	11,1	71	15,9
170	50,6	473	143,8	807	192,8	501	155,8	584	186,6	631	231,3	695	353,6
116	36,1	164	51,5	242	59,2	261	83,0	353	108,0	568	150,5	669	241,3
286	43,5	637	98,3	1 049	126,8	762	119,8	937	146,4	1 199	184,4	1 364	287,9

(Fortsetzung)

65–70		70–75		75–80		80–85		85–90		90 und mehr unbekannt	
abs.	rel.	abs.	rel.	abs.	rel.	abs.	rel.	abs.	rel.	abs.	rel.
148	93,3	118	1 102,1	83	108,0	32	78,2	13	102,5	2	86,5
51	21,0	57	32,2	41	36,1	27	46,5	5	27,4	2	57,4
199	49,6	175	59,8	124	65,1	59	59,6	18	58,2	4	69,0
1	0,6	–	–	–	–	1	2,4	–	–	–	–
1	0,4	2	1,1	1	0,9	1	1,7	–	–	–	–
2	0,5	2	0,7	1	0,5	2	2,0	–	–	–	–
2	1,3	1	0,9	4	5,2	1	2,4	–	–	–	–
5	2,1	7	4,0	7	6,2	3	5,2	4	21,9	–	–
7	1,7	8	2,7	11	5,8	4	4,0	4	12,9	–	–
3	1,9	1	0,9	4	5,2	2	4,9	–	–	–	–
6	2,5	9	5,1	8	7,0	4	6,9	4	21,9	–	–
9	2,2	10	3,4	12	6,3	6	6,1	4	12,9	–	–
151	95,2	119	102,9	87	113,2	34	83,1	13	102,5	2	86,5
57	23,5	66	37,3	49	43,2	31	53,3	9	49,3	2	57,4
208	51,8	185	63,2	136	71,4	65	65,6	22	71,1	4	69,0
6 416	4 046,6	6 887	5 957,4	7 314	9 514,5	6 303	15 405,1	3 184	25 108,4	823	35 581,5
6 091	2 507,7	7 735	4 368,2	9 061	7 981,9	8 016	13 792,2	4 351	23 828,0	1 343	38 525,6
12 507	3 115,5	14 622	4 995,9	16 375	8 600,7	14 319	14 458,5	7 535	24 352,8	2 166	37 351,3

Tabelle XXXVI. *Allgemeine Sterblichkeit und Sterblichkeit an Tuberkulose in Berlin-West im Jahre 1961*

Nr. des dtsch. T.U.V. 1950	Todesursachen	G	Insgesamt		0–1		1–5		5–10	
			abs.	rel.	abs.	rel.	abs.	rel.	abs.	rel.
00,01	Tuberkulose der	m	325	34,8	–	–	–	–	–	–
	Atmungsorgane	w	130	10,2	–	–	–	–	–	–
		zus.	455	20,6	–	–	–	–	–	–
02	Tuberkulose der	m	10	1,1	–	–	–	–	–	–
	Hirnhäute und	w	6	0,5	1	9,4	–	–	–	–
	des ZNS	zus.	16	0,7	1	4,6	–	–	–	–
03	Tuberkulose	m	9	1,0	–	–	–	–	–	–
	anderer Organe	w	17	1,3	–	–	–	–	–	–
		zus.	26	1,2	–	–	–	–	–	–
02+03	Tuberkulose der	m	19	2,0	–	–	–	–	–	–
	Hirnhäute usw. +	w	23	1,8	1	9,4	–	–	–	–
	Tbk., anderer Organe	zus.	42	1,9	1	4,6	–	–	–	–
00–03	Tuberkulose	m	344	36,8	–	–	–	–	–	–
	insgesamt	w	153	12,1	1	9,4	–	–	–	–
		zus.	497	22,6	1	4,6	–	–	–	–
0–9	Allgemeine Todes-	m	16 662	1 783,1	411	3 655,0	55	143,6	21	48,1
	ursachen insgesamt	w	19 049	1 500,7	347	3 258,2	35	96,5	16	39,3
		zus.	35 711	1 620,4	758	3 462,0	90	120,7	37	43,9

Tabelle XXXVI.

Nr. des dtsch. T.U.V. 1950	Todesursachen	G	45–50		50–55		55–60		60–65	
			abs.	rel.	abs.	rel.	abs.	rel.	abs.	rel.
00,01	Tuberkulose der	m	24	40,2	42	52,4	42	49,8	61	89,8
	Atmungsorgane	w	11	11,2	6	4,8	14	11,9	9	8,3
		zus.	35	22,1	48	23,5	56	27,7	70	39,6
02	Tuberkulose der	m	–	–	1	1,2	1	1,2	–	–
	Hirnhäute und	w	–	–	–	–	–	–	–	–
	des ZNS	zus.	–	–	1	0,5	1	0,5	–	–
03	Tuberkulose	m	2	3,3	2	2,5	1	1,2	1	1,5
	anderer Organe	w	–	–	3	2,4	2	1,7	–	–
		zus.	2	1,3	5	2,5	3	1,5	1	0,6
02+03	Tuberkulose der	m	2	3,3	3	3,7	2	2,4	1	1,5
	Hirnhäute usw. +	w	–	–	3	2,4	2	1,7	–	–
	Tbk. anderer Organe	zus.	2	1,3	6	2,9	4	2,0	1	0,6
00–03	Tuberkulose	m	26	43,5	45	56,2	44	52,2	62	91,2
	insgesamt	w	11	11,2	9	7,3	16	13,6	9	8,3
		zus.	37	23,4	54	26,5	60	29,7	71	40,2
0–9	Allgemeine Todes-	m	399	667,9	833	1 040,0	1 502	1 781,6	2 090	3 075,2
	ursachen insgesamt	w	415	422,2	680	548,7	1 041	882,2	1 585	1 458,0
		zus.	814	515,1	1 513	741,6	2 543	1 257,0	3 675	2 080,2

*) mittlere Bevölkerung

auf 100 000 Einwohner nach Alter und Geschlecht; absolute und relative Zahlen*
(Angaben des Statistischen Landesamtes)

10–15		15–20		20–25		25–30		30–35		35–40		40–45	
abs.	rel.	abs.	rel.	abs.	rel.	abs.	rel.	abs.	rel.	abs.	rel.	abs.	rel.
–	–	–	–	2	2,2	3	4,9	9	17,5	8	18,5	8	19,6
–	–	–	–	3	3,4	3	4,8	11	18,4	10	14,1	6	8,6
–	–	–	–	5	2,8	6	4,9	20	18,0	18	15,8	14	12,6
–	–	1	1,3	1	1,1	–	–	–	–	–	–	–	–
–	–	–	–	–	–	–	–	–	–	–	–	–	–
–	–	1	0,7	1	0,6	–	–	–	–	–	–	–	–
–	–	–	–	–	–	–	–	–	–	1	2,3	–	–
–	–	–	–	1	1,1	–	–	–	–	2	2,8	1	1,4
–	–	–	–	1	0,6	–	–	–	–	3	2,6	1	0,9
–	–	1	1,3	1	1,1	–	–	–	–	1	2,3	–	–
–	–	–	–	1	1,1	–	–	–	–	2	2,8	1	1,4
–	–	1	0,7	2	1,1	–	–	–	–	3	2,6	1	0,9
–	–	1	1,3	3	3,3	3	4,9	9	17,5	9	20,0	8	19,6
–	–	–	–	4	4,5	3	4,8	11	18,4	12	17,0	7	10,0
–	–	1	0,7	7	3,9	6	4,9	20	18,0	21	18,4	15	13,5
15	28,9	59	79,3	95	103,2	109	177,9	112	217,7	122	282,3	141	344,7
11	22,3	32	44,7	72	81,3	55	88,7	90	150,8	155	219,1	209	299,0
26	25,7	91	62,4	167	92,5	164	133,0	202	181,8	277	243,1	350	315,9

(Fortsetzung)

65–70		70–75		75–80		80–85		85–90		90 und mehr unbekannt	
abs.	rel.	abs.	rel.	abs.	rel.	abs.	rel.	abs.	rel.	abs.	rel.
48	95,1	42	104,4	25	96,4	7	54,7	4	101,3	–	–
14	14,3	15	19,3	18	36,6	7	27,6	3	34,2	–	–
62	41,8	57	48,3	43	57,3	14	36,7	7	55,0	–	–
2	4,0	2	5,0	1	3,9	1	7,8	–	–	–	–
1	1,0	1	1,3	2	4,1	–	–	1	11,4	–	–
3	2,0	3	2,5	3	4,0	1	2,6	1	7,9	–	–
–	–	1	2,5	1	3,9	–	–	–	–	–	–
3	3,1	3	3,9	–	–	1	3,9	–	–	1	50,5
3	2,0	4	3,4	1	1,3	1	2,6	–	–	1	37,8
2	4,0	3	7,5	2	7,7	1	7,8	–	–	–	–
4	4,1	4	5,1	2	4,1	1	3,9	1	11,4	1	50,5
6	4,0	7	5,9	4	5,3	2	5,2	1	7,9	1	37,8
50	99,8	45	111,8	27	104,1	8	62,5	4	101,3	–	–
18	18,4	19	24,4	20	40,7	8	31,5	4	45,6	1	51,5
68	45,8	64	54,2	47	62,6	16	41,9	8	62,9	1	37,8
2 319	4 593,5	2 719	6 758,0	2 647	10 206,7	1 955	15 295,4	850	21 529,9	208	31 231,2
2 295	23 43,2	3 107	3 993,2	3 485	7 092,4	3 108	12 239,6	1 690	19 254,9	621	31 347,8
4 614	31 08,6	5 826	4 935,6	6 132	8 168,3	5 063	13 259,8	2 540	19 960,7	829	31 318,5

Tabelle XXXVII. *Allgemeine Sterblichkeit und Sterblichkeit an Tuberkulose im Bundesgebiet ohne Berlin im Jahre 1961*

Nr. des dtsch. T.U.V. 1950	Todesursachen	G	Insgesamt		0–1		1–5		5–10	
			abs.	rel.	abs.	rel.	abs.	rel.	abs.	rel.
00,01	Tuberkulose der	m	5389	21,0	6	1,2	10	0,6	4	0,2
	Atmungsorgane	w	1713	6,0	2	0,4	7	0,4	1	0,1
		zus.	7102	13,1	8	0,8	17	0,5	5	0,1
02	Tuberkulose der	m	100	0,4	5	1,0	13	0,7	4	0,2
	Hirnhäute und	w	93	0,3	4	0,8	10	0,6	4	0,2
	des ZNS	zus.	193	0,4	9	0,9	23	0,7	8	0,2
03	Tuberkulose	m	196	0,8	–	–	2	0,1	–	–
	anderer Organe	w	212	0,7	–	–	1	0,1	2	0,1
		zus.	408	0,8	–	–	3	0,1	2	0,1
02+03	Tuberkulose der	m	296	1,2	5	1,0	15	0,8	4	0,2
	Hirnhäute usw. +	w	305	1,1	4	0,8	11	0,6	6	0,3
	Tbk. anderer Organe	zus.	601	1,1	9	0,9	26	0,7	10	0,3
00–03	Tuberkulose	m	5685	22,2	11	2,2	25	1,4	8	0,4
	insgesamt	w	2018	7,1	6	1,2	18	1,1	7	0,4
		zus.	7703	14,2	17	1,7	43	1,2	15	0,4
0–9	Allgemeine Todes-	m	307638	1199,4	18023	356,9	2675	149,8	1316	66,2
	ursachen insgesamt	w	284212	996,8	13327	279,3	1997	118,0	786	41,5
		zus.	591850	1092,7	31350	310,2	4672	134,3	2102	54,2

Tabelle XXXVII.

Nr. des dtsch. T.U.V. 1950	Todesursachen	G	45–50		50–55		55–60		60–65	
			abs.	rel.	abs.	rel.	abs.	rel.	abs.	rel.
00,01	Tuberkulose der	m	349	23,4	585	34,0	881	52,1	946	71,3
	Atmungsorgane	w	121	6,1	125	5,8	153	7,8	175	10,4
		zus.	470	13,5	710	18,3	1034	28,3	1121	37,2
02	Tuberkulose der	m	5	0,3	8	0,5	12	0,7	8	0,6
	Hirnhäute und	w	8	0,4	7	0,3	5	0,3	4	0,2
	des ZNS	zus.	13	0,4	15	0,4	17	0,5	12	0,4
03	Tuberkulose	m	19	1,3	15	0,9	27	1,6	30	2,3
	anderer Organe	w	9	0,5	16	0,7	20	1,0	22	1,3
		zus.	28	0,8	31	0,8	47	1,3	52	1,7
02+03	Tuberkulose der	m	24	1,6	23	1,3	39	2,3	38	2,9
	Hirnhäute usw. +	w	17	0,9	23	1,1	25	1,3	26	1,5
	Tbk. anderer Organe	zus.	41	1,2	46	1,2	64	1,8	64	2,1
00–03	Tuberkulose	m	373	25,0	608	35,3	920	54,4	984	74,2
	insgesamt	w	138	7,0	148	6,8	178	9,1	201	11,9
		zus.	511	14,7	756	19,4	1098	30,1	1185	39,3
0–9	Allgemeine Todes-	m	8279	555,2	15975	928,6	27096	1601,1	34684	2614,5
	Ursachen insgesamt	w	7076	357,3	11563	532,9	15765	804,0	22794	1348,7
		zus.	15355	442,3	27538	707,9	42861	1173,2	57478	1905,3

auf 100 000 Einwohner nach Alter und Geschlecht; absolute und relative Zahlen
(Angaben des Statistischen Bundesamtes)

10–15		15–20		20–25		25–30		30–35		35–40		40–45	
abs.	rel.	abs.	rel.	abs.	rel.	abs.	rel.	abs.	rel.	abs.	rel.	abs.	rel.
4	0,2	12	0,7	23	0,9	76	3,8	151	8,0	202	12,6	180	15,0
2	0,1	12	0,7	27	1,2	56	3,0	76	4,1	118	5,7	88	5,4
6	0,2	24	0,7	50	1,0	132	3,5	227	6,1	320	8,7	268	9,5
5	0,3	4	0,2	7	0,3	3	0,2	6	0,3	5	0,3	5	0,4
8	0,4	4	0,2	7	0,3	1	0,1	3	0,2	5	0,2	3	0,2
13	0,4	8	0,2	14	0,3	4	0,1	9	0,2	10	0,3	8	0,3
2	0,1	3	0,2	3	0,1	6	0,3	7	0,4	10	0,6	5	0,4
–	–	2	0,1	3	0,1	3	0,2	6	0,3	17	0,8	6	0,4
2	0,1	5	0,1	6	0,1	9	0,2	13	0,3	27	0,7	11	0,4
7	0,4	7	0,4	10	0,4	9	0,5	13	0,7	15	0,9	10	0,8
8	0,4	6	0,3	10	0,4	4	0,2	9	0,5	22	1,1	9	0,6
15	0,4	13	0,4	20	0,4	13	0,3	22	0,6	37	1,0	19	0,7
11	0,6	19	1,0	33	1,3	85	4,3	164	8,7	217	13,5	190	15,8
10	0,6	18	1,0	37	1,6	60	3,3	85	4,6	140	6,8	97	6,0
21	0,6	37	1,0	70	1,5	145	3,8	249	6,7	357	9,7	287	10,1
924	49,3	2 420	132,1	4 368	176,8	3 185	161,3	3 433	182,0	3 792	236,6	3 942	328,4
566	31,7	888	50,8	1 488	64,2	1 475	80,0	2 015	109,5	3 337	161,8	3 775	231,9
1 490	40,7	3 308	92,4	5 856	122,3	4 660	122,1	5 448	146,2	7 129	194,5	7 717	272,9

(Fortsetzung)

65–70		70–75		75–80		80–85		85–90		90 und mehr unbekannt	
abs.	rel.	abs.	rel.	abs.	rel.	abs.	rel.	abs.	rel.	abs.	rel.
743	82,4	603	90,0	383	85,8	174	73,4	54	70,5	3	17,5
188	13,9	215	21,5	194	30,2	115	34,5	32	29,4	6	21,6
931	41,2	818	48,9	577	53,0	289	50,6	86	46,4	9	20,1
4	0,4	2	0,3	1	0,2	3	1,3	–	–	–	–
5	0,4	8	0,8	5	0,8	2	0,6	–	–	–	–
9	0,4	10	0,6	6	0,6	5	0,9	–	–	–	–
16	1,8	13	1,9	15	3,4	13	5,5	9	11,7	1	5,8
24	1,8	26	2,6	30	4,7	17	5,1	7	6,4	1	3,6
40	1,8	39	2,3	45	41,	30	5,3	16	8,6	2	4,5
20	2,2	15	2,2	16	3,6	16	6,8	9	11,7	1	5,8
29	2,1	34	3,4	35	5,5	19	5,7	7	6,4	1	3,6
49	2,2	49	2,9	51	4,7	35	6,1	16	8,6	2	4,5
763	84,7	618	92,2	399	89,4	190	80,2	63	82,2	4	23,4
217	16,0	249	24,9	229	35,7	134	40,1	39	35,8	7	25,2
980	43,4	867	51,9	628	57,7	324	56,8	102	55,0	11	24,6
36 136	4009,8	39 925	5957,2	42 296	9 479,2	35 793	51 102,5	18 391	24 009,1	4 985	29 152,0
32 069	2362,5	41 621	4 158,4	48 538	7 564,0	43 473	13 023,7	23 816	21 869,6	7 843	28 212,2
68 205	30 19,9	81 546	4879,0	90 834	8 349,5	79 266	13 886,8	42 207	22 765,4	12 828	28 633,9

VII. Anhang

Neueste Veröffentlichungen von 1963

Leitsätze
für die Beurteilung der Schulfähigkeit
tuberkulosekranker bzw. erkrankt gewesener Lehrer und
Schüler (§ 45 Abs. 1 BSeuchenG) und anderer Angehöriger
der Erziehungs- und Kinderpflegeberufe
(§ 48 Abs. 1 BSeuchenG)

Die Möglichkeit zur Wiedereinstellung an Tuberkulose erkrankter bzw. erkrankt gewesener Lehrer, Schüler und anderer Angehöriger der Erziehungs- und Kinderpflegeberufe hängt davon ab, ob Ansteckungsfähigkeit besteht oder nicht mit genügender Sicherheit ausgeschlossen werden kann. Dazu ist folgendes zu bemerken:

1. Mit zunehmender Häufigkeit und Intensität der bakteriologischen Untersuchungen erweisen sich manche sog. *„geschlossenen Tuberkulosen"* als ansteckungsfähig.

   Dies gilt namentlich im Hinblick auf die sog. „oligobazillären" Tuberkulosen und Tuberkuloseformen, die nur mit intermittierender Bakterienausscheidung einhergehen. Dabei ist an die Möglichkeit zu denken, daß *interkurrente Erkrankungen* (z. B. sog. grippale Infekte) zu vorübergehender Erregerausscheidung (wenn auch ohne sichere andere Aktivitätszeichen) oder aber zur Reaktivierung der Tuberkulose führen können.

2. Der Erregernachweis hängt entscheidend von der Häufigkeit und Methodik der bakteriologischen Untersuchungen ab.

   Die Bestimmungen über die Wiederzulassung zum Schuldienst und zur Ausübung der übrigen sog. „gefährdenden" Berufe müssen mit an Sicherheit grenzender Wahrscheinlichkeit ausschließen, daß noch eine ansteckungsfähige Tuberkulose vorliegt.

   Bei einer Tuberkulose, die aktiv oder sogar ansteckend war, darf das Zeugnis nur dann ausgestellt werden, wenn bei genügend langer, auf die Gegebenheiten des Einzelfalles abgestellter Beobachtungszeit außer rückläufigen (indurativen) Veränderungen röntgenologisch und klinisch keinerlei „Bewegung im Lungenprozeß" mehr festzustellen ist, tomographisch kein Verdacht auf Zerfall besteht, und auf Grund der folgend unter b) 1 bis 3 beschriebenen Untersuchungen keine Hinweise auf fortbestehende bzw. wiederaufgetretene Bakterienausscheidungen vorliegen.

Mindestforderungen für die dazu notwendige röntgenologische
und bakteriologische Diagnostik:

a) Röntgenologisch:

1. *Filmübersichtsaufnahme* 35 x 35 oder 30 x 40 cm mit entsprechend leistungsfähiger Apparatur (Schirmbildaufnahmen genügen bei Wiedereinstellungsuntersuchungen nicht!), die gegebenenfalls durch gezielte Aufnahmen zu ergänzen ist. Durchleuchtungskontrolle allein *genügt nicht.*

2. Auf *Schichtaufnahmen,* deren Schnittebenen auf den individuellen Befund abgestimmt werden müssen – u. U. bis zu ½ cm Schichtabstand! –, kann nicht verzichtet werden.

3. Die Heranziehung früherer Röntgenbilder ist notwendig.

b) B a k t e r i o l o g i s c h :

1. Zu beachten ist, daß die bakteriologischen Untersuchungen nur nach einem chemotherapie- bzw. antibiotikafreien Intervall von mindestens 8 Tagen, besser von 2 Wochen, erfolgen dürfen. Die bakteriologische Diagnostik ist bis zu einem gewissen Grade vom Krankheitsverlauf und vom Röntgenbefund abhängig. Sie muß bei früherer Kavernenbildung, Verdacht auf Restkaverne, Bronchialschleimhauttuberkulose usw. intensiviert werden.

2. Es müssen mindestens 3 Untersuchungsgänge in 3 aufeinanderfolgenden Monaten, d. h. also 9 Untersuchungen innerhalb eines Vierteljahres, negativ verlaufen sein. Diese Nachweisversuche erstrecken sich nicht nur auf die *mikroskopische* und *kulturelle* Untersuchung des Sputums bzw. des Sammelsputums, sondern auch auf Kehlkopfabstrich und Magennüchternsaft. An das Vorkommen apathogener säurefester Stäbchen bzw. atypischer Tuberkulosebakterien ist zu denken. Von den Kehlkopfabstrichen und vom Magensaft jeder Serie soll mindestens einmal ein *Tierversuch* angestellt werden, d. h. insgesamt 3 Tierversuche.

3. Bei geringstem Verdacht auf Beteiligung der Schleimhäute des Kehlkopfs, der Trachea oder der Bronchien sollte eine Bronchoskopie durchgeführt werden. Bei ungenügender Einsehbarkeit des Bronchialbaumes bzw. -astes ist eine Bronchographie anzuschließen. Das dabei aus beiden Seiten des Bronchialbaumes getrennt entnommene Bronchialsekret ist mittels Kultur und Tierversuch zu prüfen. Zeitdauer, Anzahl und Intervall der Untersuchungen haben sich nach Art, Ausdehnung und Verlauf des tuberkulösen Prozesses zu richten.
Entsprechend muß auch bei den extrapulmonalen Formen mit einer an Sicherheit grenzenden Wahrscheinlichkeit Ansteckungsfähigkeit ausgeschlossen werden können; dies gilt insbesondere für die Urogenitaltuberkulose.

c) K l i n i s c h :

Die weiteren für die Aktivitätsdiagnostik üblichen klinischen Untersuchungsmethoden (physikalische Untersuchung, Blutsenkung, Blutbild, Gewichts- und Temperaturkurve usw.) sind nicht zu vernachlässigen.

Als Unterlagen für das ärztliche Zeugnis über die Zulassung bzw. Wiederzulassung gem. § 45 BSeuchenG sind die genannten röntgenologischen, bakteriologischen und klinischen Untersuchungen unbedingt notwendig. Der Dienstantritt darf erst erfolgen, wenn das endgültige Ergebnis der zuletzt angelegten Kulturen bzw. Tierversuche vorliegt.

Nach Abschluß einer erfolgreichen Behandlung sollte die *Nachbeobachtung* bis zur Zu- bzw. Wiederzulassung auch bei von vornherein günstig gelagerten Fällen *mindestens* 3 Monate, bei ansteckend gewesenen Fällen *mindestens* 1 Jahr lang durchgeführt werden; häufig ist aber eine längere Nachbeobachtungszeit notwendig (ausnahmsweise, z. B. bei wirksamer Kollaps- bzw. Resektionstherapie, auch eine kürzere Beobachtungszeit). Die Intervalle der bakteriologischen Kontrolle müssen anfangs

4–6 Wochen, die der klinisch-röntgenologischen Kontrollen 6–12 Wochen betragen; später können die Abstände verlängert werden.

Nach der Wiederzulassung zum Schuldienst sind sorgfältige Nachuntersuchungen in den ersten 2 Jahren in höchstens ¼ jährlichen Abständen erforderlich (intensive Bakterienfahndung, exakte röntgenologische Untersuchung, erforderlichenfalls mit Ziel- und Schichtaufnahmen gemäß den oben dargelegten Grundsätzen). Nach Ablauf von 2 Jahren können die zeitlichen Intervalle verlängert werden, wobei mindestens 2–3 Untersuchungen jährlich vorgenommen werden sollten. Die Dauer der Nachbeobachtung soll mindestens 10 Jahre nach erreichter Inaktivität betragen.

Vorschläge für die Durchführung der Tuberkulosebekämpfung im Sinne des 6. Abschnittes des Bundesseuchengesetzes vom 18. Juli 1961

Die Vorschläge des Deutschen Zentralkomitees zur Bekämpfung der Tuberkulose sollen den Bundesländern als Grundlage bei der Abfassung von Ausführungsbestimmungen hinsichtlich der Tuberkulosebekämpfung zum 6. Abschnitt des Bundesseuchengesetzes (BSeuchenG) dienen.

a) Unterweisung des in §§ 45 und 48 des im BSeuchenG genannten Personenkreises über die Bestimmung des Gesetzes

Damit der Personenkreis, der in §§ 45 und 48 des BSeuchenG einzeln aufgeführt ist, in der notwendigen Form über den Inhalt der gesetzlichen Vorschriften unterrichtet ist, müssen die Träger von Schulen und der in § 48 aufgeführten Gemeinschaftseinrichtungen für die Betreuung Jugendlicher verpflichtet werden, *die gesetzlichen Bestimmungen* dem Aufsichts-, Lehr-, Erziehungs-, Pflege- und Hauspersonal dieser Einrichtungen *jährlich einmal zur Kenntnis zu bringen.*

Bei öffentlichen und privaten Schulen kann diese Aufklärungspflicht auf die Leiter der Schulen übertragen werden.

b) Vorschriften der §§ 45 und 48 (ergänzt durch die Vorschriften der §§ 3, 10 und 34–38)

Angehörige der in §§ 45 und 48 genannten Personenkreise, darunter auch Schüler, dürfen im Falle einer Erkrankung an einer *meldepflichtigen, übertragbaren Krankheit* oder des Verdachtes darauf „die dem Unterricht dienenden Räume nicht betreten, Einrichtungen der Schulen nicht benützen und an Veranstaltungen der Schule nicht teilnehmen".

Bei Erkrankungen bzw. Verdacht auf eine aktive Tuberkulose darf das Betreten der Unterrichtsräume, die Benützung der Einrichtungen der Schule und die Teilnahme an Veranstaltungen der Schule erst wieder gestattet werden, wenn „nach dem Urteil des behandelnden Arztes oder des Gesundheitsamtes eine Weiterverbreitung der Krankheit durch den Betroffenen nicht zu befürchten ist".

Dasselbe gilt für den Personenkreis der im § 48 BSeuchenG aufgezählten Gemeinschaftseinrichtungen.

Wenn nach § 10 des BSeuchenG „u. U. Tatsachen festgestellt werden, die zum Auftreten einer übertragbaren Krankheit – hier Tuberkulose – führen können, so hat die *zuständige Behörde* die notwendigen Maßnahmen zur Abwendung der dem Einzelnen oder der Allgemeinheit drohenden Gefahren zu treffen".

Dies kann für den Personenkreis der §§ 45 und 48 beim Auftreten des *Verdachtes* einer Erkrankung an Lungen- oder Kehlkopftuberkulose zutreffen. Daher haben Träger der Schulen und sonstiger Gemeinschaftseinrichtungen bzw. die von ihnen beauftragten Leiter der einzelnen Einrichtungen darauf hinzuwirken, daß Personen, bei denen ein *Verdacht* auf eine Lungen- oder Kehlkopftuberkulose *(lange dauernder Husten, Auswurf, Heiserkeit, Mattigkeit, Abmagerung usw.)* besteht, *einen Arzt befragen* und *ihre Lungen röntgenologisch und ihren Auswurf bakteriologisch untersuchen lassen.* Entsprechende Maßnahmen sind auch bei Erkrankung an Tuberkulose anderer Organe oder Verdacht darauf notwendig.

Da bei den Personenkreisen der §§ 45 und *48 im Falle einer Erkrankung an Tuberkulose* eine *Gefährdung dritter,* in erster Linie jugendlicher *Personen besteht,* muß in jedem Falle des Verdachtes bzw. der Erkrankung eine der *Schutzmaßnahmen* im Sinne der §§ 34—38 ergriffen werden. Unter Schutzmaßnahmen fällt vor allem die Anordnung der Durchführung einer Beobachtung (§ 36) und die Untersagung bestimmter beruflicher Tätigkeiten (§ 38). Diese *Schutzmaßnahmen* können nur *auf Vorschlag des Gesundheitsamtes* von der zuständigen Behörde (Ortspolizei, Oberschulamt) angeordnet und infolgedessen auch nur *auf Grund einer Stellungnahme des Gesundheitsamtes* aufgehoben werden. Das Gesundheitsamt hat die Verpflichtung, im Falle des Bekanntwerdens einer Tuberkuloseerkrankung bei den in §§ 45 und 48 erwähnten Personenkreisen dem Schulleiter bzw. dem Träger der in § 48 genannten Gemeinschaftseinrichtungen Mitteilung zu machen.

c) Vorschriften des § 47 (1) und (2)

In § 47 BSeuchenG sind Lehrer, Schulbedienstete und in Vorbereitung auf den Beruf des Lehrers tätige Personen *vor* Aufnahme ihrer Tätigkeit *und jährlich einmal* verpflichtet, der zuständigen Behörde durch *Vorlage eines Zeugnisses des Gesundheitsamtes* — bei Wiederholungsuntersuchungen auch eines sonstigen Arztes — nachzuweisen, daß bei ihnen keine ansteckungsfähige Tuberkulose der Atmungsorgane vorliegt.

Angehörige der in §§ 45 und 48 genannten Personenkreise bedürfen außerdem der laufenden sorgfältigen Beobachtung, einschließlich röntgenologischer und bakteriologischer Untersuchungen, auch wenn nur eine inaktive Tuberkulose festgestellt wurde.

Die Erfassung des zur Vorlage eines solchen Zeugnisses verpflichteten Personenkreises ist Angelegenheit der Träger der Einrichtungen, die in den §§ 45 und 48 BSeuchenG aufgezählt sind.
Die Träger können die Erfassung des Personenkreises den Leitern der genannten Einrichtungen übertragen. In der Praxis geschieht dies dadurch, daß entweder zu Beginn des Kalender- oder des Schuljahres dem Gesundheitsamt eine Liste der in den §§ 45 und 48 BSeuchenG genannten Einrichtungen mit den dort beschäftigten Personen übergeben wird, die bei personellen Änderungen laufend zu ergänzen ist. Erfahrungsgemäß entstehen Lücken in der Erfassung bei kurzfristig tätigen Personen, wie Vertretern im Schul- oder Religionsunterricht, in Vorbereitung auf den Beruf des Lehrers befindlichen Personen und öfters wechselnden Betreuern in Säuglings- und Kinderheimen, Kindergärten, Kindertagesstätten sowie Ferienlagern und ähnlichen Einrichtungen.

Um *bei Berufswechsel* mitunter vorkommende frische Erkrankungen an Tuberkulose der Atmungsorgane auszuschließen, ist anzuraten, die röntgenologische Berufseintrittsuntersuchung nach 3—6 Monaten zu wiederholen. Da nur die Berufseintrittsuntersuchung *Pflichtaufgabe des Gesundheitsamtes* ist und Wiederholungsuntersuchungen auch durch das Zeugnis eines „sonstigen Arztes" vorgenommen werden können, ist es erforderlich, den Gesundheitsämtern und allen Ärzten, die derartige Untersuchungen durchführen, ein *einheitliches Muster für das ärztliche Zeugnis* vorzuschreiben und auf Anforderung kostenlos zuzustellen.

Da auch die Zeugnisse „sonstiger Ärzte" unverzüglich dem Gesundheitsamt zu übersenden sind, hat sich dieses bei Jahres- bzw. Schuljahresabschluß davon zu überzeugen, daß die in den verschiedenen Einrichtungen listenmäßig namentlich aufgeführten Personen vollzählig zur röntgenologischen Untersuchung erschienen sind. Ein Fernbleiben von der Untersuchung hat das Gesundheitsamt zum Jahres- bzw. Schuljahresabschluß den Trägern der Einrichtungen zu melden.

Das Gesundheitsamt hat die Berechtigung, gegebenenfalls die Röntgenaufnahmen vom behandelnden Arzt anzufordern.

d) Reihenmäßige Tuberkulinprüfungen § 47 (3)

Zur Ermittlung tuberkulosekranker und -infizierter Schüler ist von der Möglichkeit der perkutanen Tuberkuloseprobe (Hautprobe auf Tuberkulose: Pflaster- oder Einreibeprobe nach Moro) weitgehend Gebrauch zu machen. Die Probe hat bei Schulanfängern zu erfolgen und sollte möglichst im 4. und 7. bzw. 8. Schuljahr wiederholt werden.

Im Hinblick auf die statistisch erwiesene ansteigende Häufigkeit von Tuberkulose-Erkrankungen im Jugendlichenalter ist bei allen Schülern der Berufs- und berufsbildenden Schulen sowie der Mittel- und Oberstufe der weiterführenden Schulen regelmäßig die Vornahme von Schirmbilduntersuchungen zu empfehlen.

Lehrer, die an einer Tuberkulose der Atmungsorgane erkrankt waren, sind zu verpflichten, sich bei der Tuberkulosefürsorgestelle oder bei ihrem behandelnden Arzt vorzustellen, wenn sie an einer länger dauernden fieberhaften „Erkältung" (z. B. grippaler Infekt oder Bronchitis) leiden.

Durch frühzeitige ärztliche Untersuchung kann eine mögliche Verschlechterung des Tuberkulosebefundes rechtzeitig erkannt werden.